Facetas Estéticas

Resina Composta, Laminado Cerâmico e Lente de Contato

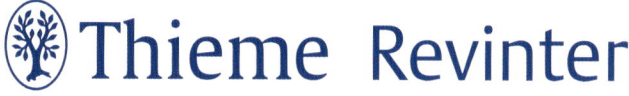

Facetas Estéticas

Resina Composta, Laminado Cerâmico e Lente de Contato

Fábio Herrmann Coelho-de-Souza & Colaboradores

Pós-Doutorado em Dentística pela Universidade Federal de Pelotas (UFPel)
Doutor em Dentística pela UFPel
Mestre em Dentística Restauradora pela Universidade Luterana
do Brasil (ULBRA)
Especialista em Dentística Restauradora pela ULBRA
Internato em Dentística pelo Radboud University Medical Centre – Nijmegen,
Holanda
Professor do Curso de Especialização em Dentística da Universidade Federal do
Rio Grande do Sul (UFRGS)
Professor de Dentística e Clínica Odontológica da UFRGS
Professor Convidado dos Cursos de Especialização em Prótese Dentária,
Endodontia e Periodontia da UFRGS

Thieme
Rio de Janeiro • Stuttgart • New York • Delhi

**Dados Internacionais de
Catalogação na Publicação (CIP)**

C672f
    Coelho-de-Souza, Fábio Herrmann
        Facetas Estéticas: Resina Composta, Laminado Cerâmico e Lente de Contato/Fábio Herrmann Coelho-de-Souza. – 1. Ed. – Rio de Janeiro – RJ: Thieme Revinter Publicações, 2018.
        164 p.: il; 21,3 x 27,7 cm
        Inclui Índice Remissivo & Referências
        ISBN 978-85-5465-027-8

        1. Estética. 2. Facetas. 3. Estudo de Modelos. I. Título.
                                    CDD: 617.695
                                    CDU: 616.314-089

Contato com o autor:
fabio.herrmann@yahoo.com.br
fabio.herrmann@ufrgs.br

Nota: O conhecimento médico está em constante evolução. À medida que a pesquisa e a experiência clínica ampliam o nosso saber, pode ser necessário alterar os métodos de tratamento e medicação. Os autores e editores deste material consultaram fontes tidas como confiáveis, a fim de fornecer informações completas e de acordo com os padrões aceitos no momento da publicação. No entanto, em vista da possibilidade de erro humano por parte dos autores, dos editores ou da casa editorial que traz à luz este trabalho, ou ainda de alterações no conhecimento médico, nem os autores, nem os editores, nem a casa editorial, nem qualquer outra parte que se tenha envolvido na elaboração deste material garantem que as informações aqui contidas sejam totalmente precisas ou completas; tampouco se responsabilizam por quaisquer erros ou omissões ou pelos resultados obtidos em consequência do uso de tais informações. É aconselhável que os leitores confirmem em outras fontes as informações aqui contidas. Sugere-se, por exemplo, que verifiquem a bula de cada medicamento que pretendam administrar, a fim de certificar-se de que as informações contidas nesta publicação são precisas e de que não houve mudanças na dose recomendada ou nas contraindicações. Esta recomendação é especialmente importante no caso de medicamentos novos ou pouco utilizados. Alguns dos nomes de produtos, patentes e *design* a que nos referimos neste livro são, na verdade, marcas registradas ou nomes protegidos pela legislação referente à propriedade intelectual, ainda que nem sempre o texto faça menção específica a esse fato. Portanto, a ocorrência de um nome sem a designação de sua propriedade não deve ser interpretada como uma indicação, por parte da editora, de que ele se encontra em domínio público.

© 2018 Thieme Revinter Publicações Ltda.
Rua do Matoso, 170, Tijuca
20270-135, Rio de Janeiro – RJ, Brasil
http://www.ThiemeRevinter.com.br

Thieme Medical Publishers
http://www.thieme.com
Capa: Thieme Revinter Publicações

Impresso no Brasil por Zit Editora e Gráfica Ltda.
5 4 3 2 1
ISBN 978-85-5465-027-8

Todos os direitos reservados. Nenhuma parte desta publicação poderá ser reproduzida ou transmitida por nenhum meio, impresso, eletrônico ou mecânico, incluindo fotocópia, gravação ou qualquer outro tipo de sistema de armazenamento e transmissão de informação, sem prévia autorização por escrito.

Sobre o Autor

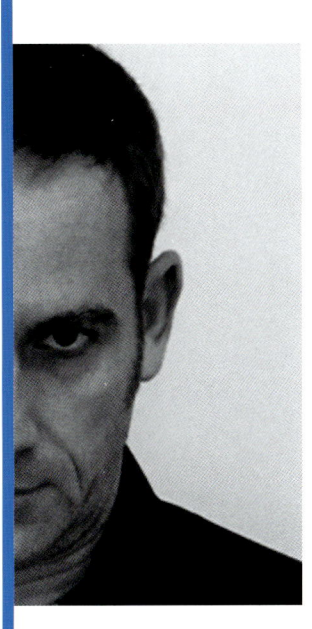

Fábio Herrmann Coelho-de-Souza é pós-doutor em Dentística pela Universidade Federal de Pelotas (UFPel); doutor em Dentística pela UFPel; mestre em Dentística Restauradora pela Universidade Luterana do Brasil; especialista em Dentística Restauradora pela Universidade Luterana do Brasil; professor do Curso de Especialização em Dentística da Universidade Federal do Rio Grande do Sul (UFRGS); professor de Dentística e Clínica Odontológica da UFRGS; e também professor Convidado dos Cursos de Especialização em Prótese Dentária, Endodontia e Periodontia da UFRGS. Fez internato em Dentística no Radboud University Medical Centre, em Nijmegen, na Holanda.

Dedicatória

*Dedico este livro à minha "pequena guerreira samurai", Flavinha.
Nada pode ser maior que o nosso amor por ela.*

Apresentação

A estética está em evidência! Nas últimas décadas, a Odontologia estética vem ganhando espaços cada vez maiores na prática clínica. A evolução dos materiais, das técnicas e dos equipamentos permitiu que se alcançasse a excelência nos resultados, associada ainda à filosofia de tratamentos minimamente invasivos, o que vem ao encontro de uma demanda de pacientes cada vez mais exigentes.

Na Odontologia, a Dentística é, sem dúvida, a área que mais se tem dedicado às questões estéticas, e, dentre os procedimentos envolvidos com a estética, as facetas ganharam destaque especial nos últimos anos.

Nesse contexto, o presente livro *Facetas Estéticas* traz todas as técnicas atuais relacionadas com facetas: diretas, inversas, pré-fabricadas, laminados cerâmicos e lentes de contato. De uma maneira clara, embasada e bem ilustrada, pretendemos instrumentar o cirurgião-dentista generalista e o especialista para a realização de procedimentos vinculados a facetas estéticas, abordando desde o planejamento até os protocolos detalhados para execução. São dez capítulos recheados de imagens clínicas e casos documentados, além das melhores evidências científicas sobre o assunto, que visam a conduzir o leitor a um outro nível de compreensão.

Assim, gostaríamos de compartilhar o conhecimento adquirido por esse grupo de Professores dedicados ao ensino da Dentística e apaixonados pela Odontologia estética. Bem-vindos e boa leitura!

Prof. Dr. Fábio Herrmann Coelho-de-Souza

Foreword

Esthetic dentistry is a popular discipline among dentists as it appeals to positive sides of life: beautiful smiles, happy people, clinical excellent work that is well appreciated by our patients and is not related to pain and discomfort.

Clinical excellence is what we aim for when we treat our patients, but we also should deliver good care. Good care and excellence come together when not a maximal result is the treatment goal, but a treatment plan that combines both the best possible result with the least invasive intervention. For this, we have to understand our patient wishes and demands and to consider the preservation of sound tooth tissue as a priority. Direct composite offers the opportunity to reduce preparation size, but challenges the dentist at the same time in skills to mimic anatomy and colour of the natural tooth. On the other hand, dental ceramics can offer excellent and superb esthetics and when restorations are designed and made by a team of skilled dentists and dental technicians, the amount of tooth tissue removal can be kept to a minimum also for ceramic restorations. The choice for either material may depend on several factors and a proper informed consent is needed to help the patient with the decision.

Fábio Herrmann Coelho-de-Souza is a dentist that has both the skills and minimally invasive treatment philosophy. I had the privilege to work with him at the Radboud University for a time and together we made several instruction movies on procedures for adhesive restorations for undergraduate and postgraduate courses. His aim for clinical perfection is impressive and inspiring. Thanks to his visit, our undergraduate program in esthetic dentistry has changed considerably.

This book is a logical result of Fábio Herrmann's many years of passion for operative dentistry and dental education. The cases and philosophy express dentistry as it should be: optimal results with minimally invasive techniques.

Niek Opdam – DDS, PhD
Radboud University Medical Center,
Department of Dentistry.
Nijmegen, The Netherlands

Colaboradores

AURÉLIO SALAVERRY
Especialista em Dentística pela Universidade Federal do Rio Grande do Sul (UFRGS)
Especialista em Implantodontia pela Associação Gaúcha de Ortodontia (AGOR/RS)
Mestre em Dentística pela Pontifícia Universidade Católica do Rio Grande do Sul (PUCRS)
Professor do Curso de Especialização em Dentística da UFRGS
Coordenador do Curso de Aperfeiçoamento em Odontologia Estética da OdontoPós, RS

CAMILA BRANDALISE
Graduada em Odontologia pela Universidade Federal do Rio Grande do Sul (UFRGS)
Pós-Graduada em Prótese Dentária pela IMED/Sobracid
Ceramista pelo Institute of Dental Esthetics and Anatomy (Idea)
Sócio-Proprietária do Laboratório de Prótese Keramos – Porto Alegre, RS

CAROLINA BERWANGER
Especialista em Dentística pela Universidade Federal do Rio Grande do Sul (UFRGS)
Mestre em Clínica Odontológica - Cariologia e Dentística pela UFRGS

CELSO AFONSO KLEIN-JÚNIOR
Especialista em Dentística Restauradora pela Universidade Luterana do Brasil (ULBRA)
Mestre em Dentística Restauradora pela ULBRA
Doutor em Ciência dos Materiais pela Universidade Federal do Rio Grande do Sul (UFRGS)
Pós-Doutorado em Biomateriais pela Universidade de São Paulo (USP)
Professor de Dentística e Clínica Integral na ULBRA – Cachoeira do Sul, RS

CLÁUDIO HELIOMAR VICENTE DA SILVA
Mestre em Dentística pela Universidade de Pernambuco (UPE)
Doutor em Dentística pela UPE
Professor Associado de Dentística pela Universidade Federal de Pernambuco (UFPE)
Coordenador do Curso de Especialização em Dentística na FACSETE/CPO – Recife, PE

EDUARDO GALIA RESTON
Mestre em Dentística pela Universidade de Indiana, EUA
Doutor em Dentística pela Universidade Estadual Paulista (UNESP)
Professor de Dentística na Universidade Luterana do Brasil (ULBRA) – Canoas, RS
Coordenador do Programa de Pós-Graduação em Odontologia pela ULBRA

EWERTON NOCCHI CONCEIÇÃO
Especialista em Dentística pela Universidade Federal de Santa Catarina (UFSC)
Mestre em Materiais Dentários pela Universidade Estadual de Campinas (UNICAMP)
Doutor em Materiais Dentários pela UNICAMP
Professor de Dentística e Clínica Odontológica no Departamento de Odontologia Conservadora da Universidade Federal do Rio Grande do Sul (UFRGS)
Professor do Curso de Especialização em Dentística da UFRGS

FABIANE PIVA
Especialista em Odontopediatria na Pontifícia Universidade Católica do Rio Grande do Sul (PUCRS)
Especialista em Ortodontia pela Universidade Luterana do Brasil (ULBRA)
Mestre em Odontopediatria pela ULBRA
Doutora em Clínica Odontológica/Odontopediatria pela Universidade Federal do Rio Grande do Sul (UFRGS)
Professora de Cariologia, Morfologia e Clínica Infantil na ULBRA – Canoas, RS

FLÁVIO FERNANDO DEMARCO
Doutor em Dentística pela Universidade de São Paulo (USP)
Pós-Doutorado em Odontologia pela Universidade de Michigan (UMICH), EUA
Professor de Dentística na Universidade Federal de Pelotas (UFPel)
Professor do Programa de Pós-Graduação em Odontologia e Epidemiologia da UFPel
Pró-Reitor de Pesquisa e Pós-Graduação da UFPel

JOSÉ CARLOS D'ORNELLAS PEREIRA-JÚNIOR
Especialista em Dentística e Estética pela Associação Gaúcha de Ortodontia (AGOR/RS)
Mestre em Clínica Odontológica – Cariologia e Dentística pela Universidade Federal do Rio Grande do Sul (UFRGS)
Doutorando em Clínica Odontológica – Cariologia e Dentística pela UFRGS

JULIANA NUNES ROLLA
Mestre em Dentística pela Pontifícia Universidade Católica do Rio Grande do Sul (PUCRS)
Doutora em Dentística pela Universidade Federal de Santa Catarina (UFSC)
Professora de Dentística e Clínica Odontológica no Departamento de Odontologia Conservadora da Universidade Federal do Rio Grande do Sul (UFRGS)
Coordenadora do Curso de Especialização em Dentística da UFRGS

LEANDRO AZAMBUJA REICHERT
Especialista em Dentística Restauradora pela Universidade Luterana do Brasil (ULBRA)
Mestre em Dentística Restauradora pela ULBRA
Doutor em Dentística pela ULBRA
Professor de Dentística e Clínica Odontológica no Departamento de Odontologia Conservadora da Universidade Federal do Rio Grande do Sul (UFRGS)
Professor do Curso de Especialização em Prótese Dentária da UFRGS

LEONARDO MACIEL CAMPOS
Especialista em Dentística Restauradora pela Pontifícia Universidade Católica do Rio Grande do Sul (PUCRS)
Mestre em Dentística Restauradora pela Universidade Estadual Paulista (UNESP)
Doutor em Dentística Restauradora pela UNESP
Coordenador do Curso de Aperfeiçoamento em Dentística da Associação Brasileira de odontologia (ABO/RS)

LUCAS SILVEIRA MACHADO
Especialista em Dentística Restauradora pela Universidade Estadual Paulista (UNESP)
Mestre em Dentística Restauradora pela UNESP
Doutor em Dentística Restauradora pela UNESP (Sanduíche NYU, New York, EUA)
Pós-Doutorado em Dentística Restauradora pela UNESP
Professor de Dentística e Clínica Odontológica no Departamento de Odontologia Conservadora da Universidade Federal do Rio Grande do Sul (UFRGS)

MARIA CAROLINA GUILHERME ERHARDT
Mestre em Dentística pela Universidade Estadual de Campinas (UNICAMP)
Doutora em Dentística pela UNICAMP
Pós-Doutorado em Biomateriais pela Universidade de Granada (UGR) – Granada, Espanha
Professora de Dentística, Clínica Odontológica e Anatomia Dental no Departamento de Odontologia Conservadora da Universidade Federal do Rio Grande do Sul (UFRGS)

MARCELO GOULART
Mestre em Clínica Odontológica - Cariologia e Dentística pela Universidade Federal do Rio Grande do Sul (UFRGS)
Doutorando em Clínica Odontológica - Cariologia e Dentística pela UFRGS
Professor do Curso de Aperfeiçoamento em Dentística da Associação Brasileira de Odontologia (ABO/RS)

MARILENE ISSA FERNANDES
Especialista em Periodontia pela Universidade Federal do Rio Grande do Sul (UFRGS)
Mestre em Odontologia pela UFRGS
Doutora em Odontologia pela UFRGS
Professora Associada de Clínica Odontológica no Departamento de Odontologia Conservadora da UFRGS
Professora do Curso de Especialização em Periodontia da UFRGS

RAFAEL MELARA
Especialista em Dentística pela Universidade Federal do Rio Grande do Sul (UFRGS)
Mestre em Dentística pela Pontifícia Universidade Católica do Rio Grande do Sul (PUCRS)
Doutor em Dentística pela PUCRS
Professor de Dentística e Clínica Odontológica no Departamento de Odontologia Conservadora da UFRGS
Vice-Coordenador do Curso de Especialização em Dentística da UFRGS
Professor do Curso de Especialização em Implantodontia da UFRGS

REGINA FERRAZ MENDES
Especialista em Periodontia pela Associação Brasileira de Odontologia (ABO/RS)
Mestre em Dentística pela Universidade de São Paulo (USP)
Doutora em Dentística pela USP
Professora de Dentística e Materiais Dentários na Universidade Federal do Piauí (UFPI)

SUZANA UGGERI CORADINI
Especialista em Dentística pela Universidade Luterana do Brasil (ULBRA)
Mestre em Prótese Dentária pela ULBRA
Doutoranda em Prótese Dentária na Pontifícia Universidade Católica do Rio Grande do Sul (PUCRS)
Professora de Prótese Dentária, Oclusão e DTM na Universidade de Caxias do Sul (UCS)

THAÍS THOMÉ
Especialista em Dentística pela Universidade Federal do Rio Grande do Sul (UFRGS)
Mestre em Dentística pela Universidade de São Paulo (USP)
Doutora em Dentística pela USP
Professora de Dentística, Clínica Odontológica e Anatomia Dental no Departamento de Odontologia Conservadora da UFRGS

VICTOR FERRÁS WOLWACZ
Especialista em Dentística pela Pontifícia Universidade Católica do Rio Grande do Sul (PUCRS)
Mestre em Dentística Restauradora pela Universidade Luterana do Brasil (ULBRA)
Professor de Dentística e Clínica Integral na ULBRA – Canoas, RS

Sumário

Capítulo 1
Análise Estética do Sorriso 1
Fábio Herrmann Coelho-de-Souza ▪ Marilene Issa Fernandes ▪ Suzana Uggeri Coradini ▪ Fabiane Piva

Capítulo 2
Planejamento Digital do Sorriso 13
Maria Carolina Guilherme Erhardt ▪ Thaís Thomé
José Carlos d'Ornellas Pereira-Júnior ▪ Fábio Herrmann Coelho-de-Souza

Capítulo 3
Estudo de Modelos, *Wax-Up* e *Mock-Up* 25
Leandro Azambuja Reichert ▪ Marcelo Goulart ▪ Fábio Herrmann Coelho-de-Souza

Capítulo 4
Seleção de Cores para Facetas Estéticas 39
Fábio Herrmann Coelho-de-Souza ▪ Celso Afonso Klein-Júnior ▪ Leonardo Maciel Campos ▪ Camila Brandalise

Capítulo 5
Facetas Diretas de Resina Composta 49
Fábio Herrmann Coelho-de-Souza ▪ Victor Ferrás Wolwacz ▪ Eduardo Galia Reston ▪ Lucas Silveira Machado

Capítulo 6
Faceta de Resina Composta pela Técnica Inversa *(Office-Made)* 69
Rafael Melara ▪ José Carlos d'Ornellas Pereira-Júnior ▪ Fábio Herrmann Coelho-de-Souza

Capítulo 7
Facetas Pré-Fabricadas 83
Lucas Silveira Machado ▪ Ewerton Nocchi Conceição

Capítulo 8
Laminados Cerâmicos 93
Juliana Nunes Rolla ▪ Fábio Herrmann Coelho-de-Souza ▪ Ewerton Nocchi Conceição ▪ Rafael Melara

Capítulo 9
Lentes de Contato Dentais 117
Cláudio Heliomar Vicente da Silva ▪ Fábio Herrmann Coelho-de-Souza ▪ Juliana Nunes Rolla ▪ Aurélio Salaverry

Capítulo 10
Manutenção e Longevidade de Facetas Estéticas 133
Fábio Herrmann Coelho-de-Souza ▪ Regina Ferraz Mendes ▪ Carolina Berwanger ▪ Flávio Fernando Demarco

Índice Remissivo 143

Capítulo 1
Análise Estética do Sorriso

Fábio Herrmann Coelho-de-Souza
Marilene Issa Fernandes
Suzana Uggeri Coradini
Fabiane Piva

INTRODUÇÃO 2
ESTÉTICA 2
AVALIAÇÃO ESTÉTICA 2
Análise do Sorriso 2
   Altura e Forma do Sorriso 2
   Linhas Harmônicas do Sorriso 3
   Perfil Incisal 4
   Exposição Incisal 4
   Corredor Bucal/Amplitude 4
   Simetria 4
   Linha Média 4
   Posicionamento Dentário 5
Análise Dentária 5
   Proporção Dourada 5
   Proporção Estética Coronária 6
   Forma Anatômica 7
   Cor 8
   Ameias (Embrasuras) 8
   Inclinação Axial 8
   Textura de Superfície 8
   Borda Incisal 8
Análise do Periodonto 9
   Contorno Gengival 9
   Zênite Gengival 9
   Papilas Interdentais 9
   Biótipo Gengival 9
PLANEJAMENTO ESTÉTICO 9
Análise Fotográfica 10
CONSIDERAÇÕES FINAIS 10
REFERÊNCIAS BIBLIOGRÁFICAS 11

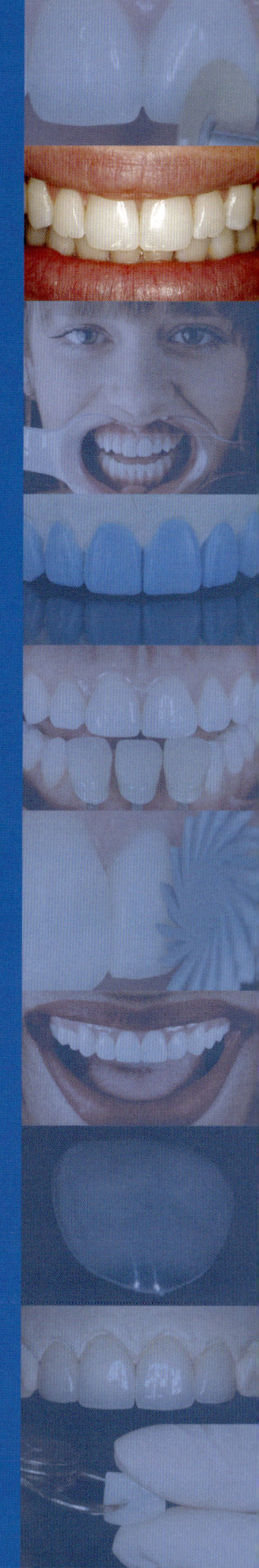

INTRODUÇÃO

O sorriso nunca esteve tão valorizado quanto nos dias atuais! Com o surgimento das diferentes mídias sociais que utilizam a imagem como principal ferramenta, as pessoas estão se filmando, fotografando mais (*selfies*) e observando melhor o seu sorriso e o das demais pessoas.

A análise estética do sorriso é o primeiro passo para a realização de um bom planejamento restaurador que visa à reabilitação ou aprimoramento estético. Quando abordamos dentes anteriores (como é o caso das técnicas de facetas deste livro), a correta análise estética é uma das chaves para o sucesso do tratamento.[18]

A observação atenta de todas as características envolvidas no sorriso do paciente vai tanto identificar o "problema" relatado pelo paciente, quanto determinar diretrizes para o planejamento. Assim, o conhecimento aprofundado da morfologia das estruturas que compõe o sorriso é fundamental.[6,16]

Dessa forma, o objetivo deste capítulo é instrumentar o profissional para a realização de **análise estética do sorriso** dos seus pacientes, visando a um melhor planejamento e um tratamento mais completo sob o ponto de vista estético.

ESTÉTICA

Estética é um sinônimo de beleza! A estética está relacionada com o prazer, com o desejo.[11,43] Todavia, há um componente psicológico associado ao objeto observado que nos faz admirá-lo. Além de considerar a harmonia do objeto alvo de observação, sua leveza, sua beleza, devemos lembrar que há um caráter intrínseco do observador que influencia essa percepção. Experiências pregressas e componentes adquiridos fazem com que o observador se identifique ou admire determinado objeto. São influências familiares, culturais, profissionais, de grupos sociais, nível de escolaridade, idade e a autoimagem que determinam o padrão estético do indivíduo, fazendo com que a estética seja subjetiva e relativa (Figs. 1-1 e 1-2).[14,26,35,43,47,54]

Na Odontologia, a estética está relacionada com a reprodução da natureza de forma imperceptível, embora haja um caráter intrínseco de subjetividade, veremos na sequência itens objetivos de avaliação estética que serão os responsáveis pela condução da análise.[11,35] Na avaliação do sorriso, também devemos estar atentos ao que chamamos de "tensão visual",

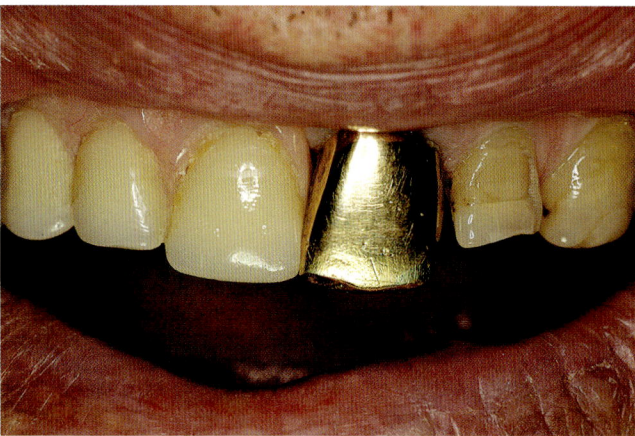

Fig. 1-2. Coroa em liga de ouro. Padrão estético influenciado por grupo social ou herança cultural.

ou seja, aquilo que chama à atenção por estar em desarmonia com o conjunto, atraindo o foco do olhar (Fig. 1-3).[35] Segundo Goldstein (1980), a estética deficiente pode gerar constrangimento, ansiedade e senso de inferioridade.[26]

AVALIAÇÃO ESTÉTICA

A análise estética segue um protocolo de avaliação das diversas estruturas que compõe o sorriso.[10,16] A seguir apresentaremos os aspectos mais importantes vinculados ao sorriso em si, aos dentes e ao periodonto (baseado em Coelho-de-Souza & Fernandes, 2012).[14]

Análise do Sorriso

Altura e Forma do Sorriso

A avaliação dinâmica da estética do sorriso deve revelar uma relação de harmonia entre os dentes, a posição e a forma dos lábios (linha do sorriso). Quando o paciente sorri, o ideal seria que o lábio superior expusesse todas as coroas dos incisivos superiores e 1 mm de gengiva. A exposição gengival de até 2 mm é esteticamente aceitável (altura do sorriso média, regular – 70% da população). Em relação à altura, um sorriso pode ser considerado baixo, médio ou alto, conforme o grau de exposição dos dentes. A exposição acentuada de gengiva nos incisi-

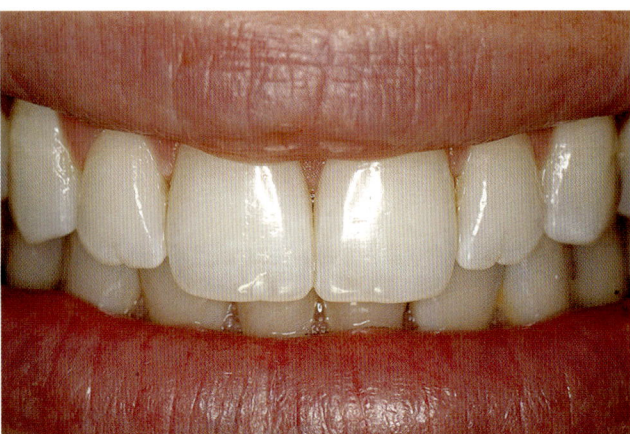

Fig. 1-1. Sorriso natural harmônico. Dentes claros e alinhados (padrão ocidental).

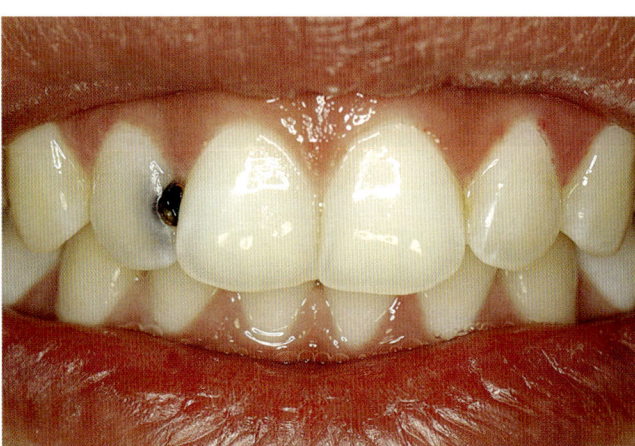

Fig. 1-3. Tensão visual. Dente 12 chamando a atenção imediata do observador (lesão cariosa).

Análise Estética do Sorriso

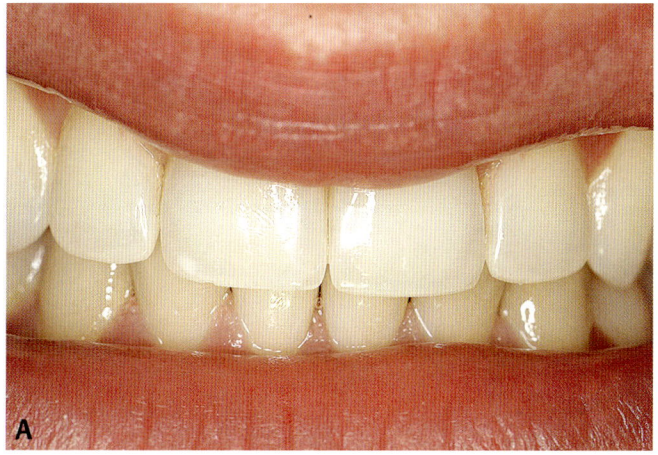
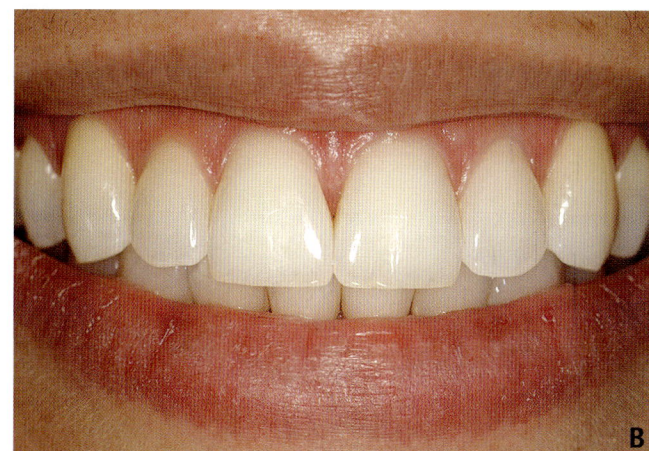
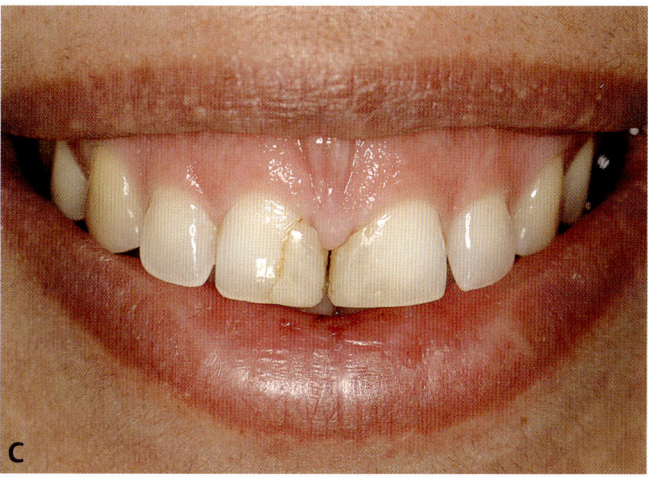

Fig. 1-4. Classificação de altura do sorriso. (**A**) Sorriso baixo. (**B**) Sorriso médio (regular). (**C**) Sorriso alto (gengival).

vos superiores (mais de 3 mm) é considerada como um sorriso alto/gengival (desarmônico – 10% da população). E a não exposição do terço cervical dentário e da gengiva marginal é considerada como sorriso baixo (20% da população) (Fig. 1-4).[35,44] Em linhas gerais, as mulheres tendem a ter o sorriso mais alto que os homens;[10] assim como os jovens têm o sorriso mais alto do que os idosos.

Em relação à forma, um sorriso pode ser classificado em côncavo, reto ou convexo, de acordo com o formato e curvatura dos lábios ao sorrir.[12,14]

Linhas Harmônicas do Sorriso

A harmonia do sorriso está relacionada com o posicionamento dos lábios em relação às estruturas dentárias e gengivais. Deve haver paralelismo entre a linha imaginária que passa pelas bordas incisais dos dentes anterossuperiores (linha incisal) e a linha interna do lábio inferior ao sorrir (sorriso consoante).[46] Da mesma forma, a linha do contorno gengival dos dentes anterossuperiores deve ser exposta pelo lábio superior ao sorrir, acompanhando o formato do lábio (Fig. 1-5).[12,44] Assim,

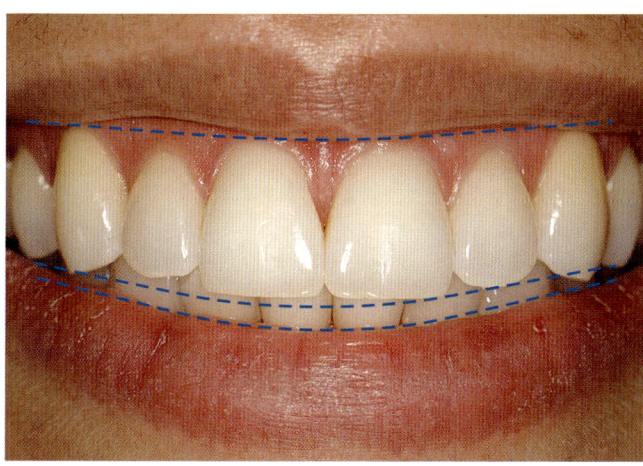

Fig. 1-5. Linhas harmônicas do sorriso: a borda interna do lábio inferior acompanha a linha incisal, e o lábio superior acompanha o contorno gengival ao sorrir.

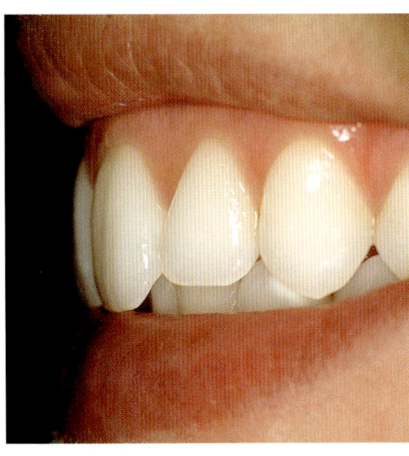

Fig. 1-6. Análise do perfil incisal. Observe o posicionamento dos incisivos superiores tocando a parte úmida dos lábios.

temos harmonia e naturalidade entre a porção inferior do sorriso curva e a porção superior retilínea.

Perfil Incisal

O perfil incisal está relacionado com o ângulo formado pelo terço incisal dos incisivos superiores com o plano oclusal, numa vista de perfil. Para refletir em um correto posicionamento dos incisivos, este ângulo deve ser reto (Fig. 1-6). Ao sorrir, os bordos incisais devem ficar posicionados na parte úmida do vermelhão dos lábios.[12] Com a boca fechada (lábios em contato), a inclinação vestibular dos dentes anteriores é responsável pelo suporte labial.[14,51]

Quando os bordos incisais dos incisivos superiores são projetados para vestibular, o som do F e V tornam-se similares. Em reabilitações estéticas, testes com *mock-up* ou provisórios permitem uma maior previsibilidade em relação ao posicionamento dos dentes, comprimento incisal e à fonética.[23] A inclinação exagerada dos incisivos para vestibular também pode prejudicar o selamento labial.

Exposição Incisal

A exposição incisal deve ser avaliada com o paciente em repouso, com a boca entreaberta. Os bordos incisais devem ficar parcialmente expostos, quando o lábio superior estiver em repouso. Em mulheres jovens, há aproximadamente 3-3,5 mm da borda exposta (Fig. 1-7). Em homens, entre 1 e 3 mm de exposição. Com o passar da idade a exposição dentária em repouso diminui. Para pacientes mulheres de meia-idade o bordo incisal deve aparecer 1,5 mm (1-2 mm) abaixo da linha do lábio superior, enquanto que para o sexo masculino, 1 mm. Em idosos a exposição incisal está ausente (mesma altura do lábio). Quanto maior a exposição do dente em repouso, mais jovem será a aparência do paciente. O espaço interlabial em repouso costuma ser de 1-5 mm.[12,14,35]

Corredor Bucal/Amplitude

O corredor bucal consiste no espaço formado entre as superfícies vestibulares dos dentes posteriores e a mucosa jugal.[50] Esta área proporciona a sensação de profundidade do sorriso, contribuindo para o efeito de gradação (perspectiva de anterior para posterior, com redução progressiva no tamanho dos dentes).[35] Moore *et al.* (2005) consideram que o corredor bucal influencia na estética do sorriso, sendo o corredor muito amplo o principal causador de desarmonia.[36] Para calcular a largura aproximada do corredor bucal, devemos seguir a seguinte fórmula: largura do sorriso menos a distância intercaninos, dividido por dois.[14,22]

Simetria

O conceito de simetria foi introduzido por Aristóteles, significando equilíbrio entre as partes.[35] Na Odontologia, a simetria está vinculada à equivalência dos lados esquerdo e direito, a partir da linha média, criando-se pares homólogos. A simetria também contribui para a harmonia do sorriso e para o equilíbrio natural da face, sendo um dos princípios de estética.[14,15,35,41] Apesar de poder haver harmonia sem simetria,[41] esta é sempre almejada quando da realização de um trabalho reabilitador.[1]

De acordo com Chiche (2008), nenhuma característica dentária é importante sem simetria.[12] A composição do sorriso deve gerar equilíbrio e harmonia ao observador, especialmente entre dentes homólogos e margem gengival (Fig. 1-8). Quanto mais próximo da linha média, maior a exigência por simetria. Ainda segundo Chiche (2008), "assimetria não é atraente".[12]

Linha Média

A linha média é uma linha imaginária que divide o rosto e o sorriso em duas partes equivalentes (separa os incisivos cen-

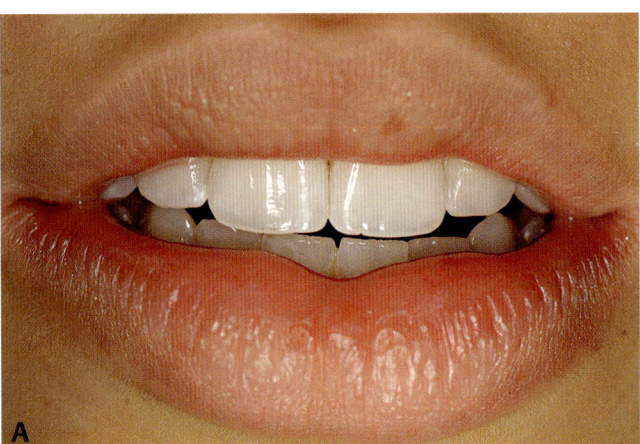
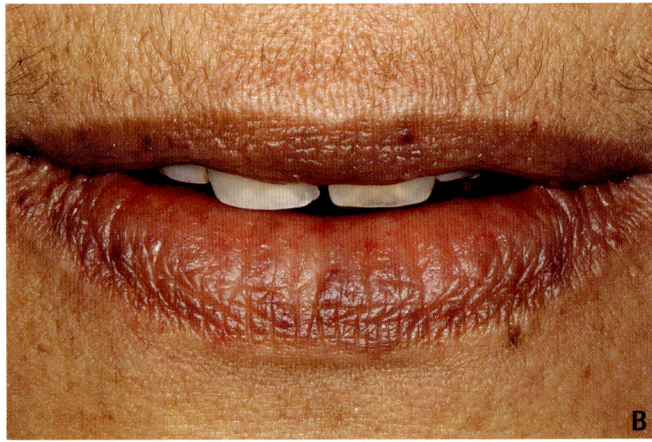

Fig. 1-7. Exposição incisal em repouso. (**A**) Paciente jovem. (**B**) Paciente de meia-idade.

Análise Estética do Sorriso

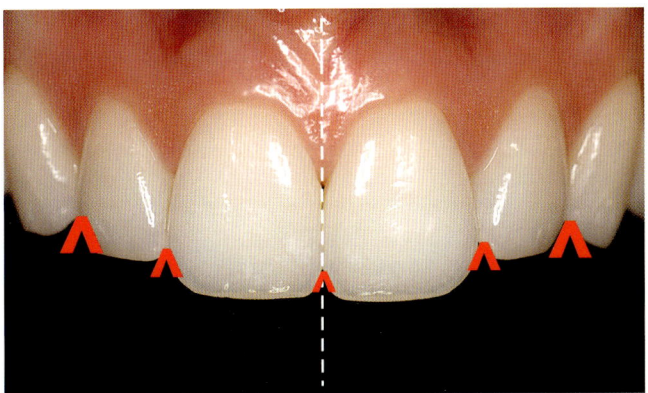

Fig. 1-8. A linha média divide o sorriso em duas partes iguais, gerando equilíbrio (simetria). Observe também a abertura das ameias incisais aumentando em direção distal.

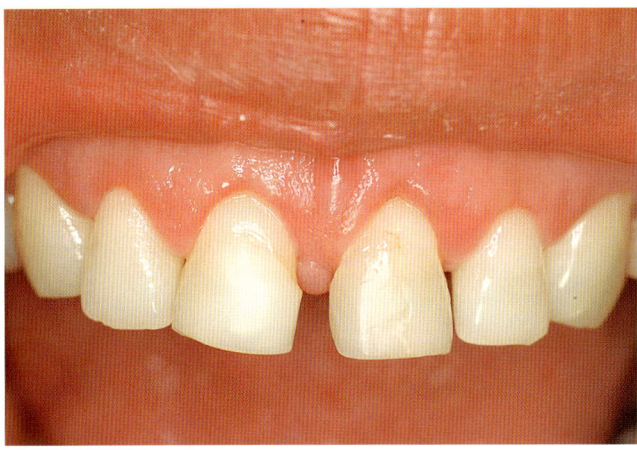

Fig. 1-10. Presença de diastemas comprometendo a harmonia estética.

trais – simetria). As linhas médias dentária, labial e facial devem coincidir para compor equilíbrio e harmonia ao sorriso e ao rosto (Fig. 1-8).[16,27,31,35]

Posicionamento Dentário

O mau posicionamento de um ou mais dentes na região anterior representa uma queixa estética comum por parte dos pacientes.[14,35]

O apinhamento é caracterizado pela alteração do alinhamento dentário, geralmente por causa da inclinação, giroversão ou má posição dos dentes (Fig. 1-9).

O diastema está relacionado com a ausência de contatos proximais entre os dentes (espaços interdentais). Os diastemas podem estar localizados entre um ou mais dentes e podem ter origem na desproporção entre tamanhos dos dentes e bases ósseas, fatores hereditários ou dimensão mesiodistal reduzida de um dente ou grupo dentário (Fig. 1-10).

Nas situações em que o *overjet* e *overbite* estão aumentados, a pronúncia do som do "S" fica muito similar ao "X", causando um desconforto fonético ao paciente.[23]

Para um correto posicionamento dentário no sorriso, devemos perceber um alinhamento dos dentes em conjunto, coincidência da altura dos bordos incisais dos incisivos centrais, uma menor altura dos laterais em relação aos centrais (em torno de 1-1,5 mm em pacientes jovens), e a ponta do canino deve ser coincidente com a altura incisal dos incisivos centrais. Em pacientes idosos, em razão do padrão de desgaste dental, o mais comum é encontrarmos os dentes anteriores com a mesma altura incisal.[51]

Análise Dentária

A análise das estruturas dentárias tem fundamental importância dentro do planejamento restaurador, em especial para as facetas. Diversas características obtidas nessa análise serão reproduzidas nas restaurações.[9,17] Os principais aspectos que devem ser atentamente observados na fase de diagnóstico e planejamento reabilitador estético são:[14]

Proporção Dourada

A proporção dourada (também chamada de proporção áurea ou divina proporção) trata da relação dos dentes em conjunto, em uma perspectiva óptica frontal.[15] A teoria da proporção áurea foi formulada por Pitágoras, sendo oriunda da filosofia e das artes gregas,[30] utilizada em diversas áreas do conhecimento, sempre demonstrando relações métricas entre objetos ou suas divisões, podendo ser considerada a expressão matemática da beleza, se enquadrando na filosofia de que a beleza pode ser exata. De acordo com essa regra, todo objeto tem um ponto estético (ponto áureo), originado pela divisão de seu tamanho por 1,618 (ou multiplicado por 0,618), o que resulta em duas partes desiguais, cujo ponto de divisão estabelece uma relação proporcional e harmônica entre elas.[14,35]

Na Odontologia, a proporção áurea foi introduzida por Lombardi (1973).[31] Ao examinarmos um sorriso de frente, atribui-se ao incisivo central superior (dente dominante no sorriso) o valor de 1,618; ao incisivo lateral superior o valor de 1,0 e ao canino superior o valor de 0,618 (Fig. 1-11). Dessa forma, temos numa visão frontal do paciente a participação dominante do incisivo central superior, seguido do lateral (numa relação de 1,618 para 1,0), seguido por sua vez do canino (numa relação de 1,0 para 0,618). Portanto, há uma relação aproximada de 62% entre esses dentes mencionados; ou seja, o incisivo central superior aparece 62% mais do que o incisivo lateral, e o lateral aparece 62% mais do que o canino superior.[14,35] Salienta-se que neste momento não estamos falando de tamanhos reais das coroas dentárias, mas sim das suas disposições e arranjo no sorriso, sob uma perspectiva frontal. A

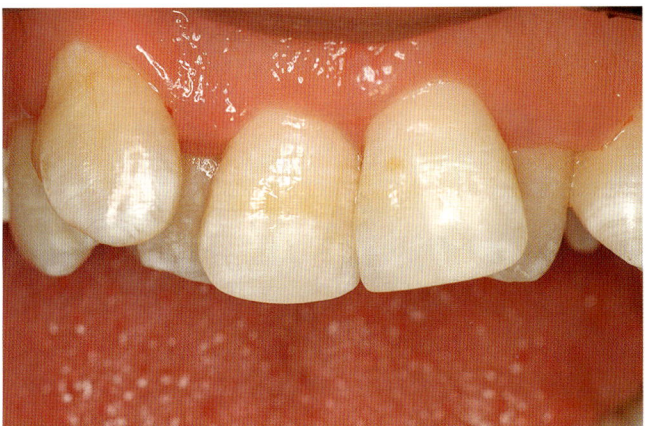

Fig. 1-9. Apinhamento dental severo gerando desarmonia estética.

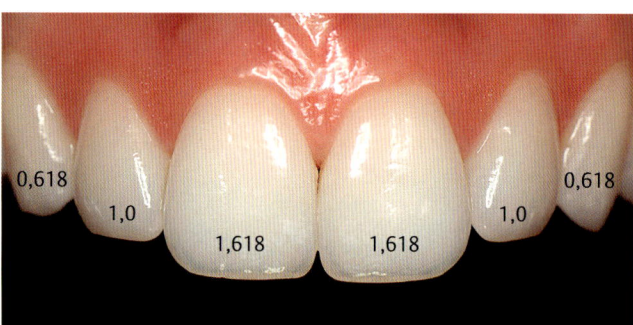

Fig. 1-11. Identificação da proporção dourada, uma relação de dominância entre os dentes anterossuperiores numa vista frontal.

diferença entre o tamanho aparente frontal e o tamanho real ocorre por causa da posição dos dentes, seu alinhamento e a forma das arcadas, de modo que a curvatura do arco dental faz com que os dentes em direção distal (posterior) apareçam cada vez menos (proporção regressiva de aparecimento para distal).[16,31,35] Dessa forma, para calcularmos a largura aparente do incisivo lateral no sorriso, devemos multiplicar a largura do incisivo central por 0,618 (o incisivo central aparece 1,618 vezes a largura do incisivo lateral), e para calcularmos a largura aparente do canino superior (porção mesial), devemos multiplicar a largura do incisivo lateral por 0,618. Embora essas proporções não sejam encontradas em todos os pacientes,[19] são consideradas ideais sob o ponto de vista estético e devem ser utilizadas como referência na hora de planejar uma reabilitação estética do sorriso, servindo como um guia de proporcionalidade no arranjo dentário.[14,35]

A conferência dessas proporções no sorriso pode ser feita pela mensuração dos espaços que os dentes ocupam no sorriso, seguida do cálculo porcentual do espaço previsto para o dente adjacente; podemos lançar mão de gabaritos (réguas) com medidas preestabelecidas (grades de Levin); ou ainda utilizarmos o compasso de proporção dourada (*golden ruler*), que já se abre de acordo com a divina proporção, tornando a avaliação simples e rápida (Fig. 1-12).[34] Nesse mesmo raciocínio, se pensarmos que o espaço do sorriso ocupado de canino a canino equivale a 100%, cada incisivo central ocupa 25% desse espaço, cada incisivo lateral ocupa 15% e cada canino ocupa 10% desse espaço, numa vista frontal (porcentagem áurea).[14,35]

Proporção Estética Coronária

A proporção estética coronária (ou proporcionalidade coronária) é um dos principais aspectos a serem analisados na avaliação e planejamento reabilitador do sorriso, sendo ainda mais útil e reprodutível do que a proporção dourada.[14,29] A proporção estética coronária trata da relação real entre a altura (comprimento cervicoincisal) e a largura (mesiodistal) de cada dente (Quadro 1-1). Assim, temos parâmetros métricos/anatômicos para determinarmos o tamanho real dos dentes numa reabilitação de dentes anteriores (mantendo os referenciais estéticos – Fig. 1-13). Quando desejarmos alterar a forma e o tamanho dos dentes (em facetas, por exemplo), devemos considerar as referências da proporção estética coronária para quantificar as alterações possíveis, assim como nos exemplos de fechamento de diastemas, alongamento coronário, transformações anatômicas etc. É importante salientar que a proporcionalidade coronária considera o tamanho real das coroas dentais, e não mais a proporção sob perspectiva óptica frontal mencionada na proporção áurea.[14]

Apesar de haver variabilidade individual e diferenças entre homens e mulheres,[2,25] as médias anatômicas de altura e largura dos dentes (e a sua proporção coronária[2,25,35] – divisão da largura pela altura × 100) servirão como referenciais estéticos. As médias de proporção ideais entre altura e largura são:

Quadro 1-1. Valores Referenciais Médios de Largura, Altura (Comprimento) e Proporção dos Dentes Anterossuperiores e Primeiro Pré-molar (Valores em mm)

Dente	Largura MD	Altura CI	Proporção
ICS	8,6	10,7	80%
ILS	6,6	9,2	70%
CS	7,7	10,2	75%
1º PMS	7,1	8,3	85%

Valores médios fundamentados em Galan Jr (1970)[25]; Ash (1978)[2] e Mondelli *et al.* (2003)[35].
MD = Mesiodistal; CI = cervicoincisal; ICS = incisivo central superior; ILS = incisivo lateral superior; CS = canino superior; 1º PMS = 1º pré-molar superior.
Proporção aproximada com base na divisão da largura pela altura × 100.

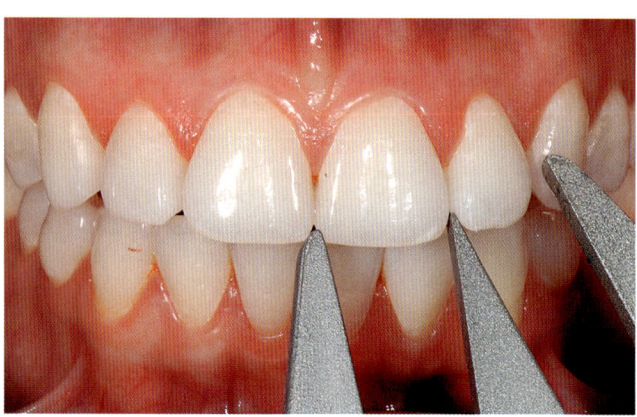

Fig. 1-12. Proporção dourada analisada com auxílio do compasso *golden ruler*.

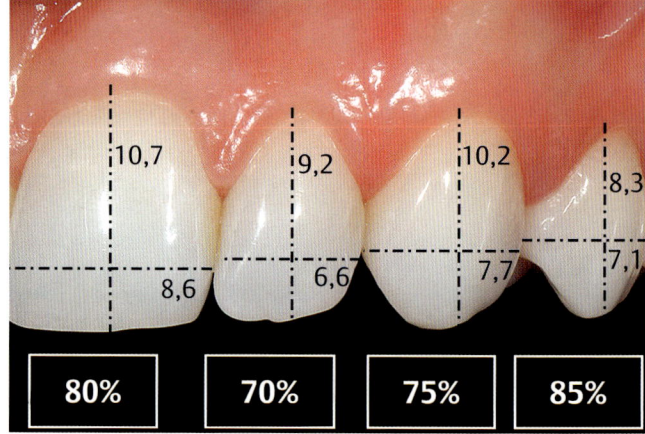

Fig. 1-13. Proporção estética coronária individual dos dentes (relação altura × largura, valores em mm).

incisivo central superior: 80% (80-85%); incisivo lateral superior: 70% (70-75%); canino superior: 75% (75-80%); e primeiro pré-molar superior: 85% (80-85%) (Fig. 1-13). Assim sendo, podemos dizer que, por exemplo, a largura de um incisivo central superior deve ser 80% da medida da sua altura (comprimento cervicoincisal).[29] Na clínica, um compasso de ponta seca é muito útil para auxiliar na realização dessas medidas coronárias (Fig. 1-14).[14]

Forma Anatômica

Valorizar a forma anatômica é de fundamental importância no processo de análise estética do sorriso, assim como na execução do tratamento proposto. Erros de forma são mais facilmente percebidos do que cor ou textura de superfície, o que torna ainda mais importante este conhecimento.[14,23]

Historicamente, alguns autores fizeram tentativas de correlacionar a forma dos dentes com sexo, forma do rosto ou personalidade,[52] como: teoria do temperamento sanguíneo de Spurshein em relação à personalidade; a proporção biométrica de Berry (1906) que relaciona tamanho dos dentes com tamanho do rosto; ou ainda a teoria de Frush & Fisher (1955), que associa as características dos dentes ao sexo, idade e personalidade.[14,51,52]

A teoria de Williams (1911), citada por Turano & Turano (2007),[51] e adaptada por Adolfi (2002),[1] relata que deve haver harmonia entre a forma dos dentes e o formato do rosto, categorizando o incisivo central superior em três formatos básicos: quadrado (cervical larga, linhas externas paralelas e borda incisal reta), triangular (lóbulo central menor, cervical estreita) e ovoide (faces proximais curvadas, borda incisal arredondada) (Fig. 1-15). Apesar de ser uma teoria mais aceita, esta relação foi encontrada em apenas 64% dos casos,[51] em função de inúmeras variações étnicas e individuais. Assim sendo, são teorias sem base científica e que não devem ser seguidas como parâmetro único.[14,23,51]

Algumas características dentárias são tradicionalmente atribuídas ao sexo. Para o sexo feminino, são consideradas linhas suaves, arredondadas, sem ângulos vivos, com incisivos laterais menores e caninos mais discretos. Enquanto que, para o sexo masculino, são idealizados ângulos mais vivos, linhas mais retas, incisivos laterais maiores e caninos mais proeminentes.[51] Fradeani (2006) relata que não há correlação exata entre sexo e forma dental.[23] Há, de fato, estereótipos dos dentes femininos e masculinos: ângulos agudos denotam força e masculinidade, enquanto formas ovoides sugerem suavidade e feminilidade. Há, ainda, autores que consideram que o incisivo central superior expressa a idade (borda incisal/desgaste), o incisivo lateral superior informa o sexo (tamanho e ângulos), e o canino superior revela a personalidade (proeminência) (teorias empíricas).[14,35,44,52]

Alguns aspectos anatômicos dos incisivos superiores devem ser destacados, como: ângulos incisais – no incisivo central superior o ângulo mesioincisal é mais reto, e o disto-incisal mais arredondado; no incisivo lateral superior há a mesma relação, porém ainda mais arredondados que no incisivo central.[16] A morfologia da superfície vestibular é resultante da anatomia interna. Em um incisivo central superior, a face vestibular é constituída por três lóbulos de desenvolvimento verticais e de depressões entre eles (sulcos de desenvolvimento), seguindo a orientação dos mamelos dentinários subjacentes, sendo o lóbulo distal o maior deles.

A forma da concavidade palatina e o comprimento dos incisivos superiores têm influência também na fonética do paciente. Testes fonéticos com pronúncia de "S" e "X" podem ser interessantes para se avaliar esses parâmetros.[23]

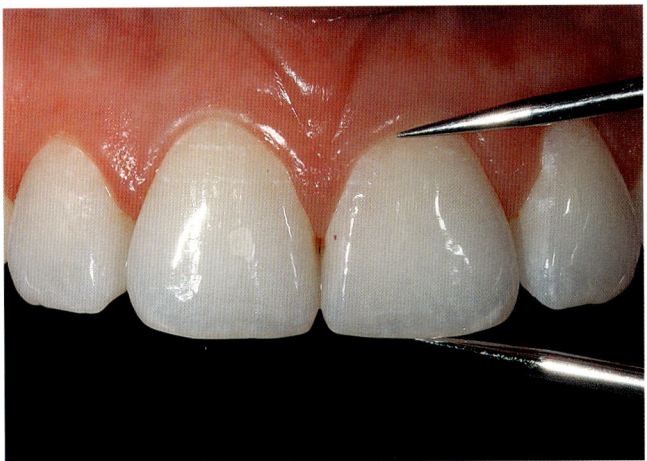

Fig. 1-14. Relação altura × largura analisada com auxílio do compasso de ponta seca.

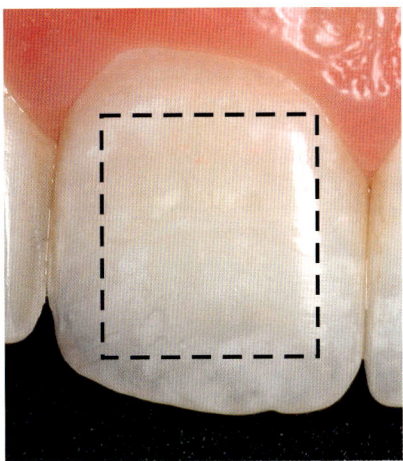 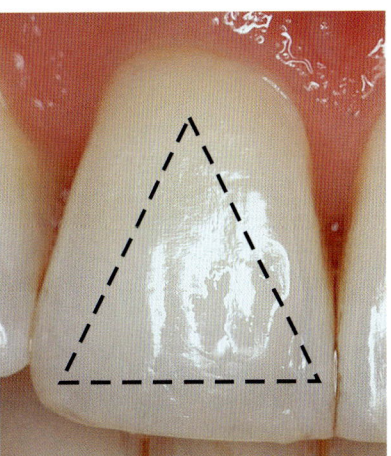 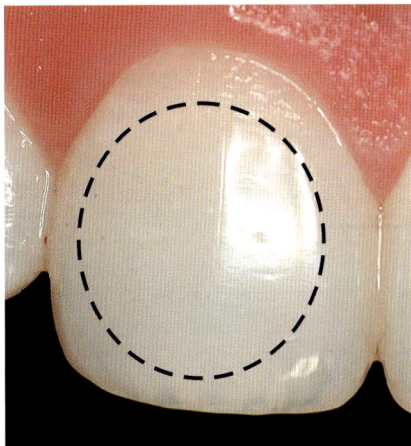

Fig. 1-15. Modelos básicos de forma anatômica do incisivo central superior (quadrado, triangular e ovoide).

A forma anatômica ideal para uma restauração é aquela do dente natural do paciente.[3] Para isso, devemos tomar como base os dentes homólogos, ou, em último caso, dentes de outros grupos que possam fornecer referenciais anatômicos. Nos casos de reabilitação do sorriso com facetas, o *mock-up* e a opinião do paciente podem colaborar com a escolha da forma e tamanho dos dentes.

Cor

Apesar de tecnicamente a cor ter um papel secundário em relação à forma e proporção,[23] esta tem sido bastante valorizada nos últimos anos. Dentro de um padrão de beleza ocidental, os dentes clareados são os mais desejados, gerando uma sensação de jovialidade, saúde e sucesso.[12,43] A correta compreensão da coloração dos dentes é fundamental para a seleção de cores dos materiais restauradores.[3,14]

A cor é mais bem entendida quando são identificadas as suas dimensões: matiz, croma, valor e translucidez/opacidade. O matiz está diretamente vinculado ao comprimento de onda eletromagnética, à cor básica, como, por exemplo: azul, marrom, verde. O croma significa a saturação do matiz, a intensidade de pigmentos, como, por exemplo: azul claro, azul médio e azul escuro. O valor está relacionado com a luminosidade da cor, com a claridade, sendo esse inversamente proporcional ao croma. A translucidez está relacionada com a permissão da passagem parcial da luz, variando conforme o seu grau de dispersão. A opacidade pode ser compreendida como o inverso da translucidez, ou seja, a capacidade de impedir a passagem da luz.[14,37,42]

Outra propriedade óptica inerente ao esmalte dental é a opalescência, que está relacionada com a reflexão e refração seletiva do esmalte. A luz incidente na estrutura é filtrada, as ondas menores (azuis) são refletidas, e as maiores (amarelo/laranja) são transmitidas, absorvidas.[14,16,39,40,42]

A tonalidade natural entre os incisivos é similar, enquanto caninos são, geralmente, mais saturados (1-2 tons da escala). Com as técnicas de clareamento, essas diferenças de cor entre os grupos dentários reduzem. Com o passar da idade, há uma tendência de aumento do croma e diminuição do valor da cor dos dentes.[23] Este escurecimento gradual está relacionado com a aposição de dentina secundária, desgaste e manchamento do esmalte superficial.[14]

Algumas teorias sugerem relação entre cor dos dentes com cor da pele e cabelos.[51] No entanto, o estudo de Nogueira *et al.* (1996) demonstrou que a cor da pele e dos cabelos não foi associada aos dentes, não sendo considerados parâmetros confiáveis para determinar a seleção de cor de facetas.[38]

Ameias (Embrasuras)

As ameias (ou embrasuras) compreendem os espaços adjacentes aos contatos interproximais dos dentes, com formato similar ao "v" invertido.[16] As ameias gengivais devem ser preenchidas pelas papilas gengivais. As ameias incisais aumentam em direção distal, visto que o ponto de contato interproximal vai se deslocando cervicalmente em direção distal (a partir do incisivo central em direção ao canino – Fig. 1-8).[16,29,35] A morfologia da ameia incisal pode influenciar no volume aparente das coroas dos dentes anteriores, pois com ângulos incisais retos e ameias pequenas, os dentes podem parecer mais largos.[14,29]

Inclinação Axial

A inclinação axial dos dentes diz respeito ao posicionamento do longo eixo dentário (coroa-raiz). A partir da linha média, o eixo dos dentes anterossuperiores apresenta inclinação mesializada da coroa e distalizada da raiz, sendo os incisivos centrais mais paralelos à linha média, os laterais com leve inclinação, e os caninos um pouco mais inclinados para distal.[14,16,29,49] A inclinação do eixo do canino superior mais paralelo à linha da comissura labial ao canto do olho é considerada mais harmônica.[8]

Textura de Superfície

A textura de superfície do esmalte apresenta um microrrelevo característico, com microáreas de reflexão de luz (luz e sombra), que se dispersa em várias direções, gerando uma sensação de vida e movimento à superfície dentária.[14] As periquemáceas (linhas horizontais formadas pelas estrias de Retsius; estrias de orientação semilunares e paralelas entre si) são as principais responsáveis por esse efeito (Fig. 1-16).[4,14,16]

Com o passar da idade, a textura de superfície é modificada pelo desgaste, deixando o esmalte mais liso e fino; além das demais alterações do envelhecimento, como: borda incisal desgastada, papilas gengivais menores, ameias gengivais abertas, ameias incisais menores, lábios com menor tonicidade e exposição dos dentes inferiores ao sorrir.[14,21,23,35]

Borda Incisal

A borda incisal é a área mais bela e de comportamento mais dinâmico da coroa dental (especialmente em dentes jovens). A borda incisal é composta predominantemente pelo esmalte. Em decorrência do alto conteúdo mineral (cristais de hidroxiapatita) e característica prismática do esmalte, a luz que atinge a borda incisal é decomposta, criando um fenômeno óptico característico. Na borda incisal podem ser identificadas duas zonas distintas: a zona translúcida, caracterizada pela opalescência (reflexão e refração seletiva do esmalte, as ondas menores (azuis) são refletidas, e as maiores (amarelo/laranja) são transmitidas); e o halo opaco, que compreende a linha opaca que delimita o contorno da borda incisal, fenômeno óptico resultante da mudança de direção dos prismas e que é percebi-

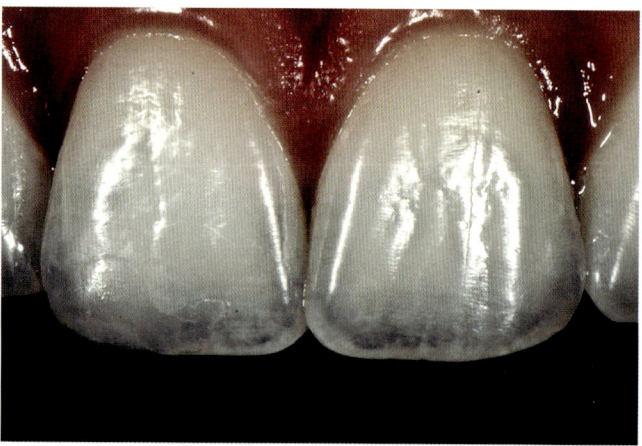

Fig. 1-16. Observe a riqueza de detalhes da superfície do esmalte vestibular (textura) e bordo incisal translúcido (opalescente), delimitado por halo opaco.

do por causa da diferente angulação do esmalte na borda, modificando o padrão de reflexão e refração da luz.[5,14,40] Todavia, na zona translúcida comumente são percebidas projeções dos lóbulos de desenvolvimento dentinário, sendo este o terceiro componente da borda incisal (Fig. 1-16).

Análise do Periodonto

Alguns aspectos do periodonto já participam indiretamente das avaliações de altura do sorriso, linhas harmônicas e simetria. Além desses, podemos destacar alguns pontos específicos de análise do periodonto:

Contorno Gengival

O contorno gengival é definido como a curvatura e composição da margem gengival dos dentes em conjunto, influenciada pela relação da junção amelocementária e a crista óssea alveolar. O contorno da margem gengival deve ser regular, contínuo, sinuoso e simétrico.[14,17] Os incisivos laterais superiores apresentam uma forma gengival oval ou semicircular. Os incisivos centrais superiores e caninos devem apresentar uma forma gengival mais elíptica. O contorno gengival do incisivo lateral superior deve ser de 1 a 1,5 mm coronal em relação à linha que passa pelo incisivo central e canino superiores.[6,12] Em outras palavras, o incisivo lateral superior deve estar dentro dessas duas linhas imaginárias que ligam os incisivos centrais aos caninos superiores, pelo colo cervical e borda incisal.[23] Esse alinhamento gera harmonia e naturalidade ao sorriso (Fig. 1-17).[14]

Zênite Gengival

O zênite gengival diz respeito à parte mais apical da margem gengival (Fig. 1-17).[14,17] O correto posicionamento do zênite contribui para harmonia e estética do sorriso. O zênite gengival deve estar localizado distalmente ao eixo longitudinal dos incisivos centrais superiores e caninos, enquanto nos incisivos laterais superiores deve coincidir com o seu eixo longitudinal,[50] por causa da sua forma gengival ovalada.[14,50]

Papilas Interdentais

As papilas gengivais interdentais devem preencher os espaços das ameias gengivais, gerando a sensação de um sorriso jovem e saudável (Fig. 1-17). A perda ou redução das papilas em dentes anteriores gera desarmonia, em razão do "triângulo negro" (*black space; black spot*) que se forma, permitindo a visualização do fundo escuro da boca.[14,50]

Para que a papila interdental esteja adequada e preenchendo o espaço da ameia, deve haver uma distância de 4-5 mm entre a crista óssea alveolar e o ponto de contato interproximal. O estudo de Tarnow *et al.* (1992) mostrou que, quando a medida entre o ponto de contato e a crista óssea foi 5 mm ou menos, a papila estava presente em quase 100% dos casos;[48] no entanto, quando a distância foi de 6 mm, a papila estava presente em 56% dos casos. Distâncias de 7 mm ou maiores mostraram que a papila somente estava presente em 27% dos casos.

Além da distância entre o ponto de contato e a crista óssea, outros fatores podem influenciar na conformação da papila interdental e na presença de "triângulo negro", como, por exemplo: a angulação das raízes dos dentes adjacentes, a forma da coroa, o espaço entre dentes adjacentes, o volume do espaço interdental e o desenho da junção cemento-esmalte.[48]

Biótipo Gengival

O biótipo gengival é descrito como a espessura da gengiva, avaliada na dimensão vestibulolingual. Gengivas com biótipo mais espesso geralmente retratam uma ampla zona de tecido ceratinizado com contorno gengival plano que indica uma arquitetura óssea subjacente mais espessa e volumosa. Por outro lado, biótipo gengival fino está relacionado com uma banda fina do tecido gengival ceratinizado que sugere uma arquitetura óssea fina ou mesmo uma deiscência óssea. Este padrão gengival fino mostra ser mais sensível a qualquer inflamação ou traumatismo de escovação e pode ser considerado fator predisponente para recessão gengival e perda de inserção. Os termos gengivas "grossa" e "fina" estão associados à medição vestibulolingual da espessura gengival, que pode ser realizada por inspeção visual, sondagem, dispositivos ultrassônicos ou tomografia computadorizada.[7,13,24,28,33,53]

PLANEJAMENTO ESTÉTICO

O conjunto formado pelos dentes, gengiva e lábios deve gerar unidade, harmonia e equilíbrio ao sorriso do paciente. Atualmente, com os avanços das técnicas e dos materiais restauradores, temos a possibilidade de modificar forma, cor, tamanho e posição dos dentes pelas facetas estéticas, sejam elas diretas ou indiretas, buscando estética com naturalidade.[6,14,18,20,32,35,45]

Um sorriso bonito e harmônico pode ter pequenas imperfeições, admitindo isso como natural.[14] Contudo, devemos avaliar e fazer com que todos os parâmetros estéticos descritos anteriormente sejam atendidos para que se atinja o resultado estético almejado, tanto os relacionados com a "macroestética" (dentes em conjunto, relação com periodonto, lábios, altura do sorriso), quanto com a "microestética" (características e detalhes anatômicos dentários).[1,14,16,17,18,35]

Chiche (2008) propõe uma análise do sorriso em sete etapas: 1. linha do sorriso (formato, altura e relação da borda incisal com lábio inferior); 2. perfil incisal (ângulo formado pelo terço incisal com plano oclusal); 3. comprimento incisal (relação da borda incisal com lábio superior em repouso); 4. proporção estética coronária dos incisivos centrais; 5. proporção dourada; 6. contorno gengival (simetria, harmonia e relação com lábio superior ao sorrir); 7. amplitude do sorri-

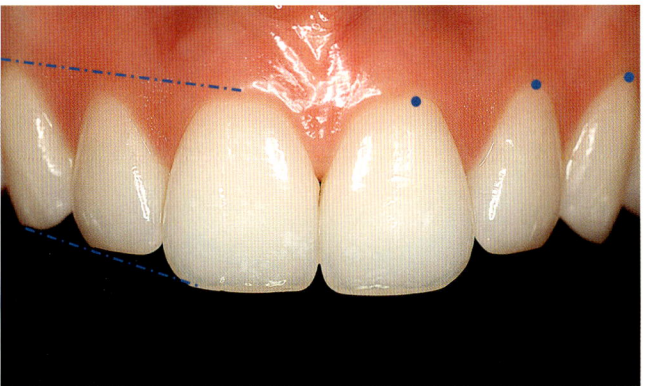

Fig. 1-17. Contorno gengival harmônico, zênite e papilas adequadas.

so/corredor bucal. Segundo este autor, a harmonia estética do sorriso é definida pelas relações entre os dentes anterossuperiores, governados pela dominância do incisivo central. Por este motivo, o planejamento deve sempre iniciar e ficar centrado nos incisivos centrais. O comprimento incisal e a proporção estética coronária devem ser priorizados em relação à proporção dourada.[12,14]

De acordo com Mondelli *et al.* (2003), a reabilitação do sorriso deve contemplar: 1. proporção estética coronária de cada dente (tamanho real); 2. morfologia, cor e posição dos dentes; 3. linha média; 4. proporção de aparecimento no sorriso (proporção áurea); 5. contorno gengival; 6. espaço referente ao corredor bucal.[14,35]

Análise Fotográfica

A captura de imagens das condições iniciais dos pacientes traz uma contribuição valiosa para o diagnóstico estético e planejamento dos casos clínicos. Através das fotografias podemos visualizar detalhes e reavaliar o caso com maior ampliação (macrofotografia), além de termos a possibilidade de mostrar determinada situação ao paciente ou discutir com colegas.[18] Ainda, o planejamento digital a partir de fotografias passou a ser uma ferramenta auxiliar nesse processo (ver Capítulo 2).

Uma análise fotográfica completa inclui as seguintes fotografias: facial frontal, facial frontal sorrindo, perfil facial, perfil facial sorrindo, sorriso aproximado, lábios entreabertos em repouso, intrabucal em oclusão e canino a canino com fundo preto. Numa tentativa de simplificar a análise fotográfica, sugerimos a seguir uma sequência de quatro fotografias básicas capazes de fornecer as informações necessárias para reproduzir a avaliação dos principais parâmetros estéticos, são elas: fotografia do sorriso, fotografia frontal com lábios em repouso, fotografia do sorriso de perfil e fotografia frontal de bateria labial superior com afastador de lábios (Fig. 1-18).

A) ***Fotografia do sorriso:*** nesta imagem podemos avaliar o conjunto do sorriso (altura e forma), suas linhas harmônicas, corredor bucal, simetria e linha média.
B) ***Fotografia frontal em repouso:*** nesta imagem podemos identificar a exposição incisal (informação complementar na decisão de alongar ou não as coroas dentárias).
C) ***Fotografia do sorriso de perfil:*** nesta imagem podemos avaliar o perfil incisal, a inclinação das coroas no sentido vestibulopalatino e o posicionamento da borda incisal em relação ao vermelhão do lábio inferior.
D) ***Fotografia frontal de bateria labial superior com afastador de lábios:*** nesta imagem podemos visualizar melhor a proporção dourada, proporção estética coronária, forma das coroas, cor, abertura de ameias, inclinação axial dos dentes, textura de superfície, detalhes das bordas incisais, contorno gengival, zênite gengival e papilas interdentais.

CONSIDERAÇÕES FINAIS

A análise estética do sorriso é uma etapa fundamental para o sucesso na realização de facetas estéticas, tanto diretas quanto indiretas, pois através dela vamos conseguir identificar os "problemas" e planejar as soluções de forma personalizada. Apesar de a estética ter um caráter intrínseco subjetivo e ser

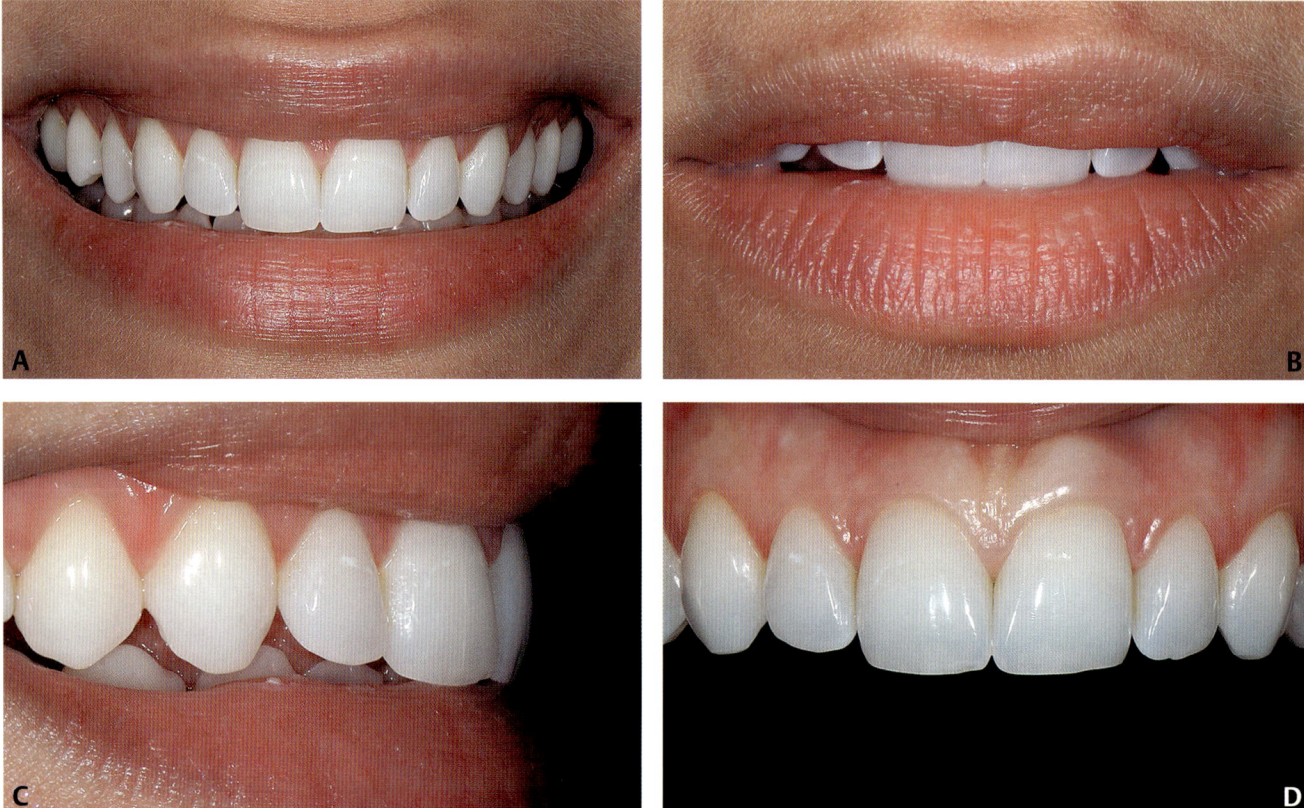

Fig. 1-18. Análise fotográfica: **(A-D)** fotografias básicas para avaliação dos principais parâmetros estéticos.

influenciada por aspectos sociais, culturais, etários, familiares, profissionais, cognitivos e de autoimagem,[43,47,54] há critérios objetivos que devem ser avaliados e mensurados, como a proporção dourada e proporção estética coronária, por exemplo, podendo estas serem consideradas como uma expressão matemática da beleza, se enquadrando na filosofia de que a beleza pode ser exata.[14,30,35,43] Embora os parâmetros avaliados não sejam rígidos e inflexíveis, são referenciais para um sorriso harmônico e equilibrado,[54] servindo como guias no planejamento reabilitador do sorriso.[14]

Um plano de tratamento adequado (planejamento estético) deve também levar em consideração a queixa principal estética do paciente. O profissional deve escutar do seu paciente as suas necessidades sentidas, seus anseios, descontentamentos e expectativas. A partir disso, deve-se avaliar quais seriam as possibilidades de solução que atingiriam o resultado desejado. Então, apresentam-se as alternativas viáveis para o caso em questão, esclarecendo suas vantagens, desvantagens, benefícios, custos e desdobramentos ao paciente, que, por sua vez, deve participar da decisão de tratamento.[11,14,18]

REFERÊNCIAS BIBLIOGRÁFICAS

1. Adolfi D. A estética natural. São Paulo, Santos, 2002.
2. Ash M Jr. Anatomia dental, fisiologia e oclusão. São Paulo: Santos, 1987.
3. Baratieri LN et al. Estética: restaurações adesivas diretas em dentes anteriores fraturados. São Paulo: Santos, 1995.
4. Baratieri LN, Belli, R. Cor: fundamentos básicos. In: Baratieri LN et al. Soluções clínicas: fundamentos e técnicas. Florianópolis: Ponto, 2008.
5. Baratieri LN et al. Luz, cor e caracterização de restaurações. In: __. Odontologia restauradora: fundamentos e técnicas. Vol 1. São Paulo: Santos, 2010.
6. Baratieri LN, Monteiro Jr S et al. Odontologia restauradora: fundamentos e possibilidades. 2.ed. São Paulo: Santos, 2015.
7. Barriviera M, Duarte WR, Januário AL, Faber J et al. A new method to assess and measure palatal masticatory mucosa by cone-beam computerized tomography. *J Clin Periodontol* 2009;36(7):564-8.
8. Bothung C et al. Upper canine inclination influences the aesthetics of a smile. *J Oral Rehabil* 2015;42(2):144–52.
9. Busato ALS et al. Dentística: conceitos, técnicas e materiais. Canoas: Editora da ULBRA, 2007.
10. Camara CAL. Estética em ortodontia: diagramas de referências estéticas dentárias (DRED) e faciais (DREF). *Rev Dental Press Ortod Ortop Facial* 2006;11(6):130-56.
11. Chain MC, Rodrigues CC, Adriani O. Estética: dominando os desejos e controlando as expectativas. In: Cardoso RJA, Gonçalves EAN. *Estética*. São Paulo: Artes Médicas, 2002. cap.4.
12. Chiche G. Proportion, display and length for successful esthetic planning. In: Cohen M et al. *Interdisciplinary treatment planning: principles, design and implementation*. Chicago: Quintessence, 2008. cap.1.
13. Claffey N, Shanley D. Relationship of gingival thickness and bleeding to loss of probing attachment in shallow sites following nonsurgical periodontal therapy. *J Clin Periodontol* 1986;13(7):654-7.
14. Coelho-de-Souza FH, Fernandes MI. Planejamento estético integrado: inter-relação Dentística-Periodontia. In: Coelho-de-Souza FH et al. Tratamentos clínicos integrados em Odontologia. Rio de Janeiro: Revinter, 2012. cap.13.
15. Cohen M et al. Interdisciplinary treatment planning: principles, design and implementation. Chicago: *Quintessence*, 2008.
16. Conceição EN, Masotti AS, Dillenburg AL. Análise estética. In: Conceição EN et al. *Restaurações estéticas: compósitos, cerâmicas e implantes*. Porto Alegre: Artmed, 2005. cap.2.
17. Conceição EN, Masotti AS. Princípios de estética aplicados à Dentística. In: Conceição EN et al. *Dentística: saúde e estética*. 2.ed. Porto Alegre: Artmed, 2007. cap.15.
18. Conceição EN, Chiossi G. Primeira consulta: planejando o sucesso em Odontologia estética. In: Conceição EN et al. Visão horizontal: Odontologia estética para todos. Maringá: *Dental Press*, 2013. cap.1.
19. Costa CG et al. Análise subjetiva da estética do sorriso e a ocorrência da proporção áurea em dentes naturais. *Rev Dental Press Estet* 2007;4(3):103-8.
20. Costa CP, Pinho L, Arouca SE. Estética gengival e dentária: a busca do equilíbrio. *Rev Dental Press Estet* 2005;2(2):21-36.
21. Desai S, Upadhyay M, Nanda R. Dynamic smile analysis: changes with age. *Am J Orthod Dento facial Orthop* 2009;136(3):310.
22. Fernandes KL et al. Aspectos estéticos e biológicos atuais para o planejamento integrado de implantes unitários anteriores em função imediata. *Rev Dental Press Periodontia Implantol* 2011;5(2):80-91.
23. Fradeani M. Análise estética: uma abordagem sistemática para o tratamento protético. São Paulo: Quintessence, 2006.
24. Fu JH, Yeh CY, Chan HL et al. Tissue biotype and its relation to the underlying bone morphology. *J Periodontol* 2010;81(4):569-74.
25. Galan Jr J. Contribuição ao estudo das principais dimensões dos dentes humanos permanentes, de leucodermas brasileiros, em ambos os sexos. *RBO* 1970;27(163):145-155.
26. Goldstein RE. *Estética em Odontologia*. Rio de Janeiro: Guanabara Koogan, 1980.
27. Johnston CD,; Burden DJ, Stevenson M. The influence of dental to facial midline discrepancies on dental attractiveness ratings. *Eur J Orthod* 1999;21(5):517-522.
28. Kao RT, Fagan MC, Conte GJ. Thick VS. Thin gingival biotypes: a key determinant in treatment planning for dental implants. *J Calif Dent Assoc* 2008;36(3):193-198.
29. Kina S, Bruguera A. *Invisível: restaurações estéticas cerâmicas*. Maringá: Dental Press, 2007.
30. Levin EI. Dental esthetics and the golden proportion. *J Prosthet Dent* 1978;40(3):244-252.
31. Lombardi RE. The principles of visual perception and their clinical application to denture esthetics. *J Prosthet Dent* 1973;29:358-382.
32. Magne P, So WS. Optical integration of incisoproximal restorations using the natural layering concept. *Quintessence Int* 2008;39(8):633-643.
33. Maroso FB, Gaio EJ, Rösing CK, Fernandes MI. Correlation between gingival thickness and gingival recession in humans. *Acta Odontol Latinoam* 2015;28(2):162-166.
34. Mendes WB, Bonfante G. *Fundamentos de estética em Odontologia*. 2.ed. São Paulo: Santos, 1996.
35. Mondelli J et al. *Estética e cosmética em clínica integrada restauradora*. São Paulo: Quintessence, 2003.
36. Moore T et al. Buccal corridors and smile esthetics. *Am J Orthod Dentofacial Orthop* 2005;127(2):208-213.
37. Munsell AH. *A color Notation*. Baltimore, 1961.
38. Nogueira SS, Mollo SH, Mollo-Jr FA. Relação cor da pele/cor dos dentes em pacientes dentados naturais. *Rev Assoc Paul Cir Dent* 1996;50(2):127-130.
39. Paravina RD et al. Optimization of tooth color and shade guide design. *J Prosthodont* 2007;16(4):269-276.

40. Parreira GG, Santos LM. *Cerâmicas odontológicas: conceitos e técnicas*. São Paulo: Santos, 2005.
41. Pinho S et al. Impact of dental asymmetries on the perception of smile esthetics. *Am J Orthod Dentofacial Orthop* 2007;132(6):748-753.
42. Ramos Jr L, Ortega VL. Cor, forma e textura em restaurações cerâmicas. In: Cardoso, RJA; Gonçalves, EAN. *Estética*. São Paulo: Artes Médicas, 2002. cap.12.
43. Reston EG. Estética. In: Busato, ALS et al. *Dentística: restaurações em dentes anteriores*. São Paulo: Artes Médicas, 1997. cap.2.
44. Robbins JW. Esthetic considerations in diagnosis and treatment planning. In: Summitt, JB. et al. *Fundamentals of operative dentistry: a contemporary approach*. 3.ed. Chicago: Quintessence, 2006. cap.3.
45. Sadowsky SJ. An overview of treatment considerations for esthetic restorations: a review of the literature. *J Prosthet Dent* 2006;96(6):433-442.
46. Sarver DM, Ackerman MB. Dynamic smile visualization and quantification: Part 2. Smile analysis and treatment strategies. *Am J Orthod Dentofacial Orthop* 2003;124:116-27.
47. Schabel BJ et al. Subjective vs objective evaluations of smile esthetics. *Am J Orthod Dentofacial Orthop* 2009;135(4):S 72-79.
48. Tarnow DP, Magner AW, Fletcher P. The effect of the distance from the contact point to the crest of bone on the presence or absence of the interproximal dental papilla. J Periodontol 1992 (Dec); 63(12):995-996.
49. Thomas JL, Hayes C, Zawaideh S. The effect of axial midline angulation on dental esthetics. *Angle Orthod* 2003;73(4):359-364.
50. Tumenas I, Ishikiriama SM. Planejamento estético integrado em periodontia/dentística. In: Cardoso RJA, Gonçalves EAN. *Estética*. São Paulo: Artes Médicas, 2002. cap.13.
51. Turano JC, Turano LM. Seleção de dentes artificiais – estética em prótese total. In: __. *Fundamentos de prótese total*. 8.ed. São Paulo: Santos, 2007. cap.17.
52. Van Der Geld P et al. Smile attractiveness: self-perception and influence on personality. *Angle Orthod* 2007;77(5):759-765.
53. Wennströn JL, Zucchelli G, Pini Prato GP. Terapia Mucogengival – Cirurgia Plástica Periodontal. In: Lindhe J et al. Tratado de Periodontia Clinica e Implantologia Oral. 5 ed. Rio de Janeiro: Guanabara Koogan, 2014. p. 917–988.
54. Wolfart S et al. Assessment of dental appearance following changes in incisor proportions. *Eur J Oral Sci* 2005;113(2):159-165.

Capítulo 2

Planejamento Digital do Sorriso

Maria Carolina Guilherme Erhardt
Thaís Thomé
José Carlos d'Ornellas Pereira-Júnior
Fábio Herrmann Coelho-de-Souza

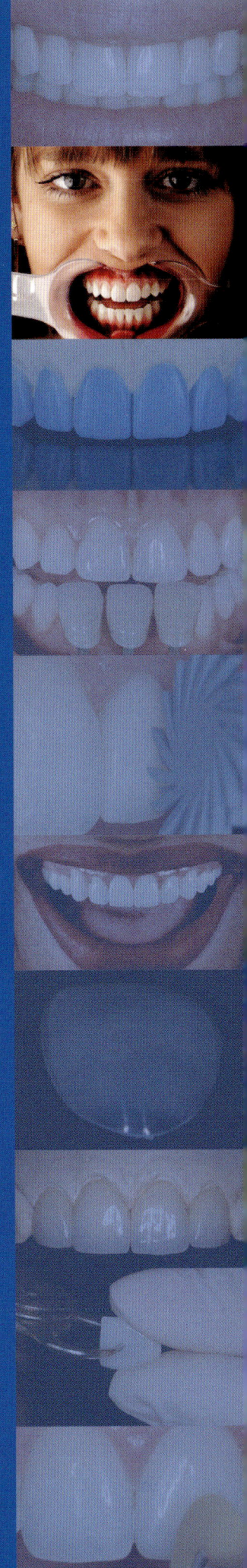

INTRODUÇÃO   14
HISTÓRICO   14
PROTOCOLO – PLANEJAMENTO DIGITAL DO SORRISO   14
Passo 1 – Documentação   15
   Equipamentos Necessários   15
   Protocolo Fotográfico   15
   Protocolo de Vídeo   15
   Importação e Edição das Imagens   15

Desenho em Duas Dimensões   15
Passo 2 – Medições Reais   17
Passo 3 – Traçar Linhas   17
Passo 4 – Medições Virtuais   18
Passo 5 – Inserção de *Templates*   18
CONTRIBUIÇÃO E APLICAÇÃO CLÍNICA DO PLANEJAMENTO DIGITAL   19
REFERÊNCIAS BIBLIOGRÁFICAS   23

INTRODUÇÃO

Um sorriso representa a expressão da beleza de um indivíduo, não podendo ser considerado apenas um conjunto de questões geométricas de medidas e formas. Muitas informações sobre o perfil psicológico do paciente podem ser extraídas em um exame detalhado, retratando o histórico médico/odontológico, seus hábitos e necessidades.[8] No planejamento de um novo sorriso devemos nos cercar de informações sobre o indivíduo, pois o mesmo receberá um tratamento que modificará a sua expressão e muitas vezes sua identidade visual.[12]

Atualmente, além de o cirurgião-dentista ser responsável por trazer para o paciente a satisfação do tratamento realizado, ele deve ter a capacidade de observar, traduzir e informar todas as possibilidades de tratamento, levando em consideração questões biológicas e funcionais fundamentadas em evidências científicas que permitam aplicar os conceitos de estética.[4,8]

O conhecimento do profissional sobre todos os fatores determinantes para a estética e funcionalidade do sorriso faz com que sua percepção seja diferente da população em geral.[10] Contudo, nos dias de hoje, com o aumento do compartilhamento de informações, os pacientes são cada vez mais críticos com a autopercepção do sorriso. A crescente demanda por parte dos pacientes por procedimentos odontológicos de ordem estética reflete a supervalorização de um sorriso perfeito, natural e harmônico. Neste contexto, torna-se interessante melhorar a comunicação entre os profissionais e também utilizar ferramentas objetivas e práticas para traduzir as expectativas do paciente em formatos e desenhos que contribuam para o desenvolvimento do trabalho.[2,9,12]

O avanço da tecnologia digital e o desenvolvimento de *softwares* atingiram também a Odontologia. Atualmente, além de todo conhecimento a respeito de análise estética do sorriso (ver Capítulo 1), temos, à disposição, programas de computador para auxiliar no processo de diagnóstico do sorriso e planejamento restaurador.[2,12]

O desenho digital do sorriso é uma ferramenta de planejamento que segue uma sequência lógica, onde, basicamente, a partir de fotografias e vídeos digitais, é feita uma análise gráfica extra e intraoral do paciente.[4,12] Através de guias de proporção dental predeterminadas, linhas são traçadas e *templates* de formatos dentários são colocados sobre fotografias da face. Estes formatos têm o intuito de simular de forma virtual o contorno dos dentes que estão sendo planejados e posteriormente serão traduzidos em medidas reais para o encerramento diagnóstico ou tratamento cirúrgico-reabilitador diretamente em boca. Tal análise visa a melhorar a comunicação interprofissional, ampliando as possibilidades diagnósticas, e, principalmente, possibilitando suprir as demandas estéticas do paciente com maior previsibilidade nos resultados reabilitadores.[2,4]

Assim, o presente capítulo tem como objetivo apresentar essa ferramenta digital, seus recursos e possibilidades, além de incentivar o emprego da Odontologia digital como auxiliar nos planejamentos reabilitadores em dentes anteriores.

HISTÓRICO

Análise e desenho digital do sorriso vêm sendo utilizados desde o início dos anos 2000 para avaliar a relação dinâmica entre lábios e dentes no planejamento de tratamentos ortodônticos. Imagens digitalizadas em vídeo dos pacientes com lábios em ação durante a pronúncia de determinadas palavras foram utilizadas para compreender as limitações do tratamento com relação aos tecidos moles e para melhorar a comunicação profissional/paciente.[1]

Seguindo os conceitos da Proporção Áurea, Javaheri & Shahnavaz (2002) apresentaram um caso em que o diagnóstico e planejamento do tratamento restaurador foram realizados com desenhos em papel-manteiga feitos sobre fotografias do sorriso da paciente.[6] Os autores corrigiram a forma e simetria dos elementos dentais – bem como o recontorno do tecido gengival – e este desenho serviu de base para a confecção do *mock-up*, atingindo um resultado de planejamento muito semelhante ao que é obtido com as ferramentas de planejamento digitais.

Edward McLaren, em 2006, foi o primeiro a utilizar o termo em inglês, *Digital Smile Design* (DSD – desenho digital do sorriso).[7] Posteriormente, McLaren chamou a técnica de *Photoshop Smile Design* (PSD), uma vez que o *software* utilizado era o *Photoshop*® (Adobe Systems, Inc, San Jose, CA). Este *software* permite grandes manipulações das imagens, com inserção de guias e modificações de forma, cor e textura dos dentes. No entanto, grande parte dos dentistas não tem intimidade com o *software*, criando algumas dificuldades na utilização das ferramentas.

O protocolo do método *Digital Smile Design* (DSD) foi apresentado por Coachman & Calamita, em 2012. O DSD permite a análise criteriosa das características dentais e faciais do paciente e preconiza o planejamento restaurador pelo desenho de linhas e formas extra e intraorais sobre uma sequência de fotografias digitais do paciente.[3] Estes desenhos são realizados em *softwares* de apresentação – *Keynote* (iWork, Apple, Cupertino, Califórnia, EUA) ou Microsoft *PowerPoint* (Microsoft Office, Microsoft, Redmond, Washington, EUA) – que são de fácil e conhecida utilização. A ferramenta é apresentada para diversos usos e aponta como benefícios a melhora do diagnóstico visual e o auxílio à equipe profissional na identificação das limitações e dos riscos associados à reabilitação, como: assimetrias, desarmonias e violações dos princípios estéticos.

Recentemente, a filosofia de trabalho, apresentada por Hidalgo (2013), propõe o CSD (*Custom Smile Design*) como uma metodologia de diagnóstico que orienta a abordagem oclusal e projeta uma solução estética apoiando o emprego de materiais seguindo a máxima de que "preservar é melhor do que curar".[5] Com uma abordagem mais individualizada, o método também pode ser aplicado nos *softwares* de apresentação *Keynote* e *Power Point*, e seu protocolo fotográfico é composto por cinco fotografias do paciente. Este registro em imagens digitais deve vir acompanhado da história clínica completa das condições biológicas, funcionais e estéticas do paciente, formando os chamados "Pilares Diagnósticos do CSD".

PROTOCOLO – PLANEJAMENTO DIGITAL DO SORRISO

Pensando na simplificação dos passos sem reduzir a efetividade do resultado, apresentaremos um protocolo de planejamento digital com uma documentação resumida, mas que traduz as relações faciais do paciente de formas rápida e efetiva.

Salientamos que se faz necessário o conhecimento do caso clínico em questão, com todas as informações do exame clínico para a melhor conduta terapêutica possível.

A seguir serão descritos cinco passos necessários para um planejamento digital do sorriso, respeitando princípios biológicos, estéticos e funcionais.

Passo 1 – Documentação

O primeiro passo deve ser a realização da documentação clínica com protocolo fotográfico e captura de vídeo. É necessário conhecimento do equipamento disponível, respeitar angulações da face do paciente e excluir qualquer distorção da imagem, pois serão traçadas linhas paramétricas e medidas que servirão de base para toda a execução do caso clínico.

Equipamentos Necessários

Idealmente o equipamento de escolha para fotografia odontológica deve ser constituído por uma câmera (corpo) *reflex* (Canon, Nikon, Fuji, Pentax etc.), permitindo regulagens de ISO, tempo de exposição, abertura do diafragma de forma manual e que tenha a opção de objetivas intercambiáveis. É de suma importância uma lente que não cause distorção. Existem no mercado lentes de 50 mm (ou 18-55 mm), que são recomendadas para fotografia de rosto, ou então macrolentes com distância focal de 100 mm (Canon) ou 105 mm (Nikon, Sigma), que podem ser utilizadas para fotografia de rosto e ainda fotografias intraorais. O último item necessário é o *flash*, podendo ser utilizados *flashes* de estúdio (foto de rosto), *flashes* auxiliares (foto de rosto), *flashes twin* (macrofotografia) ou ainda o *flash* circular (macrofotografia). Este conjunto de equipamentos requer conhecimento e treinamento, porém permite a obtenção de imagens padronizadas e de excelência.[11]

Existem ainda outras possibilidades de equipamento, que vêm ganhando cada vez mais espaço, como câmeras compactas, câmeras *superzoom* e *smartphones*. Estes permitem fotografias extraorais aceitáveis, desde que sejam respeitados os parâmetros fundamentais de captura de imagem. A grande vantagem é o rápido compartilhamento entre a equipe de profissionais. Como desvantagem tem a desvalorização desta etapa pelo paciente e menor qualidade de imagem. Tanto para *smartphones* e câmeras compactas para fotografias da face, é necessária uma distância de 2 a 3 metros do rosto do paciente e um *zoom* de aproximadamente 4×. Já para fotografias intraorais é necessária uma distância de 30 a 60 centímetros, também com *zoom* de aproximadamente 4×. É altamente recomendada para estas fotografias a utilização de iluminação auxiliar com *leds* ou lanternas de outros *smartphones*. Independentemente do equipamento de captura da imagem, é necessária a utilização de afastadores labiais para adequada exposição dos tecidos bucais.

Protocolo Fotográfico

As fotografias mais indicadas para realização do planejamento digital são as que permitem visualização de todas as informações necessárias para um correto diagnóstico estético. Diferentes métodos de planejamento digital necessitam diferentes protocolos fotográficos, alguns mais longos e outros mais objetivos.

Para protocolos mais longos é indicado o uso de seis fotografias da face (Fig. 2-1), para tornar possível a visualização de diferentes movimentos de lábios: lábios fechados, lábios em repouso, sorriso tímido, sorriso máximo e também com o uso de afastadores.

Pode-se também utilizar um protocolo simplificado com eficiência e previsibilidade (Fig. 2-2), utilizando duas fotografias. Neste caso, é interessante o uso de um vídeo auxiliar, em que o paciente realizará todos os movimentos necessários para um correto diagnóstico.

Protocolo de Vídeo

Com a simplificação do protocolo fotográfico, sugerimos a realização de um vídeo que capture o movimento dinâmico da face de forma descontraída e permita o correto diagnóstico estético. Este vídeo é realizado seguindo os mesmos parâmetros da fotografia, evitando distorções na imagem e permitindo boa visualização da face e do sorriso com iluminação adequada.

Importação e Edição das Imagens

O material adquirido nas fotografias e no vídeo deve ser importado para um computador para então ser editado. Esta edição básica pode ser realizada tanto em *softwares* mais simples, como *Fotos – Copyright© 2016 Apple Inc.* para o sistema *Mac – IOS Apple*, *Microsoft Office Picture Manager* para *Windows®* ou então *softwares* mais avançados, como *Adobe Photoshop® CC 2016*.

Esta edição baseia-se em correção do alinhamento e recorte da imagem de interesse, sendo de extrema importância uma linha sem inclinação no plano bipupilar.

Desenho em Duas Dimensões

O desenho em duas dimensões pode ser realizado com o programa de edição de imagem *Adobe Photoshop®* ou ainda utilizando programas de apresentação de *slides*, como *Power Point®* e *Keynote®*. Existem também aplicativos prontos para realizar todo o processo, alguns deles tornam possível a execução do planejamento por *tablets* e são capazes de transferir informações para sistemas recentes de CAD/CAM, bem como o *Smile Designer Pro®©* – Tasty Tech Ltda., e o recente *software Cara Smile®©* 2016 – Heraeus Kulzer GmbH. Estes *softwares* podem ser adquiridos por assinaturas para uso em sua totalidade ou então serem utilizados por um período de tempo em forma de teste.

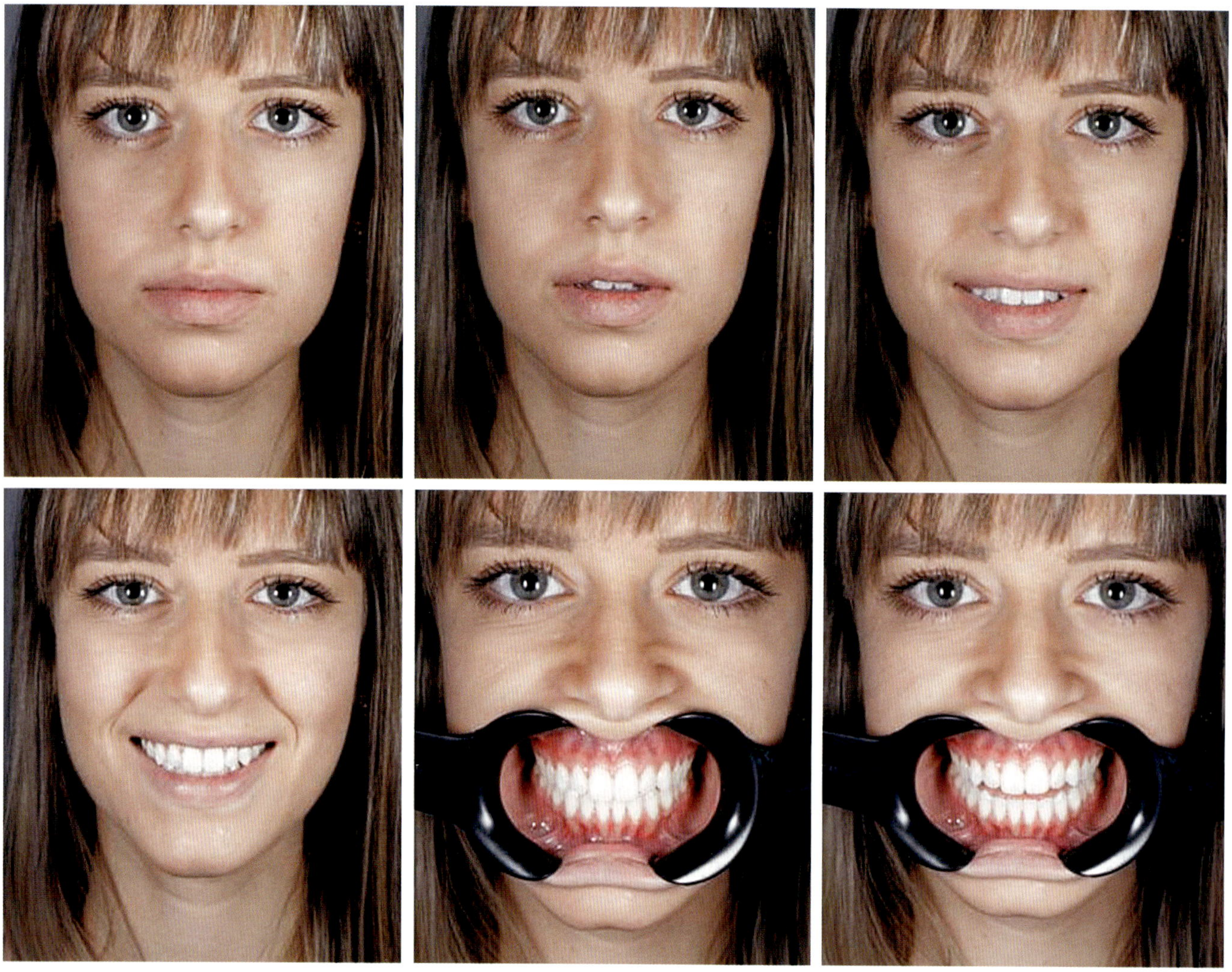

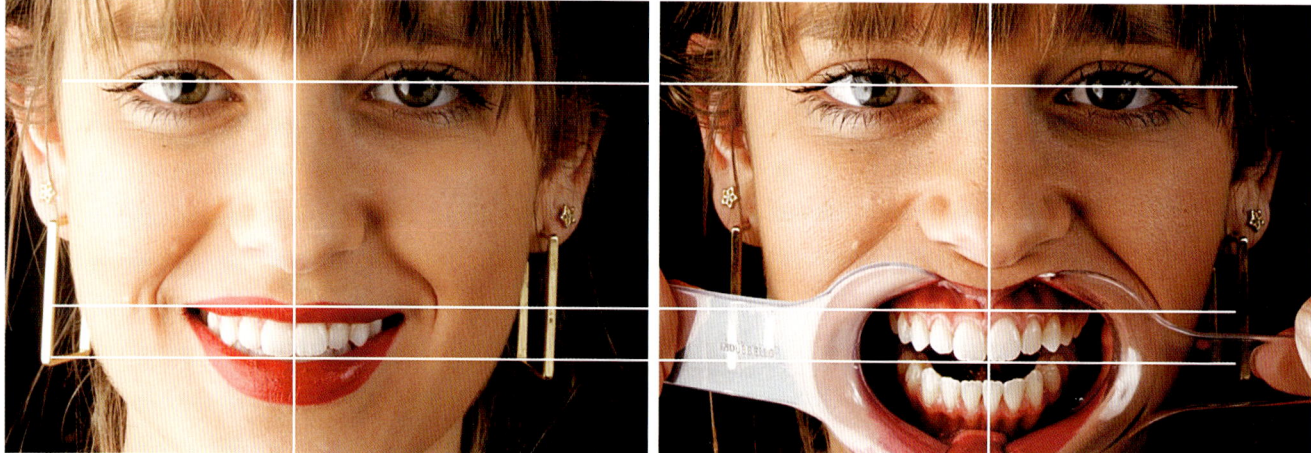

Fig. 2-1. Sequência completa de fotografias para planejamento digital do sorriso.

Fig. 2-2. Protocolo simplificado de fotografias para planejamento digital do sorriso.

Passo 2 – Medições Reais

Independentemente do método usado para realização do planejamento digital do sorriso, devemos ter uma medida real para calibração da imagem. Esta medida pode ser extraída de diferentes formas:

1. **Medição mesiodistal do dente mais ortorradial na fotografia:** é realizada a mensuração do incisivo central superior diretamente em boca ou no modelo de gesso do paciente em questão (Fig. 2-3).
2. **Artefato calibrado:** pode-se lançar mão de um artefato com medida calibrada, posicionado no afastador labial utilizado pelo paciente.

Estas medidas serão necessárias para calibração de uma régua virtual, que, em sobreposição com as fotografias, torna possível a delimitação de medidas.

Passo 3 – Traçar Linhas

A partir deste passo é possível visualizar com mais clareza algumas das desarmonias do paciente. Diferentes linhas são preconizadas para cada método, referentes a inclinações, formatos e ainda proporções faciais e dentárias. Para um correto traçado se faz necessária a observação de detalhes e conhecimento odontológico, pois estas linhas devem ser exequíveis em um tratamento, respeitando aspectos biológicos, funcionais e que traga a excelência estética que está sendo proposta.

De forma geral e simplificada, recomendamos o traçado de uma linha média, que nos dará informações de assimetria facial. Esta linha reta e vertical deve-se estender do terço superior até o terço inferior da face e deve ser traçada na metade de uma linha horizontal imaginária que leva em consideração a distância entre o ponto mais medial do olho direito até o ponto mais medial do olho esquerdo (Fig. 2-4).

A segunda linha reta recomendada é a linha interpupilar, que deve ser traçada horizontalmente, relacionando dois pontos imaginários e centrais com as duas pupilas, por isso é de grande importância que o paciente esteja com os olhos abertos e direcionados para o equipamento de captura das imagens (Fig. 2-5). Esta linha não deve ter nenhuma inclinação. Caso uma reta sem inclinação não atinja estes dois pontos, deve-se obrigatoriamente retornar até o passo de alinhamento da imagem ou muitas vezes rever se esta imagem está condizente com as características necessárias.

A duplicação da linha interpupilar deve ser realizada e transportada para o terço inferior da face. A linha de referência horizontal superior do sorriso será a linha que determinará onde estará posicionado o ponto cervical ou zênite gengival mais alto dos dentes anteriores (Fig. 2-6). Esta linha deve levar em consideração questões, como: presença de dentes anteriores, altura do sorriso, posição da borda inferior do lábio superior, contorno gengival e ainda a possibilidade ou não de realizar cirurgia periodontal estética.

A última linha recomendada, para um planejamento digital eficaz e previsível (simplificado para utilização no dia a dia) é a reta que delimita a borda incisal dos incisivos centrais superiores (Fig. 2-7). Podemos chamá-la de referência horizontal inferior, e esta deve respeitar aspectos, como: exposição dentária do paciente com lábios em repouso, diagnóstico oclusal, necessidade de restabelecimento da dimensão vertical, recobrimento dos dentes anteriores superiores em relação aos dentes inferiores (trespasse vertical – *overbite*) e ainda um

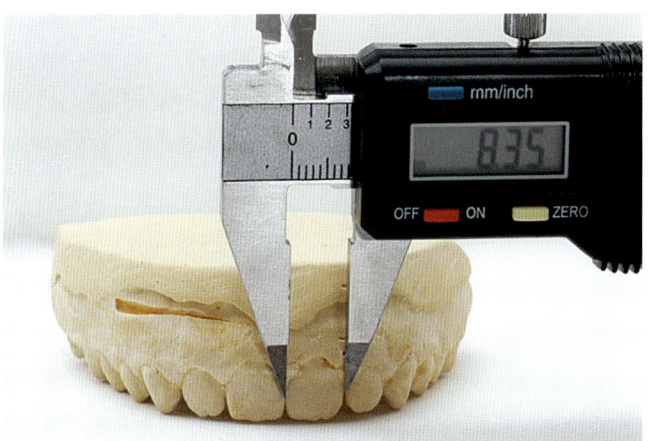

Fig. 2-3. Mensuração mesiodistal real do incisivo central superior para calibração da régua virtual.

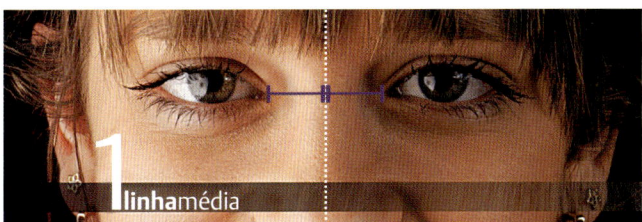

Fig. 2-4. Traçado da linha média utilizando como referência os cantos dos olhos.

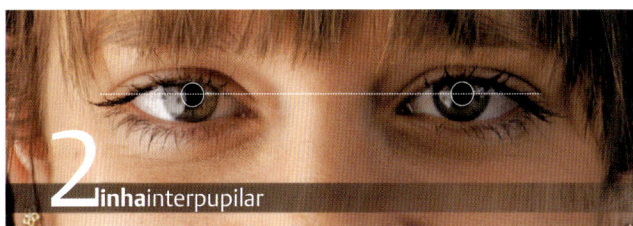

Fig. 2-5. Traçado da linha interpupilar.

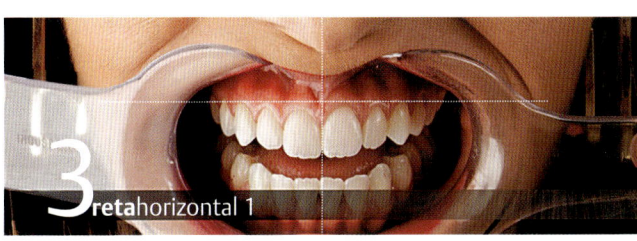

Fig. 2-6. Traçado da linha horizontal superior utilizando como referência o zênite gengival mais apical dos dentes superiores (comumente são utilizados os caninos superiores).

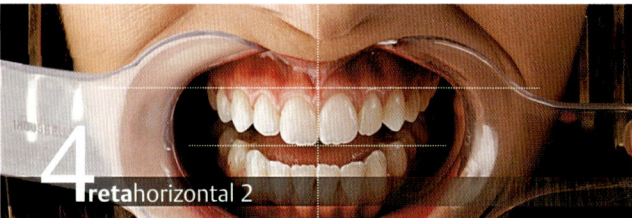

Fig. 2-7. Traçado da linha horizontal inferior utilizando como referência a borda incisal mais baixa dos dentes superiores (comumente são utilizados os incisivos centrais).

contorno harmônico entre borda interna do lábio inferior e contorno da linha incisal dos dentes superiores ao sorrir.

Passo 4 – Medições Virtuais

Nesta etapa será realizada a calibração entre o real e o virtual. Deve ser selecionada uma régua virtual, que será posicionada exatamente no ponto onde foi mensurada a distância mesiodistal do incisivo central superior (Fig. 2-8). Esta régua após calibrada serve como referência de medida para qualquer ponto da imagem.

Então, será traçado o P.O.V. (Plano Oclusal Virtual) ou D.I.P. (*Digital Incisal Plane*). Este plano é de extrema relevância para a calibração visual entre o planejamento digital e sua tradução para o real, tanto quando utilizados modelos de gesso quanto diretamente no paciente. É definida como a ligação de uma série de pontos posicionados sob a linha de referência superior do sorriso (reta horizontal 1) e pontuados a partir da cervical de cada dente anterior (Fig. 2-9). Quando P.O.V. é traçado no real temos a visualização das mesmas inclinações e referências da imagem digital.

Passo 5 – Inserção de *Templates*

Assim como visto no Capítulo 1 deste livro, temos como ideal proporções próximas a 80% de largura × altura do incisivo central superior. Os métodos de planejamento estabelecem retângulos traçados digitalmente com medidas próximas a estas com variação aproximada de 75 até 85% e que respeitam a proporção dourada (incluindo incisivos centrais, laterais e porção mesial de caninos), para guiar o desenho do contorno dental que será proposto. Devemos inserir na parte interna desses retângulos os formatos dentais traçados, utilizando um banco de dados ou então desenhando de forma personalizada para cada paciente (Fig. 2-10).

É importante que, para estes traçados, exista o conhecimento dos parâmetros de análise estética. Sugerimos o uso de um *checklist* contendo itens, como: paralelismo do plano oclusal, linha do sorriso, trespasse vertical, ameias incisais, áreas de contato proximal, corredor bucal, proporções dentárias, eixo dentário, contorno gengival, zênite gengival, forma dental e também a análise cromática para atingir a excelência no resultado clínico do tratamento (Figs. 2-11 a 2-13).

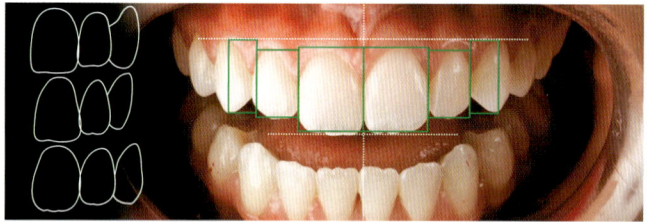

Fig. 2-10. Inserção de guia de proporção para determinação da posição do *template* (modelo dental).

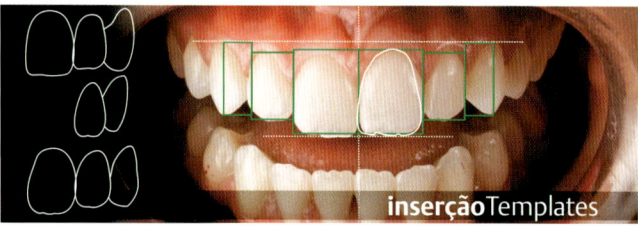

Fig. 2-11. Escolha e inserção dos *templates* pré-traçados.

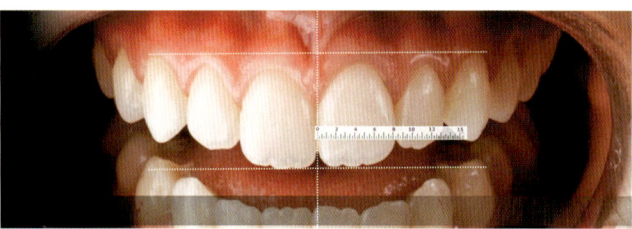

Fig. 2-8. Calibração da régua virtual utilizando como referência a medida real inicialmente aferida com paquímetro (ver Figura 2-3).

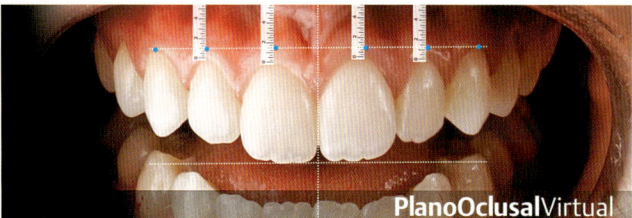

Fig. 2-9. Calibração da régua virtual nos zênites gengivais até a reta horizontal 1.

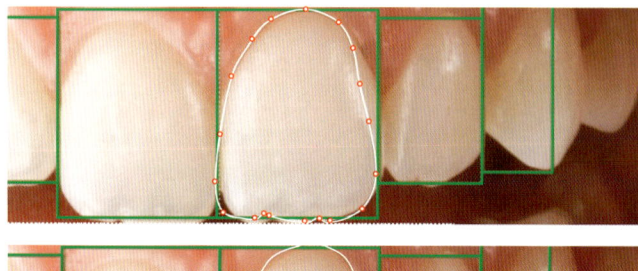
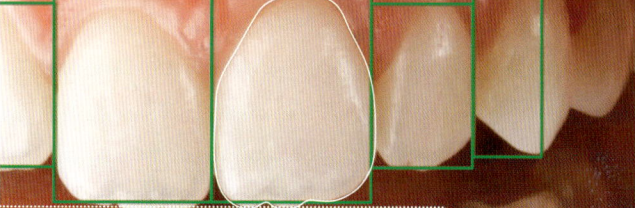

Fig. 2-12. Personalização do *template* selecionado.

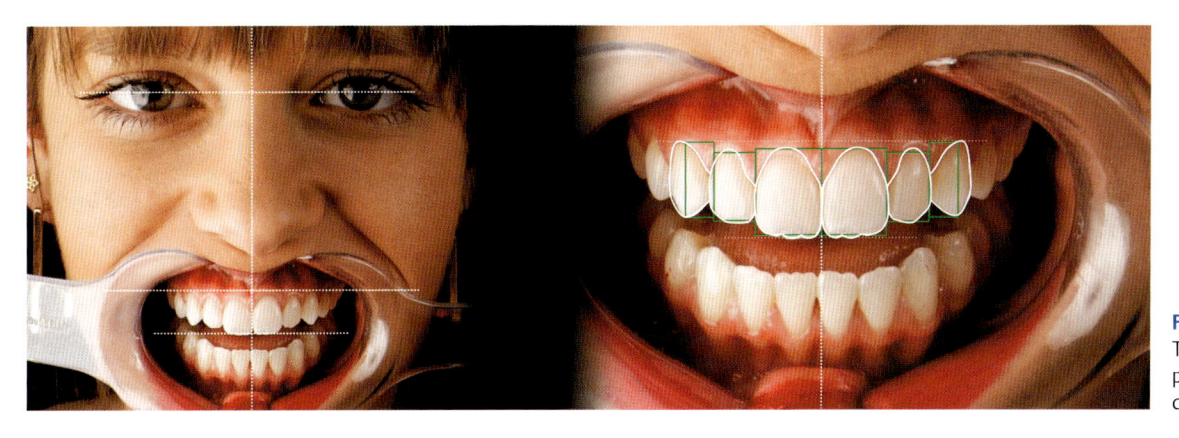

Fig. 2-13. Traçados do planejamento digital concluídos.

CONTRIBUIÇÃO E APLICAÇÃO CLÍNICA DO PLANEJAMENTO DIGITAL

Além da área de Dentística, esses programas também são úteis para planejamentos cirúrgicos em Periodontia, Cirurgia Ortognática, Prótese Dentária, Implantodontia e Ortodontia. Através da análise digital, podemos planejar desgastes, corrigir o contorno gengival, aumentar dentes, corrigir questões de alinhamento etc. Todavia, cabe salientar que se trata de um recurso auxiliar, não dispensando o exame clínico, nem o uso de modelos de estudo, *mock-up* e tampouco enceramento diagnóstico (Fig. 2-14).[9,12]

O desenho digital do sorriso é uma ferramenta coadjuvante no processo de diagnóstico estético e percepção visual, favorecendo a apresentação do caso ao paciente, a comunicação entre os membros da equipe e sendo capaz de gerar previsibilidade ao planejamento reabilitador, reduzindo erros.[2,4]

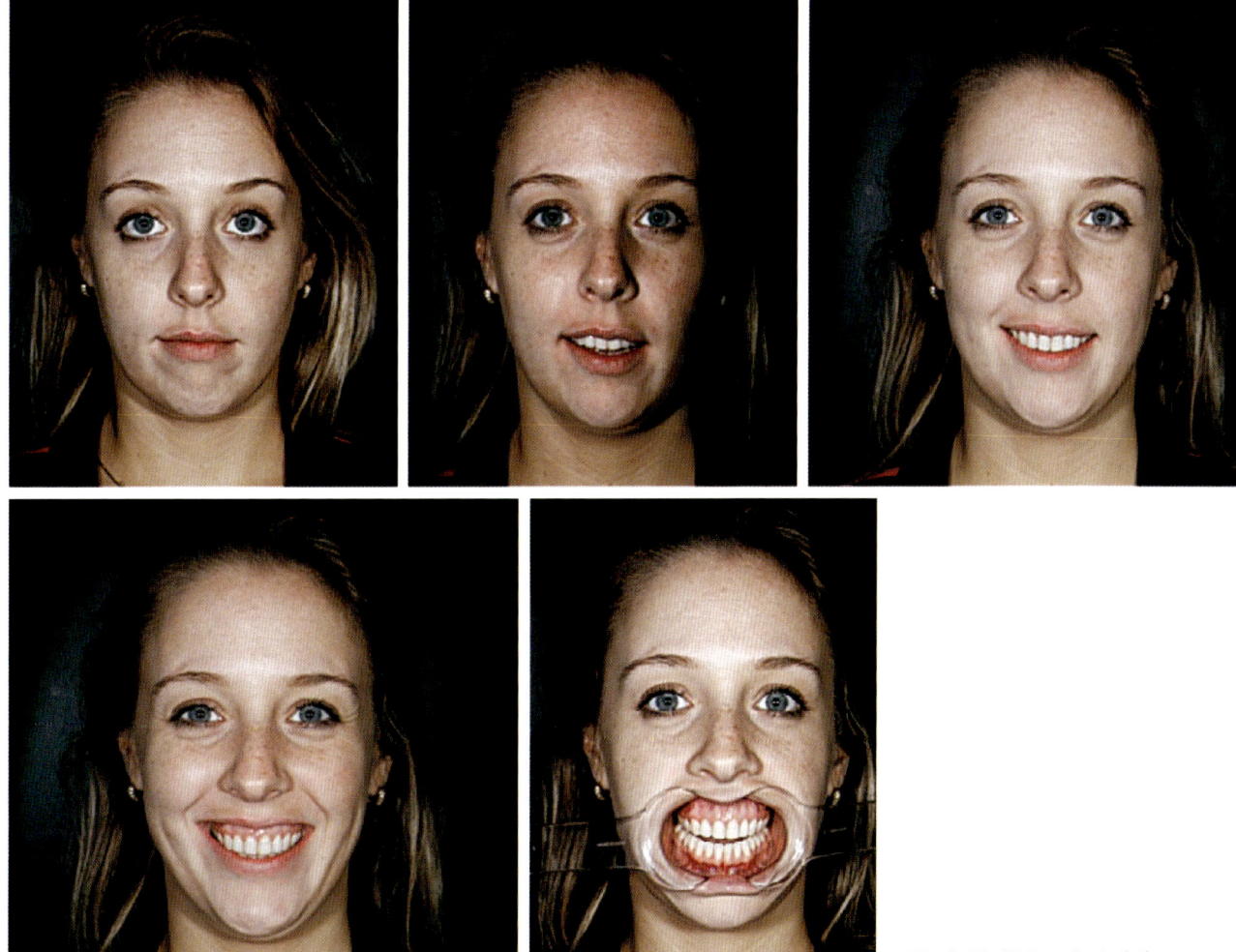

Fig. 2-14. (A) Sequência de fotos extraorais para planejamento. *(Continua)*

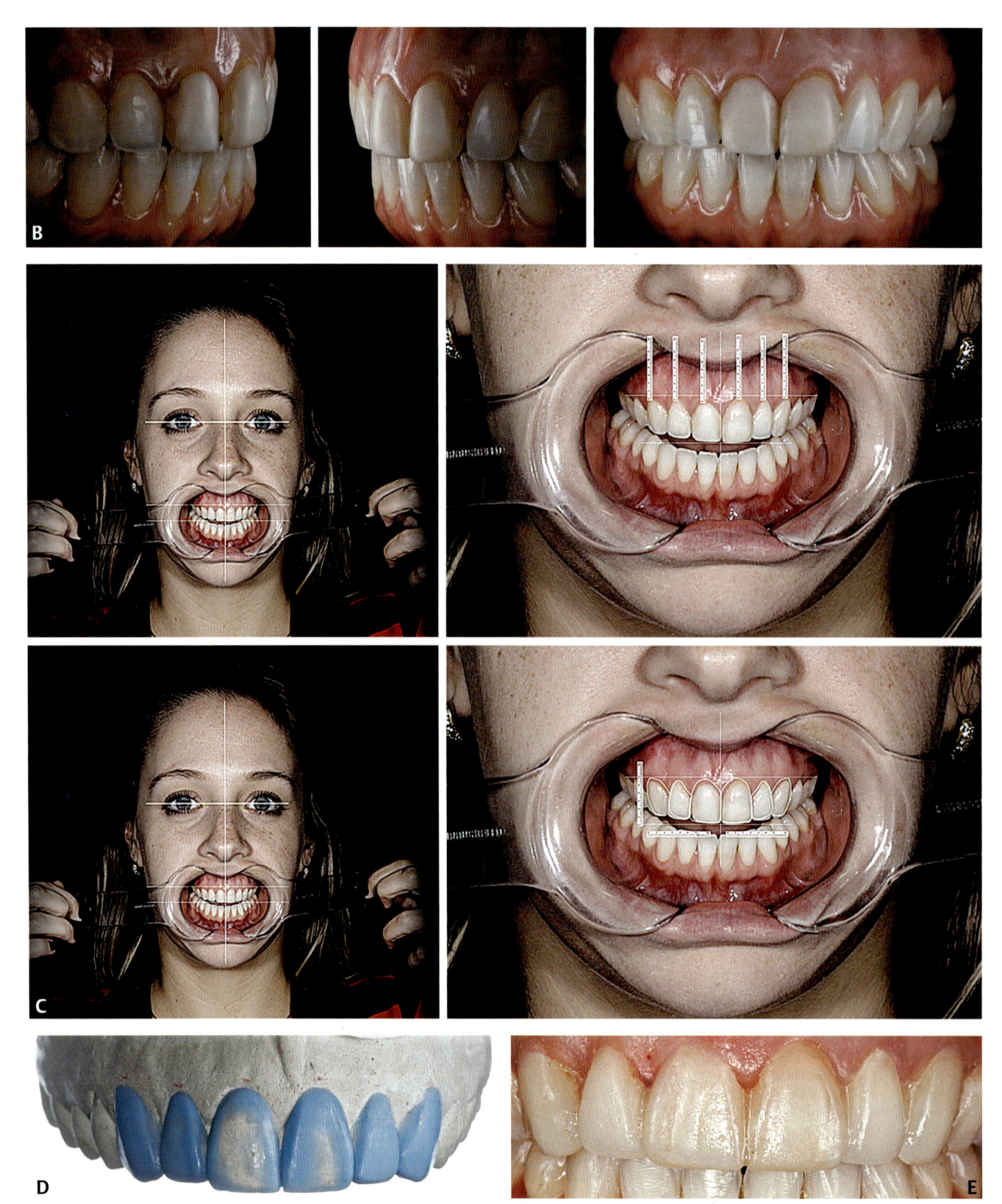

Fig. 2-14. *(Cont.)* (**B**) Sequência de fotos intraorais iniciais (perfil e com afastador de lábios). (**C**) Planejamento digital para o caso. (**D**) Enceramento diagnóstico (*wax-up*). (**E**) *Mock-up* em resina bisacrílica. *(Continua)*

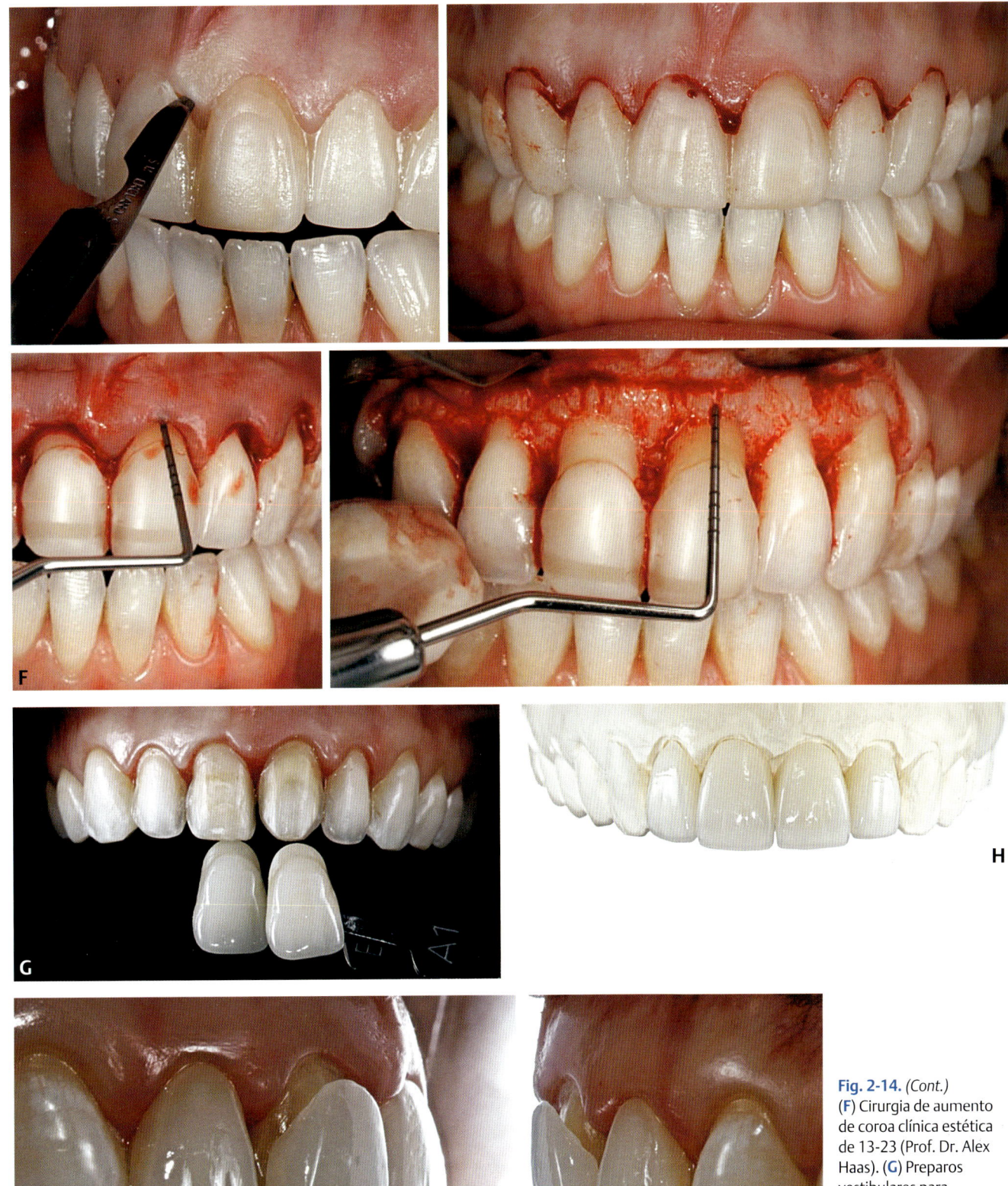

Fig. 2-14. *(Cont.)* (**F**) Cirurgia de aumento de coroa clínica estética de 13-23 (Prof. Dr. Alex Haas). (**G**) Preparos vestibulares para laminados + seleção de cor + moldagem. (**H**) Laminados em cerâmica *e.max® Press* (Ivoclar Vivadent). (**I**) Prova dos laminados em boca. *(Continua)*

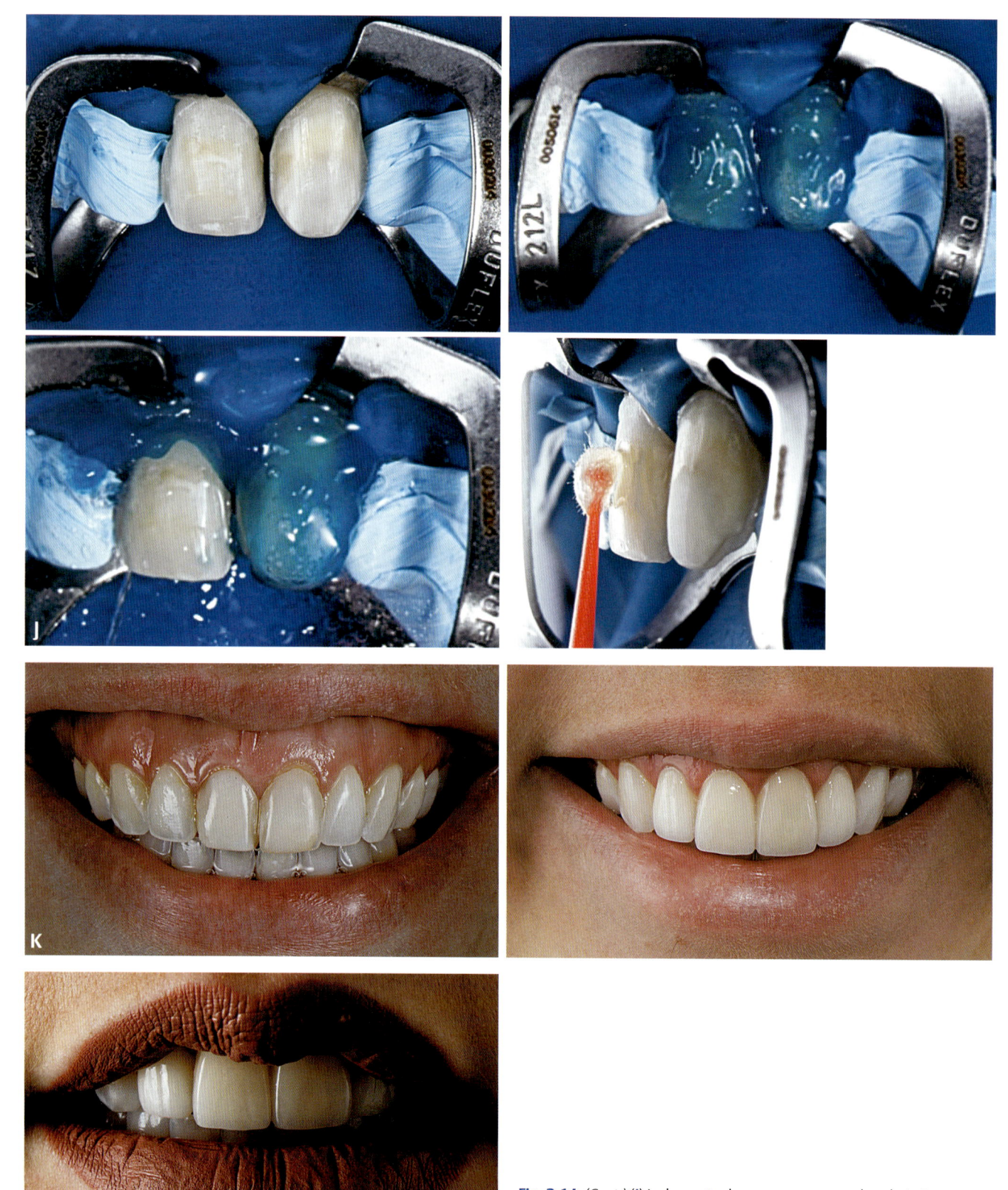

Fig. 2-14. *(Cont.)* **(J)** Isolamento do campo e preparo do substrato para cimentação com cimento resinoso fotopolimerizável. **(K)** Laminados cimentados (sorriso antes e após a confecção dos laminados – inicial e final). **(L)** Caso finalizado – harmonia com lábios em repouso.

REFERÊNCIAS BIBLIOGRÁFICAS

1. Ackerman M, Ackerman J. Smile analysis and design in the digital era. *J Clin Orthod* 2002;36(4):221-36.
2. Cattoni F, Mastrangelo F, Gherlone EF, Gastaldi G. A New Total Digital Smile Planning Technique (3D-DSP) to Fabricate CAD-CAM Mockups for Esthetic Crowns and Veneers. *Int J Dent* 2016; 2016;2016:6282587.
3. Coachman C, Calamita MA. Digital Smile Design: A tool for Treatment Planning and Communication in Esthetic Dentistry. *QDT* 2012;35:103-11.
4. Coachman C, Calamita MA, Sesma N. Dynamic Documentation of the Smile and the 2D/3D Digital Smile Design Process. *Int J Periodontics Restorative Dent* 2017;37(2):183-93.
5. Hidalgo-Lostaunau RC; Torres RC. La Filosofía del Diseño Personalizado de Sonrisa Parte I. *Revista APCD Estetica* 2013;01(2):216-25.
6. Javaheri D, Shahnavaz S. Utilizing the concept of the golden proportion. *Dent Today* 2002;21(6):96-101.
7. McLaren EA, Chang YY. Photography and photoshop: Sample tools and rules for effective and accurate communication. *Inside Dentistry* 2006;96-101.
8. Sadowsky SJ. An overview of treatment considerations for esthetic restorations: a review of the literature. *J Prosthet Dent* 2006;96(6):433-42.
9. Trushkowsky R, Arias DM, David S. Digital Smile Design concept delineates the final potential result of crown lengthening and porcelain veneers to correct a gummy smile. *Int J Esthet Dent* 2016;11(3):338-54.
10. Van der Geld P, Oosterveld P, Van Waas M, Kuijpers-Jagtman AM. Smile atrractiveness. Self-perception and influence on personality. *Angle Orthodontist* 2007:77(5):759-65.
11. Werle S, Piva F, Assunção C *et al*. Photography in pediatric dentistry: basis and applications. *J Dental Science* 2015;30(2):60-64.
12. Zimmermann M, Mehl A. Virtual smile design systems: a current review. *Int J Comput Dent* 2015; 18(4):303-17.

Capítulo 3

Estudo de Modelos, *Wax-Up* e *Mock-Up*

Leandro Azambuja Reichert
Marcelo Goulart
Fábio Herrmann Coelho-de-Souza

INTRODUÇÃO   26
MODELOS DE ESTUDO   26
Modelos em Gesso   26
Modelos Impressos   29
   Impressão de Modelo 3D   31
WAX-UP   31

WAX-UP DIGITAL (MODELOS PROTOTIPADOS)   32
MOCK-UP   33
CONSIDERAÇÕES FINAIS   37
REFERÊNCIAS BIBLIOGRÁFICAS   37

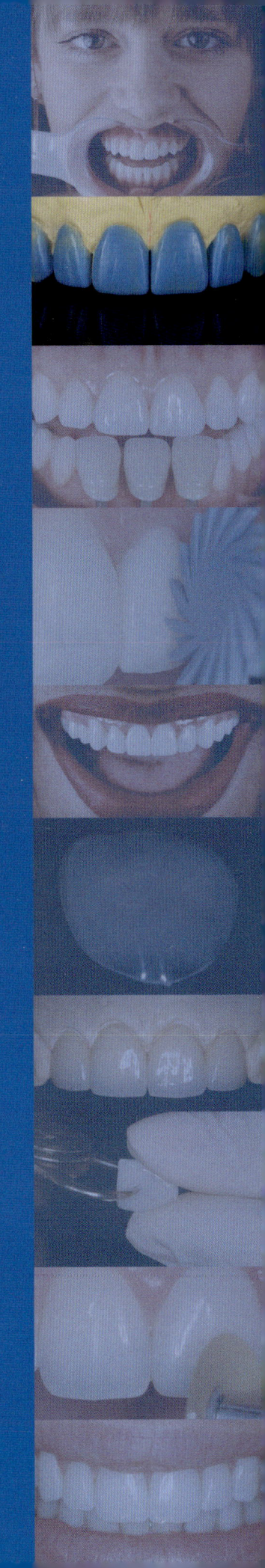

INTRODUÇÃO

A execução de tratamentos estéticos em Odontologia, independente do seu nível de complexidade, exige um planejamento que leve em consideração os aspectos biológicos, funcionais e estéticos. A Dentística contemporânea ultrapassou os limites das restaurações tradicionais, sejam elas diretas ou indiretas. Atualmente, a Dentística moderna aborda desde a prevenção até reabilitações complexas do sorriso. Especialmente em casos extensos em que a função deve ser restituída e em que há grande exigência estética, o emprego de **modelos de estudo**, enceramento diagnóstico (***wax-up***) e ensaio restaurador (***mock-up***) é cada vez mais importante. Neste contexto, é fundamental a individualização do planejamento para cada paciente, a fim de se obter uma maior previsibilidade do resultado restaurador estético.[21]

Para a realização de facetas diretas e especialmente de laminados cerâmicos, o planejamento do caso é fundamental para que se logre êxito no resultado. Da mesma forma, conhecer a queixa principal, as expectativas e o grau de exigência estética do paciente contribuem para se atingir o resultado estimado.[17,23]

Para o correto diagnóstico, planejamento e comunicação se faz necessário um exame clínico (físico) completo, exames complementares (quando indicados), fotografias, modelos de estudo e uma análise estética detalhada da face, sorriso, periodonto e dentes para a composição da harmonia facial. A partir desse momento, o enceramento diagnóstico e o *mock-up* virão representar a nova realidade de forma, tamanho e posição dos dentes, gerando previsibilidade ao trabalho a ser executado.[2,21]

Assim, o objetivo do presente capítulo é apresentar as possibilidades técnicas de modelos, enceramento e *mock-up*, além de elucidar as suas funções e melhorar o aproveitamento desses recursos, visando à otimização dos resultados estéticos das facetas diretas e indiretas.

MODELOS DE ESTUDO

O modelo de estudo consiste na reprodução em gesso ou outro material das arcadas dentárias de um paciente. Para o desenvolvimento de um bom planejamento é essencial a obtenção de modelos fiéis. Independente da escolha e da preferência do material de moldagem, muitos profissionais acabam optando por materiais com reprodução de detalhes e estabilidade dimensional superior (elastômeros). Entretanto, a utilização de hidrocoloides irreversíveis (alginatos) para a confecção de modelos de estudo e para realização de enceramento diagnóstico pode ser indicada, sendo a opção mais comum. Deve-se estar ciente das limitações de cada material e sempre respeitar as orientações de uso destes, para que não ocorram maiores distorções.[22]

Modelos em Gesso

Os modelos em gesso para estudo de casos são auxiliares importantes para o diagnóstico, planejamento e execução do tratamento (Fig. 3-1). Estes modelos precisos, obtidos pela moldagem das arcadas e vazados com gesso pedra ou especial, auxiliarão na avaliação da condição inicial do paciente, podendo ainda ser montado em articulador semiajustável. Os modelos permitem a análise das posições maxilomandibulares de máxima intercuspidação habitual, observando os contatos oclusais e possíveis interferências, servindo ainda para avaliação do formato da arcada, posicionamento dentário, medições

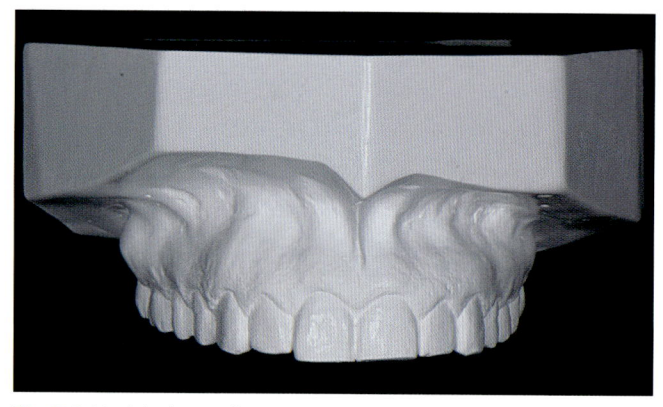

Fig. 3-1. Modelo de estudo em gesso.

de tamanho e proporções dos dentes em conjunto. Quando articulados, os modelos também auxiliam na avaliação dos movimentos mandibulares de protrusão e lateralidade, bem como na posição de relação cêntrica.[22]

Entre as vantagens da utilização de modelos de estudo estão:

- Analisar o espaço protético e a oclusão.
- Simulação dos movimentos mandibulares.
- Observação dos eixos de inclinação dental.
- Confecção de enceramento diagnóstico (*wax-up*).
- Confecção de restaurações provisórias.
- Redução dos ajustes clínicos na fase final de tratamento.
- Análise das relações maxilares sem a necessidade da presença do paciente.
- Diagnóstico e planejamento das proporções dentais de tamanho e largura.

Em uma reabilitação do sorriso, a determinação da largura, tamanho e proporção dos dentes (real, ideal e possível de cada caso) são fundamentais para o planejamento e previsibilidade (ver Capítulo 1).[3] Através dos modelos de estudo, as mensurações dentais são vistas e revistas (na ausência do paciente).[22]

Atualmente, existem diferentes opções de modelos de estudo (para diagnóstico e enceramento) e modelos de trabalho (para confecção do trabalho reabilitador). Os modelos convencionais e que são mais comumente utilizados são os modelos de gesso (Fig. 3-1). Porém, com o surgimento de novas técnicas e tecnologias, algumas opções surgiram nos últimos anos. Entre elas está o modelo de Gheller (*carrot model*).[24] Este tipo de modelo é confeccionado em gesso, porém, permite que os dentes sejam removidos de forma semelhante a um modelo troquelizado, mas sem a perda de nenhum detalhe do tecido gengival circundante (Figs. 3-2 a 3-9). De modo geral, estes modelos acabam sendo mais utilizados para o momento da confecção de trabalhos protéticos; entretanto, podem ser utilizados para o enceramento em casos onde serão realizadas facetas em resina direta, indireta e principalmente inversa (ver Capítulo 6).

Confecção do modelo de Gheller (Figs. 3-2 a 3-9):[24]

- Realizar moldagem do paciente com silicona de adição (necessidade de confecção de mais de um modelo).
- Vazar normalmente um modelo de gesso dentro do molde em silicona sobre vibrador de gesso.
- Remover cuidadosamente o modelo do molde para que não ocorra nenhum rasgamento do material de moldagem.

Estudo de Modelos, *Wax-Up* e *Mock-Up*

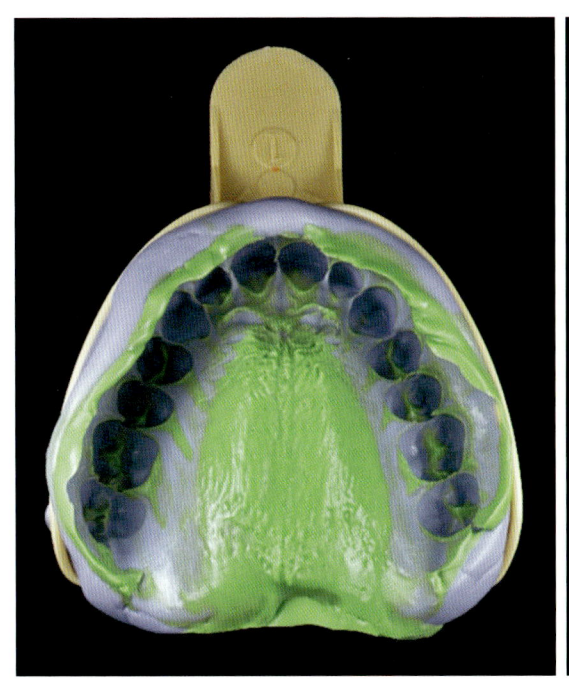

Fig. 3-2. Molde e modelo inicial (para modelo de Gheller).

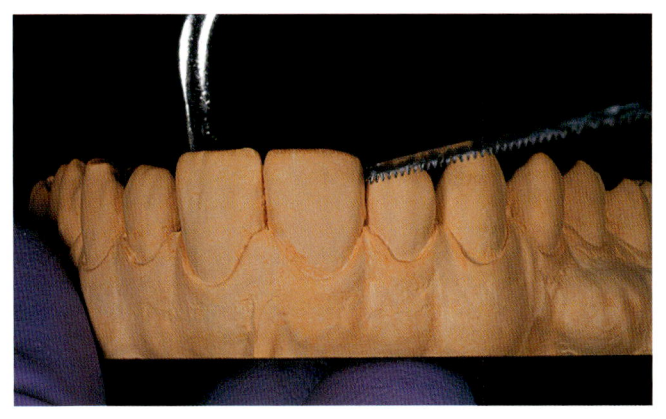

Fig. 3-3. Posicionamento da serra de troquel para recorte.

- Cortar o modelo de gesso com serra para troquel, separando todos os dentes que serão trabalhados (caso seja necessário, um segundo modelo pode ser realizado para o corte de todos os dentes em questão).
- Após o corte, desgastar a parte referente à "raiz" dos dentes de modo que se obtenha um formato cônico. É importante que o contorno final seja completamente plano e expulsivo, pois caso exista alguma retenção, o dente ficará retido no modelo final. Para aumentar a estabilidade final do dente troquelizado, opcionalmente podem-se confeccionar canaletas na lateral de cada raiz.
- Isolar os dentes preparados com isolante para modelos e inserir no molde inicial.
- Vazar gesso por cima de todo o molde, envolvendo os dentes isolados.
- Remover o modelo final do molde e conferir os dentes troquelizados.

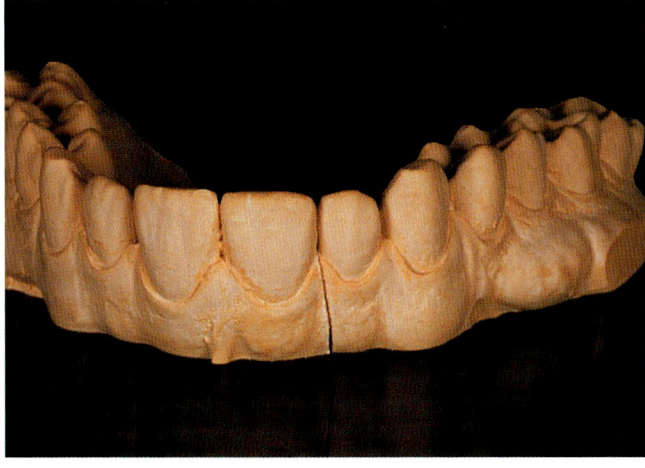

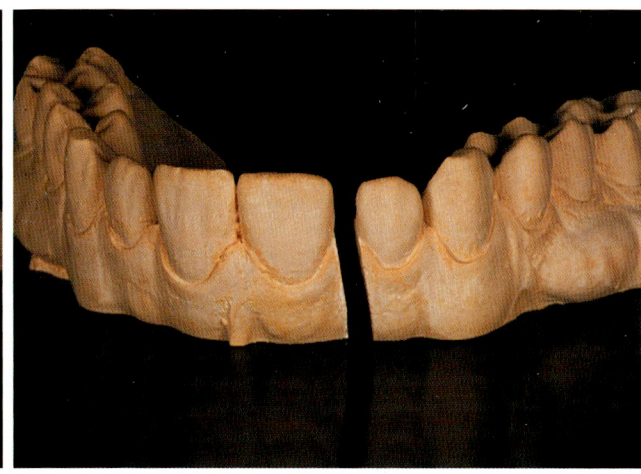

Fig. 3-4. Recorte para individualização dos dentes.

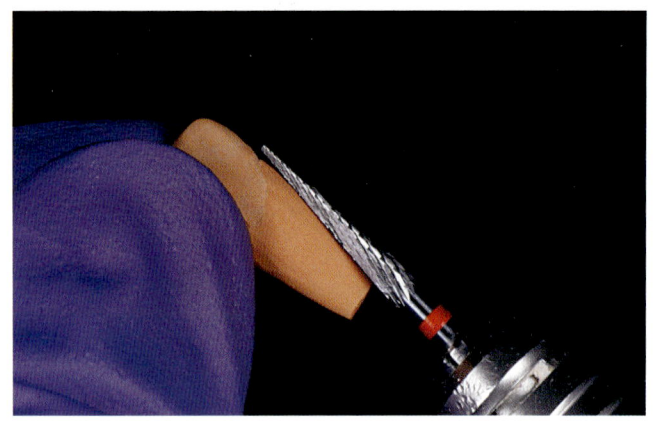

Fig. 3-5. Desgaste das "raízes".

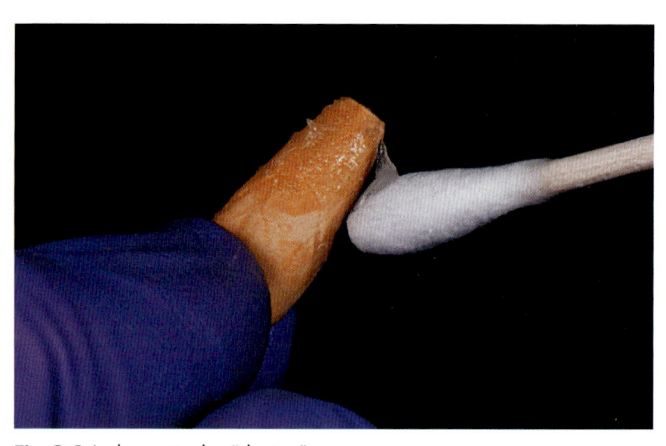

Fig. 3-6. Isolamento dos "dentes".

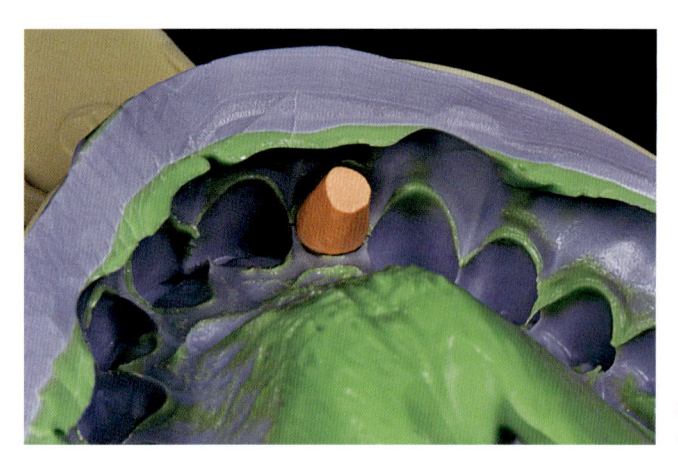

Fig. 3-7. Reposicionamento dos dentes no molde.

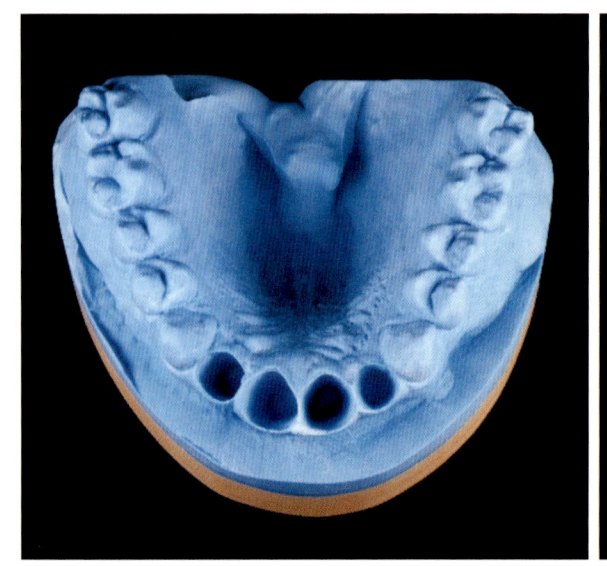

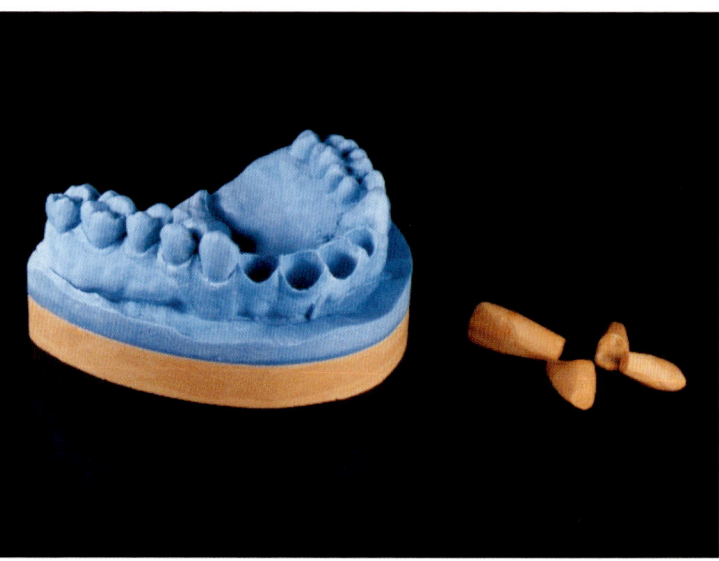

Fig. 3-8. Modelo final de Gheller.

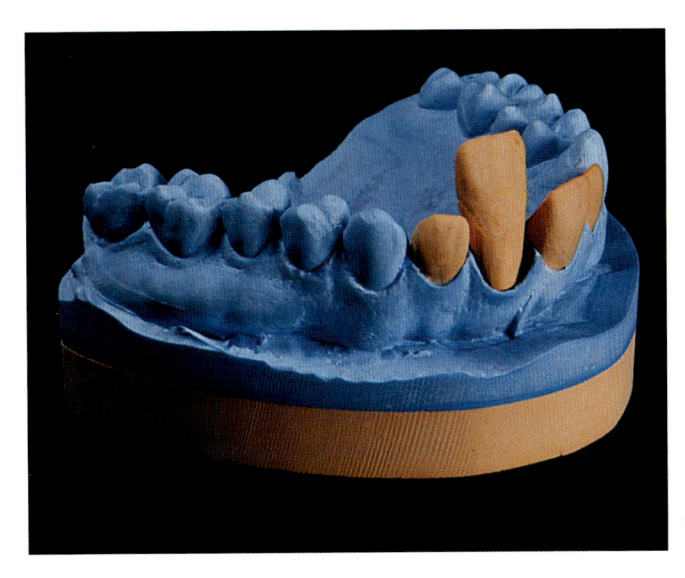

Fig. 3-9. Modelo final de Gheller com os dentes troquelizados.

Modelos Impressos

Além dos modelos em gesso, a possibilidade do escaneamento e da impressão 3D de modelos odontológicos já é uma realidade.[4] Cada vez mais tecnologias digitais estão entrando no mercado da Odontologia, sendo uma tendência para o futuro da profissão. Desta forma, é possível realizar o escaneamento da boca do paciente por um escâner intrabucal para a obtenção de um modelo digital, que pode ser impresso. Os resultados de pesquisas sobre escaneamento intraoral mostram que, de um modo geral, os pacientes se sentem mais confortáveis fazendo esse procedimento em comparação a uma moldagem convencional.[7] No entanto, apesar de haver uma grande variação no tempo do procedimento, o escaneamento parece consumir, ainda, um maior tempo clínico. Sabe-se também que o processo de escaneamento apresenta uma curva de aprendizagem que faz com que o profissional reduza em torno de 40% o tempo de procedimento à medida que adquire experiência.[6] Quanto à precisão, os modelos digitais criados por escâneres intraorais são similares aos obtidos com moldagens convencionais.[1]

Para a obtenção de um modelo físico, o arquivo contendo o modelo digital é enviado para impressão em uma impressora 3D no próprio consultório, em um serviço de prototipagem terceirizado, ou ainda em laboratórios protéticos que já tenham implementado a impressão de modelos no seu fluxo de trabalho. Vale salientar que existem diferentes tecnologias de impressão 3D (estereolitografia, sinterização a *laser*, fusão e deposição etc.) e que a qualidade do modelo está relacionada com estas e com as configurações da impressão. A impressão 3D é uma tecnologia recente e está em uma evolução crescente. Por isso, novas impressoras e novas formas de impressão surgem frequentemente, melhorando a qualidade dos objetos impressos e criando novas possibilidades.

Diferentemente de um sistema de fresagem, onde um bloco de material é desgastado de forma a esculpir o objeto desejado, a impressão 3D é obtida pela sobreposição de camadas de material. Dessa forma, é possível imprimir objetos muito mais complexos em termos de forma e com uma variedade maior de materiais em comparação aos sistemas de fresagem. O que difere uma tecnologia de impressão 3D de outra é como estas camadas são formadas. Veja uma breve descrição das tecnologias de impressão 3D no Quadro 3-1. Acredita-se que os sistemas de impressão 3D possam substituir os sistemas de fresagem no futuro, visto que este último gera um desperdício de recursos muito maior.

Um ponto importante a ser levado em consideração é a espessura e a união entre cada uma das camadas durante a impressão 3D. Alguns estudos testaram a precisão e a qualidade da superfície de modelos odontológicos impressos.[10,13,20]

Quadro 3-1. Principais Tecnologias de Impressão 3D com Aplicação Odontológica

Tipo de tecnologia	Mecanismo básico de funcionamento	Tipo de material de impressão	Resolução (tamanho de camada)
FDM/FFF (*Fused Deposition Modelling*/Fabricação por filamento fundido)	Utiliza um filamento termoplástico que é derretido e extrudado por uma ponta ejetora que "desenha" o objeto	Termoplásticos como ABS, PLA, náilon e policarbonato	0,1-0,3 mm
SLA/SL (estereolitografia)	Utiliza um *laser* UV que polimeriza seletivamente uma resina líquida dentro de um tanque	Resinas fotopolimerizáveis epóxicas e acrílicas	0,02-0,2 mm
Polyjet	Uma cabeça jateia pequenas gotículas de uma resina líquida sobre uma superfície e imediatamente polimeriza pela luz UV	Resinas fotopolimerizáveis simulando características de diferentes plásticos, como polipropileno, PMMA e ABS, além de materiais borrachoides	0,014-0,03 mm

Enquanto a precisão de diferentes impressoras parece não ser preocupante para o uso em Odontologia, visto que as peças impressas apresentam desvios clinicamente aceitáveis,[13] o número e a união entre as diferentes camadas impressas podem reduzir consideravelmente a qualidade da impressão. É importante imaginar que quanto maior a quantidade de camadas (camadas menores), melhor será a qualidade da superfície do objeto. Mesmo a tecnologia de fusão e deposição pode chegar a tamanhos de camada próximos a outras tecnologias mais complexas. No Quadro 3-1 é possível observar o tamanho médio de camadas de cada tecnologia de impressão 3D.

Observe nas Figuras 3-10 e 3-11 a diferença de detalhes anatômicos e a qualidade da superfície de dois modelos impressos em uma impressora de estereolitografia Form 1+ (FormLabs Inc, Somerville, MA – EUA). Estes modelos foram impressos com uma resina acrílica fotopolimerizável transparente específica do fabricante (Clear Resin) em uma resolução de 25 μm (resolução máxima) e 200 μm (resolução mínima) para comparação. Enquanto o modelo de menor resolução necessitou de 145 camadas, o modelo de maior resolução necessitou de 1.150 camadas e levou quase três vezes mais tempo para ser impresso. Há também disponível no mercado

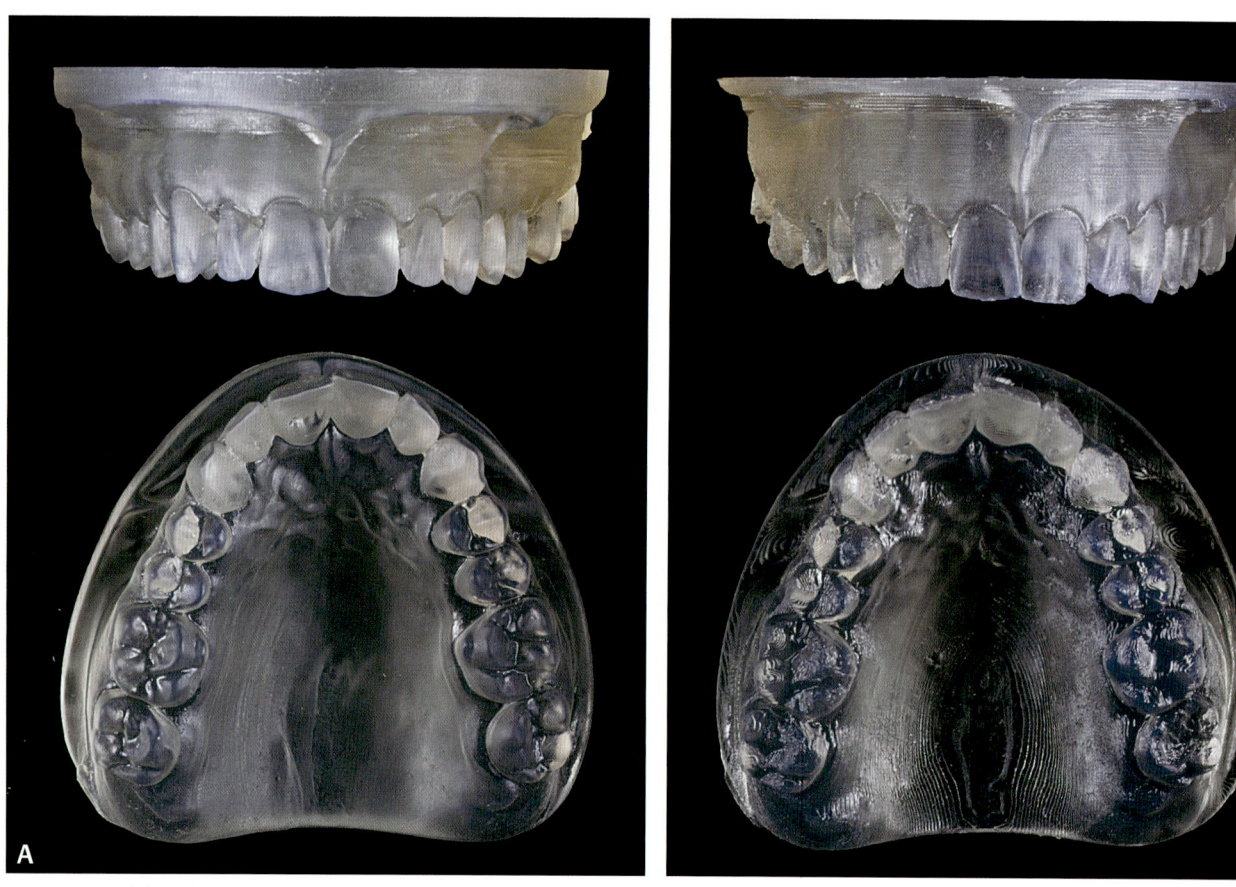

Fig. 3-10. Modelos odontológicos impressos: visões frontal e oclusal de modelos impressos pelo processo de estereolitografia em qualidades máxima (**A**) e mínima (**B**).

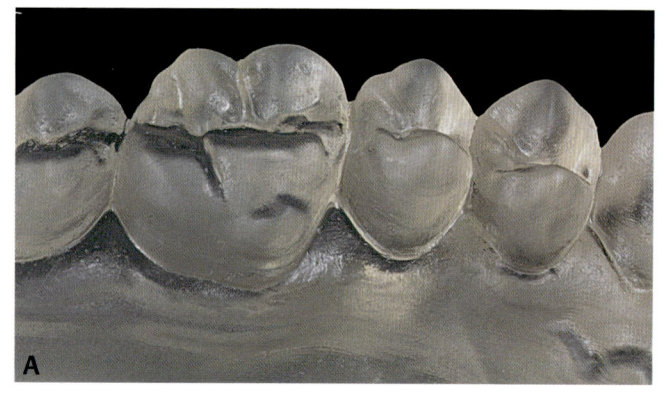

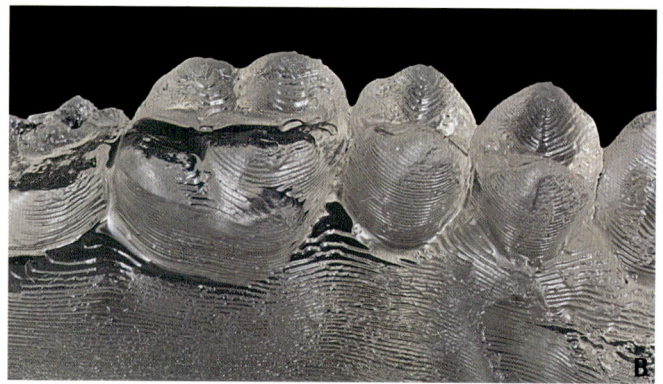

Fig. 3-11. Visão aproximada dos detalhes anatômicos de dentes posteriores em modelos impressos pelo processo de estereolitografia em qualidades máxima (**A**) e mínima (**B**).

diferentes resinas com variações nas propriedades mecânicas e cores, podendo ser utilizadas, conforme necessidade ou preferência do profissional.

Impressão de Modelo 3D

- Realizar escaneamento das arcadas superior e inferior do paciente com escâner intrabucal (p. ex., Trios – 3Shape, Cerec – Dentsply/Sirona, CS3500 – Carestream).
- Checar a qualidade do modelo digital obtido no computador. É importante que não exista nenhuma área sem ser devidamente copiada.
- Exportar arquivo STL ou OBJ (arquivo contendo o modelo 3D digital), conforme o sistema usado.
- Escolher o material a ser utilizado na impressão e a resolução, conforme a necessidade do trabalho. Modelos odontológicos devem ser impressos preferencialmente com cores de maior contraste para uma visualização mais fácil.
- Enviar para a impressão em serviços terceirizados ou em impressora específica no próprio consultório.

Cabe ao profissional avaliar e decidir qual o tipo de modelo e método de obtenção que se enquadra na sua sistemática de trabalho. Independente da forma de confecção, um modelo de estudo é um auxiliar importante para o diagnóstico e planejamento dos trabalhos odontológicos.

WAX-UP

O *wax-up*, ou enceramento diagnóstico, consiste na construção sobre um modelo de estudo das possíveis mudanças futuras do sorriso do paciente, contribuindo de forma significativa para o planejamento do tratamento. Através dele podemos visualizar a forma, tamanho, proporção e posição dos dentes a serem restaurados.[5] Além disso, a partir do enceramento, é possível confeccionar guia cirúrgica, guia de preparos, guia palatina para restabelecer borda incisal na técnica direta, guia para *mock-up* e provisórios.[5,21]

O enceramento prévio à realização de qualquer tipo de desgaste dentário foi idealizado na década de 1970.[19] O modelo encerado facilita não só o planejamento, como o desenvolvimento do tratamento, guiando a necessidade e quantidade de desgaste dental. Além disso, a possibilidade da pré-visualização do resultado final esperado em casos estéticos é fundamental. Sabe-se que a aparência do sorriso está fortemente ligada com fatores psicológicos e sociais, e o resultado de um tratamento estético pode gerar benefícios muito além do aspecto visual em um paciente.[11,12] É importante também ressaltar que muitos estudos mostram a diferença de percepção estética entre profissionais e pacientes, além de diferenças inclusive entre profissionais de diferentes culturas.[18] Desta forma, para alcançarmos um resultado estético ideal, o paciente deve ser ouvido atentamente, e sua opinião deve ser considerada, para que a satisfação deste com o tratamento seja a maior possível.[3]

Tecnicamente, o enceramento parte de um modelo de estudo, onde é realizada a adição de cera e escultura dos dentes novos nas dimensões ideais para cada caso.[23] Normalmente, o enceramento é iniciado pela reposição das cristas proximais verticais, que serão referências da forma básica dos dentes, e a linha de transição entre a superfície vestibular e as proximais. Em seguida deve-se reproduzir a topografia da superfície dos lóbulos de desenvolvimento e dos componentes horizontais.[15] Neste momento é determinada a forma, inclinação, posição e diâmetro, definindo a anatomia dentária seguindo a proposta de alteração do sorriso (Fig. 3-12).

É importante obter e transmitir referenciais clínicos ao técnico/laboratório de prótese para orientação quanto ao enceramento. Informações, como posição da borda incisal, linha média, espaço interoclusal, posicionamento maxilomandibular, bem como a necessidade de cirurgia estética de aumento de coroa clínica devem ser considerados.[23]

O *wax-up* tem como objetivo geral avaliar o desfecho potencial estético e funcional do trabalho a ser executado em resina ou cerâmica, podendo ainda ser modificado, conforme necessidade de ajuste clínico.[21] Além disso, facilita a comunicação visual com o paciente, com o ceramista e com outros colegas.[21]

Resumidamente, a realização do enceramento diagnóstico traz os seguintes benefícios:

- Melhora o planejamento do tratamento reabilitador.
- Visualização do tratamento sugerido.
- Comunicação com paciente, técnico ceramista e colegas em relação ao tratamento sugerido.
- Confecção de guia cirúrgica para cirurgia periodontal e implante.
- Confecção de guia de silicona para *mock-up*.
- Confecção de guia de silicona para provisórios.
- Confecção de guia de silicona palatina para reconstrução direta de bordo incisal com resina composta.
- Confecção de guias de preparo em silicona (feitas sobre o enceramento para orientar a execução dos desgastes dentais) (Fig. 3-13).

Deve-se estar atento ao fato de que o *wax-up* é realizado geralmente pelo acréscimo de volume de cera, por mais delgada que seja. Portanto, a possibilidade de aumento de volume dental no trabalho final deve ser muito bem avaliada para que não haja sobrecontorno ou aumento desproporcional de volume. Um enceramento bem confeccionado deve respeitar o volume anatômico e o posicionamento dental, e não adicionar cera onde não há necessidade (áreas de maior volume dental

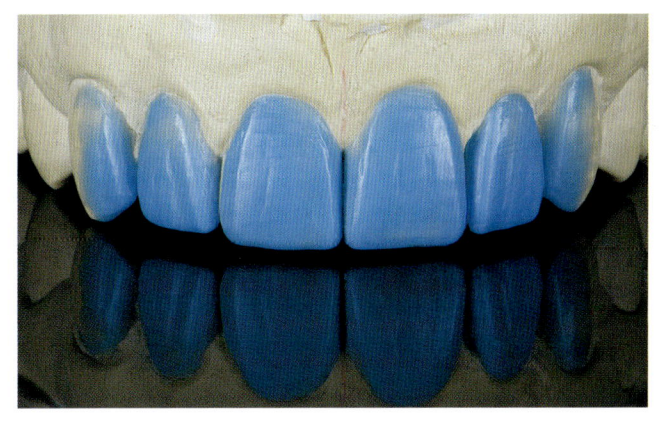

Fig. 3-12. Enceramento diagnóstico (*wax-up*) para laminados cerâmicos (enceramento realizado pela ceramista Camila Brandalise). Observe que as distais dos caninos não receberam cera devido ao maior volume dental presente.

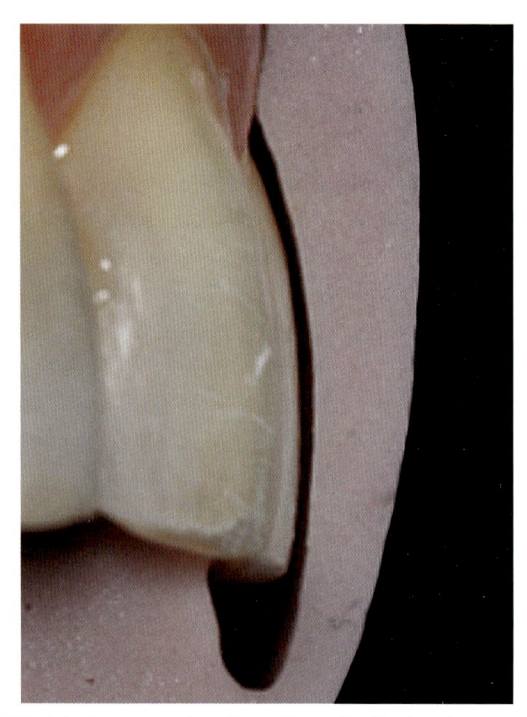

Fig. 3-13. Guia de preparo dental em silicona (realizada sobre enceramento diagnóstico), orientando os desgastes e a espessura para faceta (preparos guiados).

necessitarão de maior desgaste em boca – ver caninos da Figura 3-12).[14]

Além de ser essencial para casos de facetas indiretas em cerâmica, o enceramento diagnóstico pode ser muito útil e servir para aumentar a previsibilidade também de facetas diretas de resina composta.[3] Em situações em que serão restaurados diretamente muitos dentes ou em que será feita uma correção de forma mais significativa, a confecção de guias (matrizes) em silicona é uma boa opção. Estas matrizes são semelhantes a de uma restauração classe IV, onde é feita uma cópia do modelo encerado em silicona de adição ou condensação, principalmente das regiões palatina e incisal. Essas guias serão utilizadas durante o procedimento restaurador como base para incrementos palatinos e como referência de forma e do bordo incisal (ver Capítulo 5). Além disso, para a realização de facetas pela técnica da resina inversa, o enceramento diagnóstico se torna imprescindível (ver Capítulo 6).

WAX-UP DIGITAL (MODELOS PROTOTIPADOS)

A difusão dos sistemas de CAD/CAM na Odontologia está modificando e modernizando os conceitos de reabilitação. Estes sistemas envolvem dois processos distintos que se complementam. A fase de CAD (*Computer Aided Design*) envolve a criação e manipulação de um objeto digital em três dimensões. Após a obtenção desse objeto digital final é que o arquivo gerado pode passar para a fase de materialização. Nesses sistemas, a segunda fase ocorre pelo processo de CAM (*Computer Aided Manufacturing*), onde a fresagem de um bloco de material ocorre, reproduzindo o objeto planejado.

Para a realização do enceramento diagnóstico digital e do modelo prototipado, a tecnologia de fresagem não é utilizada. Em vez disso, o modelo com a simulação do tratamento pretendido é obtido pela impressão 3D.

O enceramento diagnóstico digital consiste na simulação das alterações propostas para o tratamento restaurador em um objeto 3D, por *softwares*. Os sistemas de escâneres e *softwares* fechados geram arquivos específicos que só podem ser abertos pelo *software* próprio do fabricante. O CEREC, sistema pioneiro de CAD/CAM no mercado odontológico, é um bom exemplo disso. Após o escaneamento, um arquivo específico dos sistemas da fabricante Dentsply/Sirona é gerado, e este arquivo não pode ser aberto em outros *softwares* de visualização e edição 3D. Para isto, é necessário utilizar o *software* do fabricante. Este fato também obriga o uso de outro *software* do fabricante, específico para laboratórios protéticos (inLab – Sirona), para a conversão do arquivo em um formato aberto (.stl). Dessa forma o arquivo final em formato aberto pode ser enviado para a impressão 3D. Neste quesito, os sistemas abertos possuem vantagem por trabalharem sempre com arquivos de formato universal, que podem ser transferidos, abertos ou manipulados, conforme a escolha do profissional.

Softwares odontológicos abertos de CAD estão cada vez mais presentes no mercado. Alguns exemplos desses são: o *Dental System (3Shape), DentalCAD (Exocad), PlanCADEasy (Planmeca) e MultiCAD (KaVo)*. Esses *softwares* trabalham com os arquivos .stl e possibilitam a edição e criação de todo tipo de trabalho protético em cima do escaneamento realizado. Dessa forma, o enceramento se dá simulando no computador as alterações anatômicas desejadas para os dentes a serem trabalhados. Após a obtenção deste "enceramento digital", basta enviar o arquivo final para a impressão em uma impressora 3D. Por fim, o modelo odontológico impresso após as alterações feitas no enceramento digital consiste no modelo prototipado. Observe nas Figuras 3-14 a 3-16 uma simulação deste fluxo de planejamento e prototipagem.

A introdução do planejamento digital do sorriso foi, sem dúvida, um passo importante no auxílio do planejamento de casos estéticos. Além do planejamento digital em programas não específicos, como o *Powerpoint, Keynote ou Photoshop*, algumas opções específicas para esse fim surgiram nos últimos anos. O planejamento digital do sorriso trabalha com a simulação de tratamentos em cima de imagens digitais. Com isso

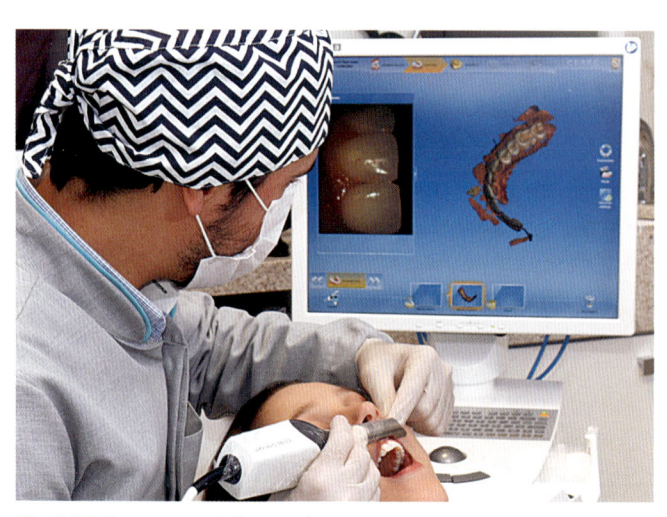

Fig. 3-14. Escaneamento intraoral.

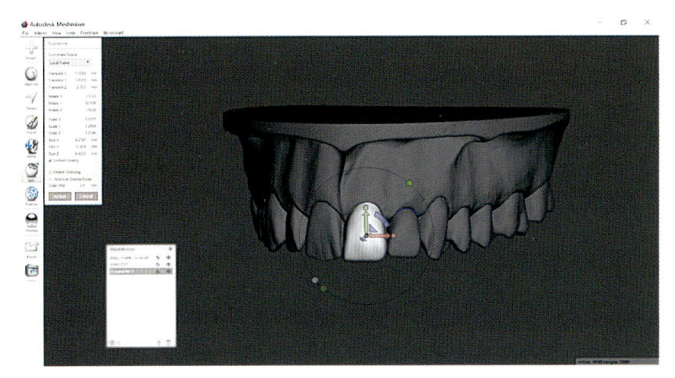

Fig. 3-15. Processamento do modelo e enceramento digital.

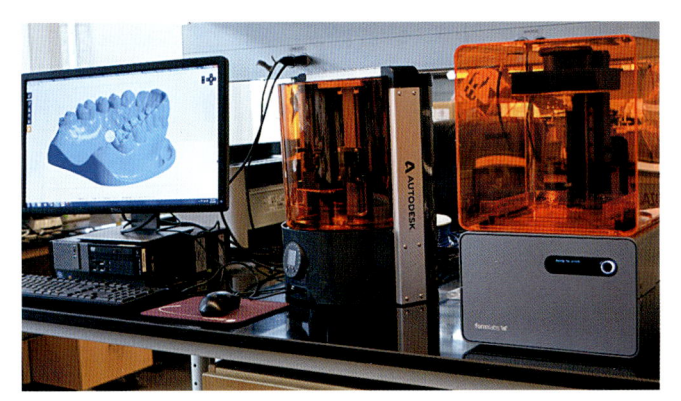

Fig. 3-16. Impressão 3D do modelo final. (Agradecimento ao Prof. Luiz Eduardo Bertassoni da Oregon Health and Science University pela disponibilização do laboratório).

alguns *softwares* desenvolvidos para essa finalidade, como o *NemoDSD3D (DSD Planning Center), Smile Designer Pro (Tasty Tech)* e *RomexisSmile Design (Planmeca),* permitem ainda uma integração com sistemas CAD/CAM para que o planejamento realizado seja exportado para a criação do trabalho protético final. Inclusive, existe atualmente um serviço prestado pelo *DSD Planning Center* pela internet, pelo seu *website*, onde o cirurgião-dentista pode enviar casos para a realização do planejamento digital. Para isso, é necessário o escaneamento do paciente e o registro fotográfico do caso por um protocolo pre-definido pela empresa e o envio destes arquivos pelo *website*. Após isso, o profissional pode optar por receber o arquivo final com o planejamento na forma de um objeto 3D (.stl) que pode ser impresso ou enviado para um sistema de CAD/CAM para referência na confecção do trabalho final.

MOCK-UP

É extremamente importante e producente pré-visualizar o resultado final de cada caso antes do início do tratamento. Isto é possível utilizando métodos que transfiram o que está no modelo encerado (ou prototipado) para a boca do paciente, por uma técnica semidireta.[17] Esta simulação intrabucal do tratamento restaurador é chamada de *mock-up* (ensaio restaurador).[21]

O *mock-up* permite ao profissional prever, visualizar, modificar e esclarecer os possíveis resultados restauradores. Da mesma forma, podem-se avaliar as questões funcionais, estéticas, fonéticas, posição de lábios, tamanho de dentes e oclusão.[8,21]

Dentre as vantagens da realização do ensaio restaurador, destacam-se:

- Avaliação diagnóstica que pode revelar a necessidade de intervenções prévias à reabilitação.[9]
- Visualização intraoral em 3 dimensões do futuro resultado restaurador.[15]
- Análises estética, oclusal e fonética dos "dentes novos".
- Demonstração e encantamento do paciente.[2]
- Maior previsibilidade do trabalho e redução de erros.[2]
- Confecção de provisórios.[16]
- Guia de orientação para o preparo dental.[9,14]
- Guia cirúrgica para plástica gengival.[8,23] No caso de cirurgia estética de aumento de coroa clínica, recomenda-se a realização de dois *mock-ups*, um antes (para guia cirúrgica), e outro após a cicatrização (visão final real e guia de preparos).[8]

A execução técnica do *mock-up* inicia com a realização de um guia (matriz) de transferência, confeccionado a partir da moldagem do enceramento diagnóstico, utilizando silicona de adição ou condensação denso (pasta pesada, *putty*) (Fig. 3-17). Para a confecção de um *mock-up* com maior detalhamento e textura, a matriz pode ser realizada associando as pastas pesada e leve. Para evitar deformação e facilitar o reposicionamen-

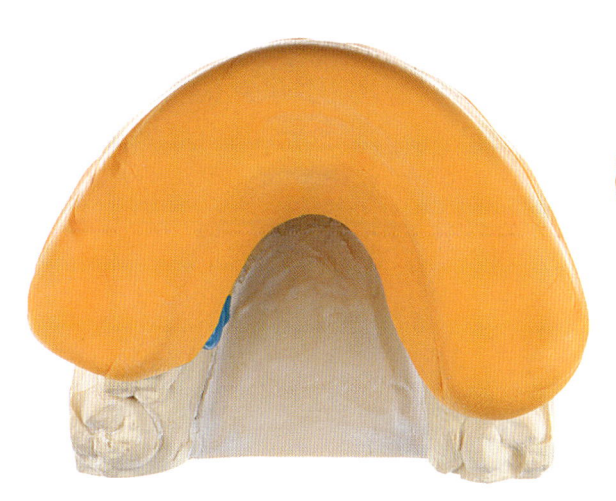

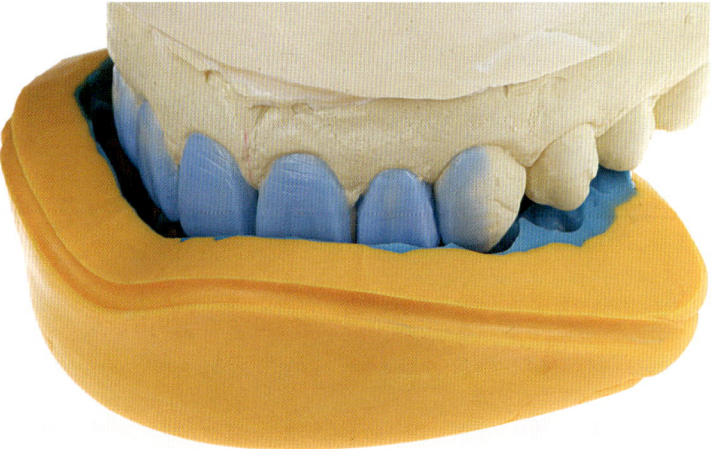

Fig. 3-17. Moldagem do *wax-up* para confecção de guia (matriz) para *mock-up*.

to, a matriz de silicona deverá ser confeccionada em uma espessura de aproximadamente 1 cm, estendendo-se até o primeiro ou segundo dente adjacente aos que serão restaurados.[15,23] Esses últimos servirão como referência de inserção da matriz em um correto posicionamento. Após a presa da silicona, esta é removida do modelo e recortada com lâmina de bisturi na altura da margem cervical dos dentes por vestibular (Figs. 3-18 e 3-19). Então, a matriz é provada em boca para avaliação da sua via de inserção e justaposição, possibilitando a realização de algum ajuste, se necessário (Fig. 3-20).

Após este procedimento, a parte interna da guia/matriz (molde) que corresponde aos dentes é carregada com resina bisacrílica (bisacril – Fig. 3-21). Este material é apresentado em um sistema de dois componentes (base e catalisador), disponibilizado na forma de seringa com ponta misturadora ou cartucho para pistola. O dispensador (pistola) e as pontas misturadoras possibilitam a automistura e aplicação direta. O tempo ideal para levar o material em boca após a mistura é de 30 segundos; após 1,5 minuto adquire fase elástica, e a polimerização final é em torno de 3-5 minutos. De modo geral, as resinas bisacrílicas possuem as seguintes características:

- São autopolimerizáveis (quimicamente ativadas).
- Apresentam partículas de carga (nanopartículas).
- Não necessitam de polimento (opcionalmente pode-se remover camada de inibição superficial com gaze ou algodão com álcool).

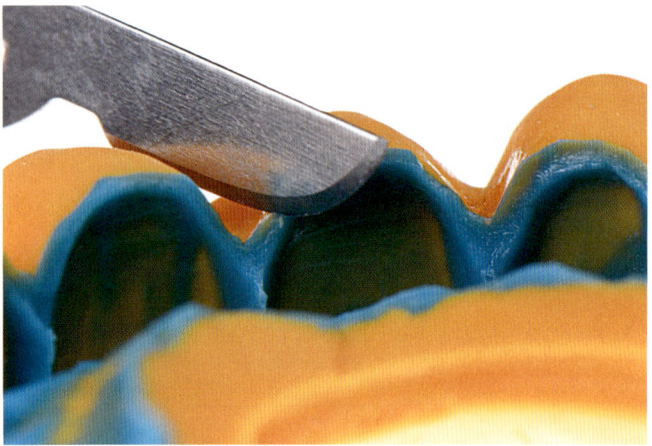

Fig. 3-18. Recorte cervical da guia/matriz de silicona com lâmina de bisturi.

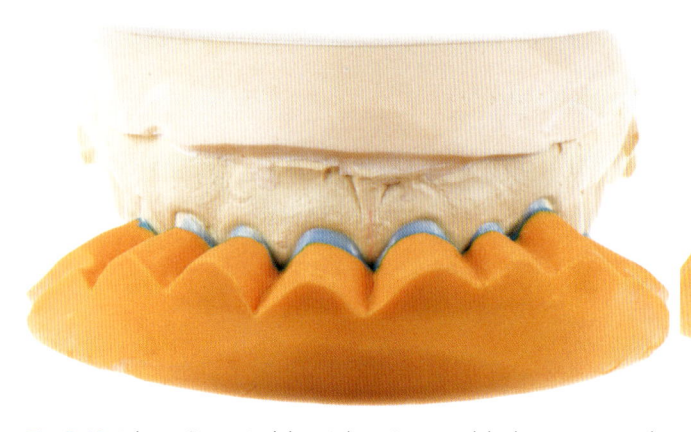

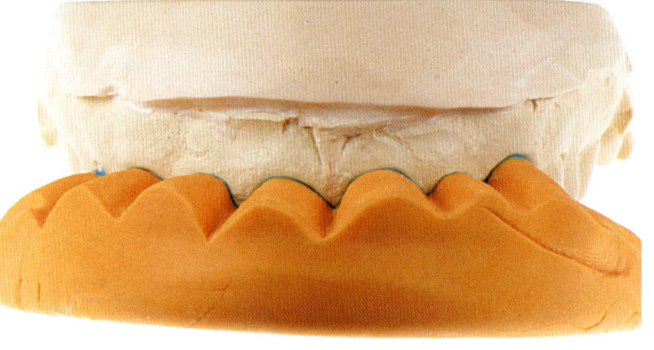

Fig. 3-19. Adaptação cervical da guia/matriz no modelo de gesso encerado.

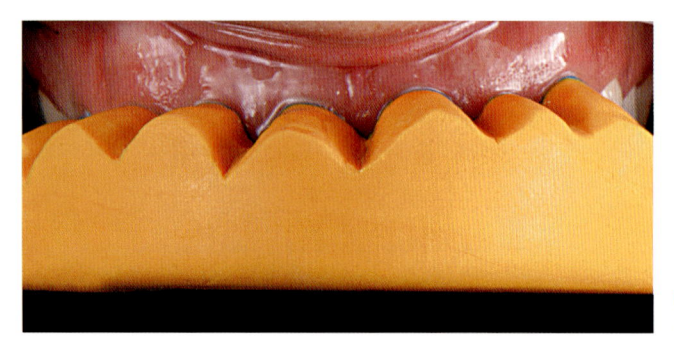

Fig. 3-20. Adaptação cervical da guia/matriz em boca.

Estudo de Modelos, *Wax-Up* e *Mock-Up*

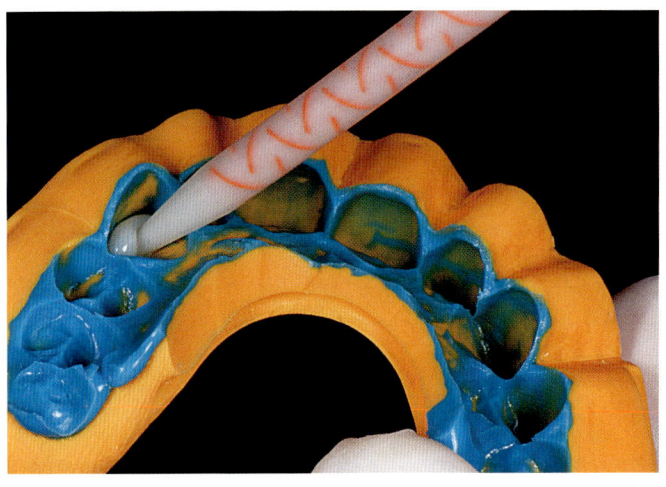

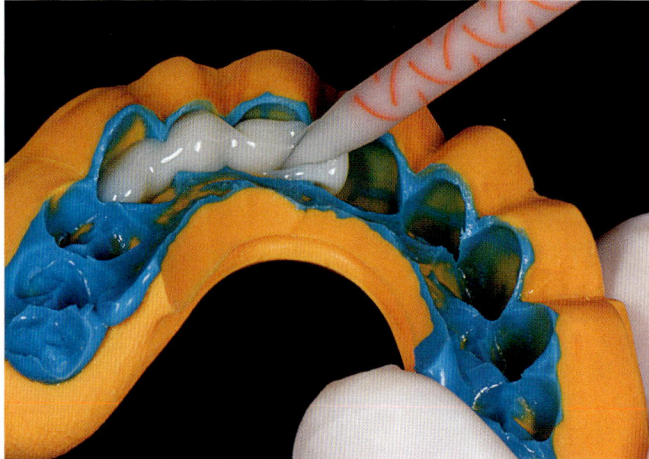

Fig. 3-21. Inserção de resina bisacrílica na matriz para *mock-up*, dente a dente evitando a incorporação de bolhas.

- Fácil manipulação.
- Bom tempo de trabalho e de presa.
- Apresentam disponibilidade de cores.
- Oferecem resistência e estabilidade de cor durante o período de temporização.
- Baixa reação exotérmica.
- Baixo odor.
- Maior praticidade.

Alguns exemplos de marcas comerciais de resinas bisacrílicas são: *Protemp 4* (3M-Espe – disponível em 5 cores: A1, A2, A3, B3 e Bleach), *Luxatemp Star* (DMG – disponível em 6 cores: A1, A2, A3, A3.5, B1 e Bleach Light), *Structur 3* (VOCO – disponível em 8 cores: A1, A2, A3, A3.5, B1, B3, C2 e BL), *Yprov Bisacryl* (Yller – disponível em 8 cores: A1, A2, A3, A3.5, B1, B3, C2 e Bleach).

A guia/matriz (molde) carregada com a resina bisacrílica é, então, inserida sobre os dentes do paciente, com usual extravasamento de material na região cervical. Com o auxílio de uma sonda, pincel ou *microbrush* o excesso é removido ainda antes da polimerização (Fig. 3-22). Passado o tempo de espera de 3 a 5 minutos (para polimerização), a matriz de silicona é removida, permanecendo em boca o *mock-up* de resina bisacrílica, reproduzindo a conformação do enceramento (Fig. 3-23). Opcionalmente, os dentes e restaurações presentes podem ser isolados com gel hidrossolúvel previamente à inserção do bisacril, para facilitar a sua remoção.

Excessos eventuais de material após a polimerização podem ser removidos utilizando lâminas de bisturi número 12 e pontas diamantadas finas. Na presença de bolhas ou falhas (se necessário), o *mock-up* pode ser reparado utilizando a própria resina bisacrílica ou mesmo resinas compostas de baixa viscosidade (*flow*).

Com o *mock-up* pronto, o paciente e o profissional podem ter uma experiência muito próxima do resultado final proposto, o que muitas vezes é determinante para a tomada de deci-

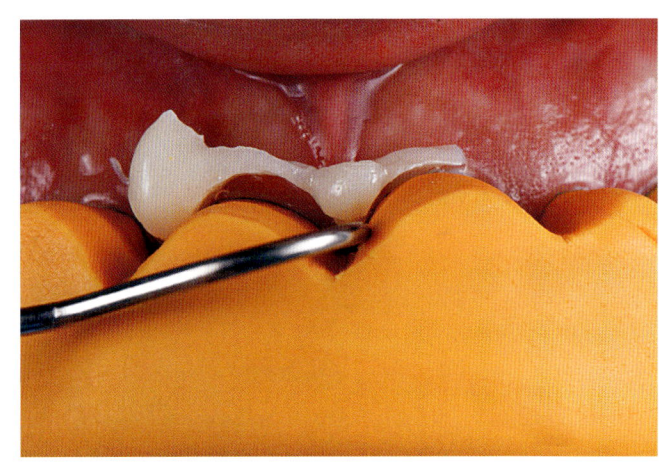

Fig. 3-22. Remoção dos excessos de resina bisacrílica.

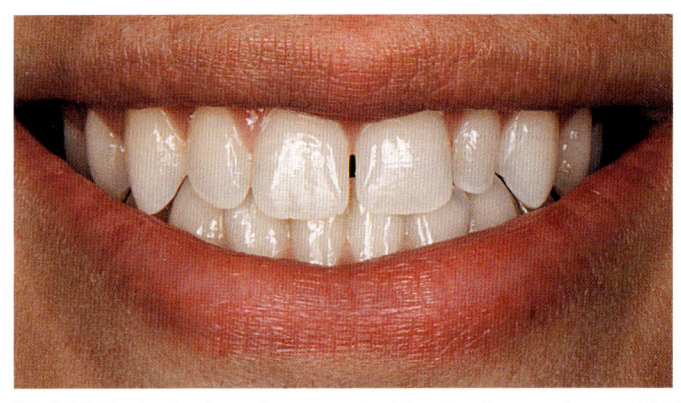

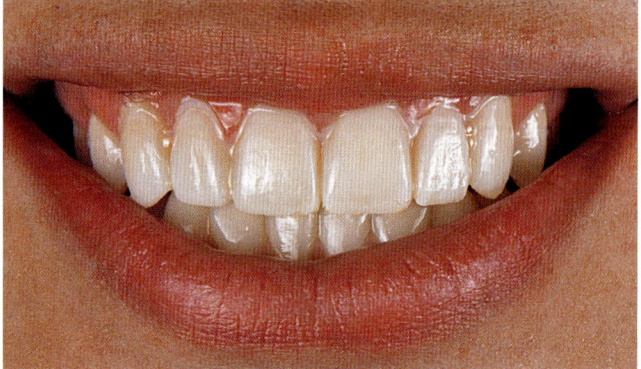

Fig. 3-23. Confecção de *mock-up* em resina bisacrílica (à esquerda, caso inicial; à direita, *mock-up*).

são de tratamento. Neste momento, podem-se verificar as dimensões e formatos dentais, relações oclusais, fonética e estética. Conforme necessidade, o *mock-up* poderá ainda ser alterado e ajustado em boca. Se isto ocorrer, o novo *design* do sorriso, composto a partir da resina bisacrílica ajustada, poderá ser moldado com silicona para que posteriormente o laboratório (ceramista) possa visualizar e transferir para o trabalho final as novas dimensões.

Em muitos casos, o paciente pode permanecer com o *mock-up* em boca para sentir, perceber e habituar-se por mais tempo, além de dividir com familiares e amigos o projeto do novo sorriso. É importante selecionar uma resina bisacrílica na cor adequada para evitar qualquer viés, uma vez que a percepção de forma possa ser influenciada pela opacidade e cor.[23]

Além do ensaio restaurador, o *mock-up* realizado a partir do enceramento diagnóstico poderá ser utilizado em mais duas etapas na realização de facetas. A primeira delas é como guia de preparo.[14,15] Com o intuito de tornar mais padronizado e conservativo o preparo, removendo áreas retentivas, regularizando bordas e definindo limites, o preparo das facetas pode ser executado sobre o próprio *mock-up* posicionado em boca (*mock-up-driven preparation*). Nele são realizadas canaletas de orientação horizontais e incisais, utilizando pontas diamantadas esféricas ou em forma de roda (Fig. 3-24).[14,15,23] Esta técnica pode reduzir o desgaste dental, ficando este restrito às áreas necessárias para adequar a espessura e via de inserção das facetas.[14]

A profundidade das canaletas pode atingir o esmalte ou pode ficar restrita à resina bisacrílica. Após a remoção do *mock-up*, quando existirem demarcações na superfície dental, estas são regularizadas e servem de referência para a profundidade do preparo. Quando as canaletas não atingem o esmalte significa que há espaço suficiente para realizar a faceta sem desgaste dental (*no prep.*).[14]

Além das características e possibilidades apresentadas anteriormente, a mesma técnica do *mock-up* também se aplica à confecção de provisórios (restaurações temporárias). Após os preparos dentais e moldagem, a resina bisacrílica é novamente inserida na matriz de silicona e levada sobre os dentes preparados. Aguardado o tempo de polimerização do material, a matriz é removida, e os provisórios estarão prontos, necessitando apenas da remoção de excessos (Fig. 3-25). O ideal é que o paciente permaneça por um período curto de tempo com o *mock-up*/provisórios, enquanto as facetas definitivas são confeccionadas, pois os dentes ficam unidos entre si, dificultando a higienização na região proximal.

Uma alternativa para a realização de provisórios é a utilização de resina composta com auxílio de uma silicona de adição transparente, como, por exemplo: *Elite Transparent (Zhermack) e ScanTranslux (Yller)*. Nesta circunstância, a silicona transparente, apresentada na forma de cartucho e pontas misturadoras, pode ser dispensada diretamente sobre o modelo encerado ou com auxílio de uma moldeira (Fig. 3-26). Desta forma, é obtida a cópia do enceramento (molde/matriz) para receber a resina composta, visto que a matriz transparente permitirá a passagem da luz do fotopolimerizador.

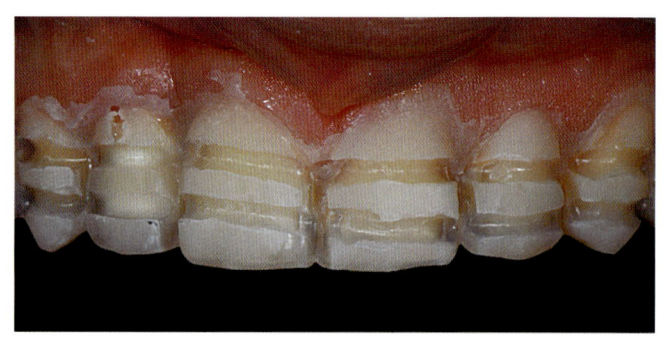

Fig. 3-24. Canaletas de orientação para preparos de laminados realizadas sobre o *mock-up (mock-up-driven preparation)*.

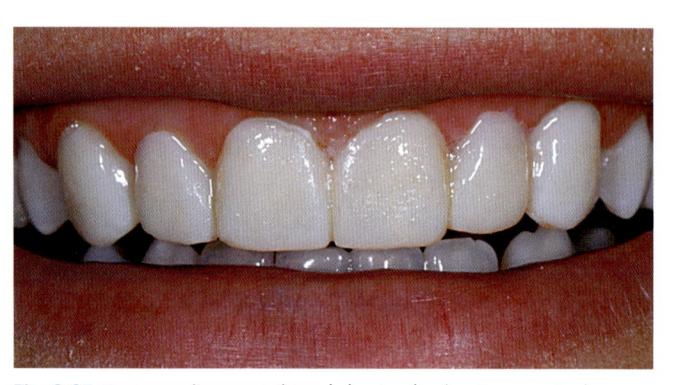

Fig. 3-25. Restaurações provisórias de laminados (canino a canino) realizadas em resina bisacrílica.

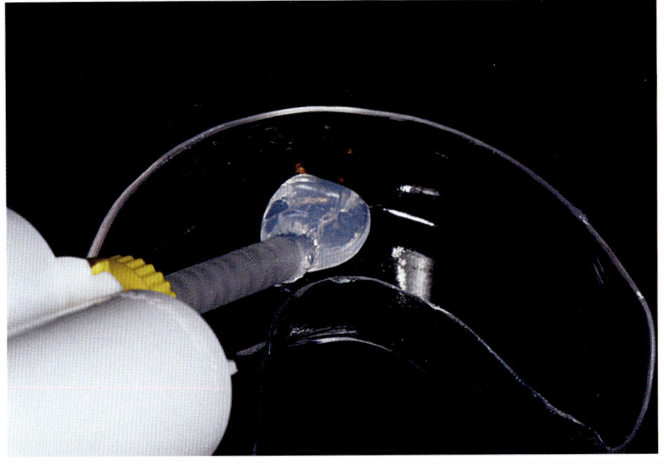

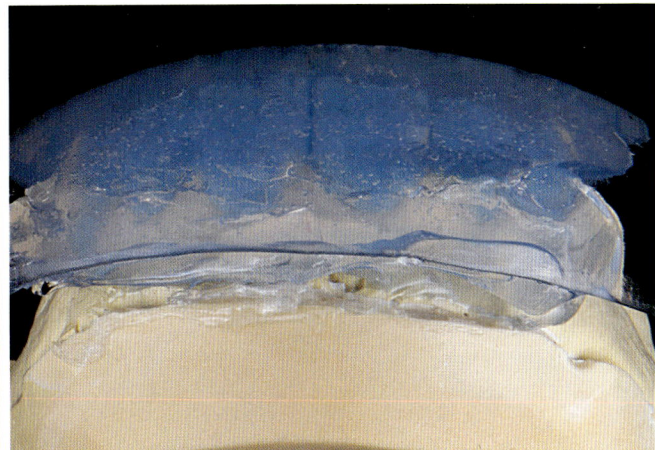

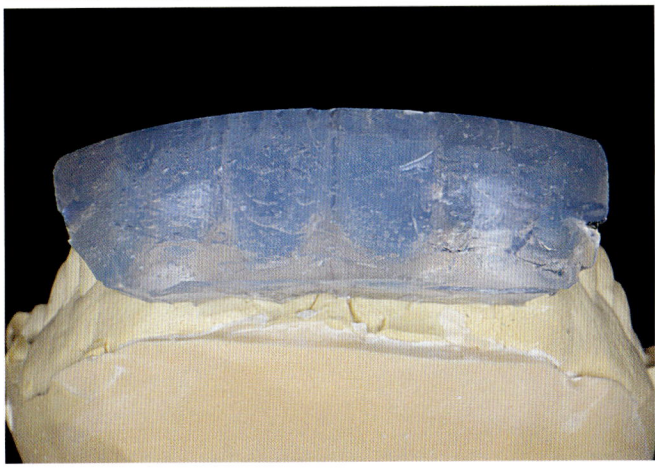

Fig. 3-26. Confecção de matriz em silicona transparente para realização de provisórios em resina composta.

CONSIDERAÇÕES FINAIS

Para a realização de facetas diretas e especialmente de laminados cerâmicos, o planejamento individualizado e a previsibilidade do caso são fundamentais para que se logre êxito no resultado. Para tanto, a realização do *wax-up* (enceramento diagnóstico), a partir da obtenção e análise dos modelos de estudo, é fundamental na representação do novo *design* do sorriso com as alterações de forma, tamanho e posição dos dentes. Ainda, a transferência dos "novos dentes" para a boca pelo *mock-up*, simulando e avaliando as restaurações juntamente com o paciente, também é um passo essencial para a previsibilidade funcional, biológica e estética do tratamento.

REFERÊNCIAS BIBLIOGRÁFICAS

1. Aragón ML, Pontes LF, Bichara LM *et al*. Validity and reliability of intraoral scanners compared to conventional gypsum models measurements: a systematic review. *Eur J Orthod* 2016;38(4):429-34.
2. Cattoni F, Mastrangelo F, Gherlone EF, Gastaldi G. A New Total Digital Smile Planning Technique (3D-DSP) to Fabricate CAD-CAM Mockups for Esthetic Crowns and Veneers. *Int J Dent* 2016;(10).
3. Coelho-de-Souza FH, Fernandes MI. Planejamento estético integrado: inter-relação Dentística-Periodontia. In: Coelho-de-Souza FH *et al. Tratamentos clínicos integrados em Odontologia*. Rio de Janeiro: Revinter, 2012. cap.13.
4. Dawood A, Marti Marti B, Sauret-Jackson V, Darwood A. 3D printing in dentistry. *Br Dent J* 2015;219(11):521-29.
5. Eustáquio J *et al*. Planejamento estético reabilitador integrado. *Rev Dental Press Estet* 2014;11(2):72-80.
6. Garino F, Garino B. The OrthoCAD iOC intraoral scanner: A six-month user report. *J Clin Orthod* 2011;45(3):161-64.
7. Goracci C, Franchi L, Vichi A, Ferrari M. Accuracy, reliability, and efficiency of intraoral scanners for full-arch impressions: a systematic review of the clinical evidence. *Eur J Orthod* 2016;38(4):422-28.
8. Gurel, G. Porcelain laminate veneers: minimal tooth preparation by design. *Dent Clin N Am* 2007;51:419-31.
9. Gurrea J, Bruguera A. Wax-up and mock-up. A guide for anterior periodontal and restorative treatments. *Int J Esthet Dent* 2014;9(2):146-62.
10. Hoang LN, Thompson GA, Cho SH *et al*. Die spacer thickness reproduction for central incisor crown fabrication with combined computer-aided design and 3D printing technology: an *in vitro* study. *J Prosthet Dent* 2015;113(5):398-404.
11. Isiekwe GI, Sofola O, Onigbogi O *et al*. Dental esthetics and oral health-related quality of life in young adults. *Am J Orthod Dentofacial Orthop* 2016;150(4):627-36.
12. Khan M, Fida M. Assessment of psychosocial impact of dental aesthetics. *J Coll Physicians Surg Pak* 2008;18(9):559-64.
13. Lee KY, Cho JW, Chang NY *et al*. Accuracy of three-dimensional printing for manufacturing replica teeth. *Korean J Orthod* 2015;45(5):217-25.
14. Magne P *et al*. The case of moderate "guided prep" indirect porcelain veneers in the anterior dentition. The pendulum of

porcelain veneer preparations: from almost no-prep to over-prep to no-prep. *Eur J Esthet Dent* 2013;8(3):376-88.
15. Magne P, Belser U. Restauraciones de Porcelana Adherida em los Dientes Anteriores: Método Biomimético. Editorial Quintessence, S.l., Barcelona, 2004.
16. Magne P, Magne M, Belser U. The diagnostic template: a key element to the comprehensive esthetic treatment concept. *Int J Periodontics Restorative Dent* 1996;16(6):560-9.
17. Malta Barbosa J, Caramês G, Hirata R *et al*. Noninvasive Trial Restorations: a Technique to Improve Diagnostic Mock-Up Fabrication and Direct Provisionalization. *Journal of Cosmetic Dentistry* 2016;32(3).
18. Mehl C, Wolfart S, Vollrath O *et al*. Perception of dental esthetics in different cultures. *Int J Prosthodont* 2014;27(6):523-9.
19. Morgan DW, Comella MC, Staffanou RS. A diagnostic wax-up technique. *J Prosthet Dent* 1975;33(2):169-77.
20. Murugesan K, Anandapandian PA, Sharma SK, Vasantha Kumar M. Comparative evaluation of dimension and surface detail accuracy of models produced by three different rapid prototype techniques. *J Indian Prosthodont Soc* 2012;12(1):16-20.
21. Radz, GM. Minimum thickness anterior porcelain restorations. *Dent Clin N Amer* 2011;55:353-70.
22. Rosenstiel SF, Land MF, Fujimoto J. Prótese fixa contemporânea. São Paulo: Santos, 2005.
23. Simon H, Magne P. Clinically based diagnostic wax-up for optimal esthetics: the diagnostic mock-up. *J Calif Dent Assoc* 2008;36(5):355-62.
24. Tric O. The carrot model. Spectrum dialogue 2010;9(2):20-30.

Capítulo 4

Seleção de Cores para Facetas Estéticas

Fábio Herrmann Coelho-de-Souza
Celso Afonso Klein-Júnior
Leonardo Maciel Campos
Camila Brandalise

INTRODUÇÃO 40
COR E POLICROMATISMO 40
DIMENSÕES DA COR 41
OUTRAS CARACTERÍSTICAS CROMÁTICAS 41
Opalescência e Contraopalescência 41
Fluorescência 41
ESCALAS DE CORES 42
Escala *Vitapan Classical* (Vita Clássica) 42
Escalas dos Fabricantes 42
Outras Escalas 42
   Escala Vitapan 3D Master 42
   Escala Própria 43
   Escala Eletrônica 43
RESINAS COMPOSTAS – ESQUEMA DE CORES 43
CERÂMICAS – ESQUEMA DE CORES 44
MÉTODOS DE SELEÇÃO DE COR 45
Método 1 – Sistemas que Seguem as Cores da Escala Vita Clássica 45
Método 2 – Sistemas que Seguem o Conceito Esmalte-Valor 46
ASPECTOS A SEREM OBSERVADOS NO PROCESSO DE SELEÇÃO DE CORES 46
COMUNICAÇÃO COM O LABORATÓRIO (FACETAS INDIRETAS) 47
CONSIDERAÇÕES FINAIS 47
REFERÊNCIAS BIBLIOGRÁFICAS 47

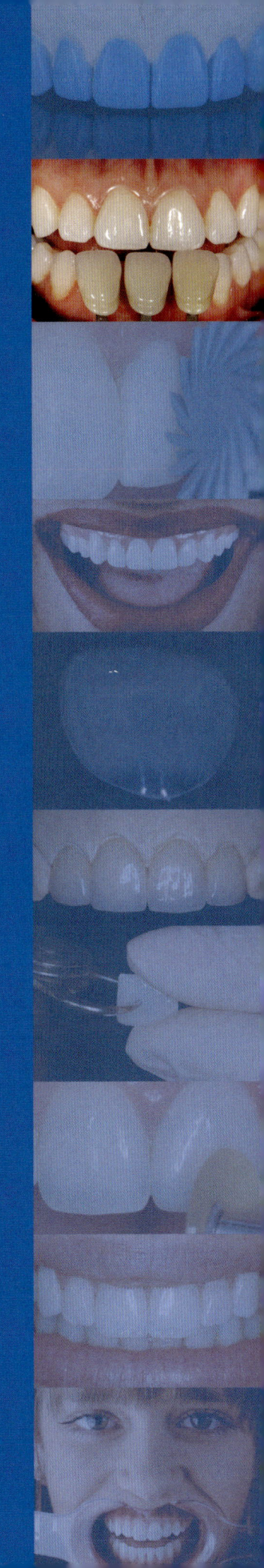

INTRODUÇÃO

O processo de seleção de cores para facetas estéticas, sejam elas diretas sejam indiretas, é uma etapa fundamental para a obtenção do sucesso estético. A escolha de cor requer observação, conhecimento, sensibilidade e treinamento. Na realização de facetas, selecionar cor é um desafio constante, em que se buscam sempre perfeição e superação.[5,9]

O conhecimento dos sistemas à base de resina composta (facetas diretas) e sistemas cerâmicos (facetas indiretas) também tem papel essencial, fazendo com que o profissional tenha domínio sobre as opções de cores e efeitos para favorecer a mimetização e aumentar os índices de sucesso das facetas.[9,10,12,14,20]

O presente capítulo tem o objetivo de elucidar o processo de seleção de cores para facetas estéticas, auxiliando o profissional para a correta escolha de cores em todos os tipos de facetas, além de contribuir para a melhor comunicação para com o laboratório de prótese (protético).

COR E POLICROMATISMO

O processo de seleção de cores exige do cirurgião-dentista atenção/observação, conhecimento, percepção/sensibilidade e treinamento.[9] O profissional deve conhecer os materiais a serem empregados, tanto as resinas compostas (facetas diretas), quanto as cerâmicas (facetas indiretas). As disponibilidades de cores, características ópticas e níveis de opacidade/translucidez dos materiais são informações fundamentais para uma correta seleção de cores. O treinamento e a repetição do processo são necessários para que se possa aprimorar cada vez mais a etapa de escolha de cores.[9]

A cor compreende um conjunto de ondas eletromagnéticas com comprimento entre 380 e 760 nm que são identificadas pelo olho humano pelas cores.[25] As cores primárias podem ser divididas em: ondas curtas (azul: 400-500 nm); ondas médias (verde: 500-600 nm); ondas longas (vermelho: 600-700 nm).[3,9]

Para uma correta seleção de cor se faz necessária a compreensão do policromatismo dental, a partir da observação dos dentes naturais. A biomimética ou biomimetismo é um ramo da ciência que, a partir da observação da natureza, busca reproduzir (imitar) a vida onde ela não existe.[13] Este conceito requer a compreensão do fenômeno natural.[13] No nosso caso, buscamos pelas cores e efeitos "dar vida" para dentes artificiais.

Os dentes são formados por estruturas cristalinas heterogêneas que estão constantemente em umidade e sob efeito de diferentes tipos de luz. De acordo com Coelho-de-Souza (2012), os dentes naturais possuem a manifestação óptica de um conjunto de tonalidades associadas em um mesmo corpo (coroa dentária), e que varia conforme a fonte luminosa que incide sobre ele (sem luz não há cor).[9] A percepção da cor está relacionada com um processo dinâmico, em que as cores estão vinculadas à relação das características da estrutura dental interagindo com ambiente e luz.[4] A cor se dá pelo reflexo da cor em si e absorção das demais cores do espectro.[26] Nos dentes, a cor é resultado de manifestações simultâneas de absorção, reflexão e transmissão da luz.[3] O policromatismo provém, inicialmente, da própria composição tecidual do dente. A dentina, de característica mais opaca, saturada e fluorescente, será a principal responsável pela coloração do elemento dental. Com o envelhecimento há um aumento da saturação e diminuição da opacidade da dentina. O esmalte, que se caracteriza por maior translucidez, opalescência e luminosidade, vai contribuir para o efeito final da cor, modulando a manifestação da cor da dentina, agindo como um filtro.[11] A translucidez do esmalte aumenta com a diminuição da sua espessura. Enquanto a dentina permite uma passagem de luz de aproximadamente 30%, pelo esmalte passam 70% da luz.[19] E a polpa, por mais que não exerça influência direta na cor dos dentes, pode contribuir sutilmente na sensação de "vitalidade" e "calor" na coloração da coroa dental, por causa de seu tom vermelho. Assim sendo, a cor final que vemos da coroa dentária é resultado do conjunto de estruturas relacionadas e sobrepostas, e não apenas de um tecido isoladamente.[9]

Juntamente com os diferentes tecidos dentários envolvidos na porção coronária, com manifestações ópticas distintas, a coroa dental ainda apresenta grande variação das espessuras dos tecidos que a compõe. Na região cervical, encontramos uma dentina mais volumosa recoberta por uma fina camada de esmalte, gerando uma coloração cervical mais intensa, saturada. Em contrapartida, na direção incisal (em um incisivo central superior, por exemplo), encontramos uma redução na espessura da dentina vinculada a um aumento na espessura do esmalte, até o ponto em que a borda incisal passa a ser constituída apenas por esmalte.[9] Estas relações de espessura também contribuem muito para o policromatismo dental (Fig. 4-1). Quando avaliamos um sorriso, diferentes grupos dentários também possuem manifestações ópticas distintas, se compararmos incisivos centrais a laterais, e principalmente ao compararmos esses aos caninos. Ainda, o ambiente bucal em si, com suas variadas incidências de luz, também contribui para a manifestação do policromatismo, com a participação e contribuição da gengiva marginal, lábios e fundo da boca.[9]

Diferentemente do policromatismo dental, as resinas compostas e as cerâmicas são monocromáticas, ou seja, em cada bisnaga/pastilha há apenas uma cor. Este fato nos remete à necessidade de termos que associar diferentes massas de resina composta e estratificar ou maquiar a cerâmica para tentarmos reproduzir o policromatismo natural.[14] O conceito de estratificação natural (utilizado para a construção das facetas) está relacionado com a associação na forma de camadas de diferentes cores e graus de translucidez/opacidade com

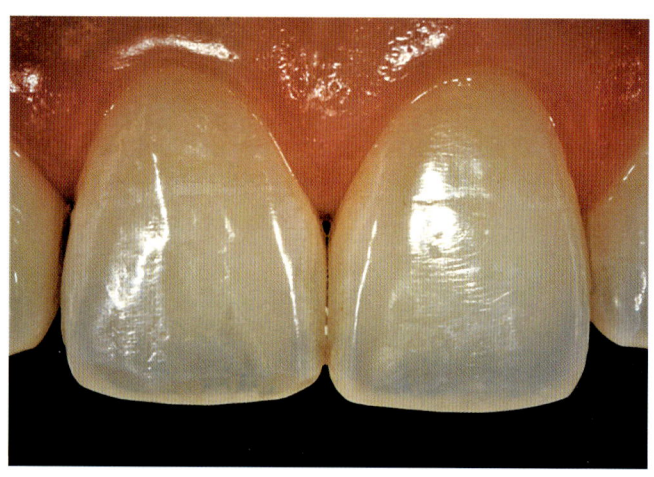

Fig. 4-1. Policromatismo dental. Observe as diferenças entre a cervical (saturada e opaca) e o bordo incisal (translúcido e opalescente).

vistas a alcançar a caracterização necessária para deixar a faceta com aspecto natural.[3,9,10,11,14]

DIMENSÕES DA COR

A cor deve ser compreendida em quatro dimensões: matiz, croma, valor e opacidade/translucidez. O **matiz** está relacionado com a cor base, vinculado ao comprimento de onda eletromagnética.[25] O matiz é o atributo de uma cor, que indica a predominância de determinada cor primária ou secundária,[15] como, por exemplo, marrom, amarelo, cinza e vermelho (matizes básicos da escala Vita clássica). O **croma** está relacionado com a quantidade de pigmentos, a saturação do matiz, a intensidade da cor, como, por exemplo, amarelo claro, amarelo médio e amarelo escuro. O **valor** está vinculado à quantidade de pigmentos brancos presentes numa cor, à sua claridade, luminosidade. O valor é inversamente proporcional ao croma, ou seja, quanto menor o croma, maior o valor.[23] Além dessas três dimensões básicas de Munsell (1961),[21] a **translucidez/opacidade** está relacionada com a permissão da passagem parcial da luz, variando conforme o grau de dispersão da luz.[1,25] Quanto menor a dispersão, maior a translucidez e menor a opacidade (parte da luz é transmitida pelo objeto, parte é absorvida, e parte é refletida).[3,7] Quanto maior a passagem da luz pelo objeto, maior a sua translucidez e menor a opacidade (Fig. 4-2).[9]

OUTRAS CARACTERÍSTICAS CROMÁTICAS

Opalescência e Contraopalescência

A opalescência é uma característica inerente ao esmalte natural, observada principalmente no bordo incisal de pacientes jovens.[5,12] A opalescência é um fenômeno cromático relacionado com a reflexão e refração seletiva do esmalte. Em razão do alto conteúdo mineral (cristais de hidroxiapatita) e da característica prismática do esmalte, a luz incidente na estrutura é filtrada, as ondas menores (azuis) são refletidas, e as maiores (amarelo/laranja) são transmitidas, absorvidas (refração seletiva).[19,23,25] Por causa desse fenômeno, conforme a incidência da luz e a posição do observador, pode-se visualizar o bordo incisal cinza-azulado (luz direta refletida, frontal – Fig. 4-3), ou amarelo-alaranjado (luz indireta transmitida, palatal ou oblíqua).[9]

A contraopalescência é um fenômeno secundário que ocorre decorrente de diferentes graus de refração e reflexão de luz associadas dentro de uma estrutura translúcida. Assim, algumas ondas alaranjadas que atravessam o esmalte encontram uma estrutura refletiva como os lóbulos de desenvolvimento dentinário e retornam ao observador, agora no sentido oposto, gerando uma tonalidade alaranjada (Fig. 4-3).[4,9]

Fluorescência

A fluorescência está relacionada com a absorção da energia UV (ultravioleta), seguida da reemissão imediata em um comprimento de onda maior (branco-azulado), tendo início e término junto com o estímulo luminoso.[4,9,18] É um fenômeno característico da dentina, e apesar de se manifestar na luz do dia pela incidência dos raios solares (tornando dentes mais brancos e iluminados na luz natural), esta é mais facilmente percebida em ambientes com "luz negra" (UV) (Fig. 4-4).[4,25]

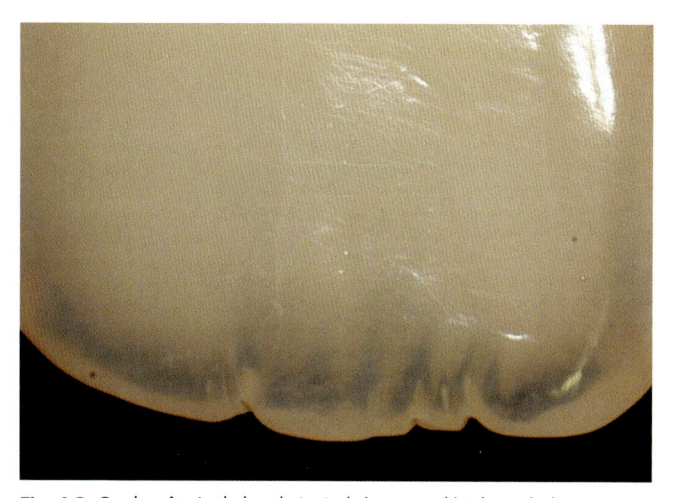

Fig. 4-3. Opalescência do bordo incisal: área translúcida azulada, delimitada pelo halo opaco. Na região dos lóbulos dentinários, percebe-se um discreto efeito alaranjado (contra-opalescência).

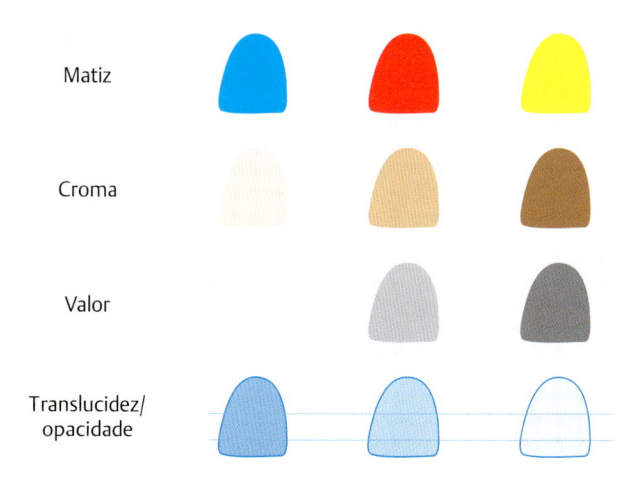

Fig. 4-2. Representação das quatro dimensões da cor. Matiz em três exemplos de comprimentos de onda diferentes; croma: diferença na saturação da cor (maior croma, mais intenso); valor: claridade, quanto mais pigmento branco, maior valor; translucidez/opacidade: quanto mais translúcido, maior a passagem de luz pelo objeto.

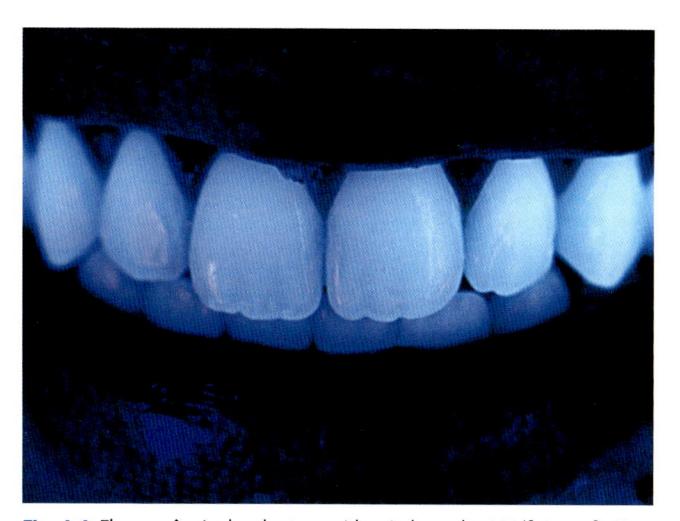

Fig. 4-4. Fluorescência dos dentes, evidenciada em luz UV (fotografia Dr. José Carlos D'Ornellas Pereira Jr).

Os materiais restauradores utilizados na face vestibular (resinas de esmalte e cerâmicas de cobertura) devem possuir essa mesma manifestação óptica de fluorescência, para que dentes naturais e facetados fiquem igualmente brancos (branco-azulados) frente à luz UV (enquanto materiais sem fluorescência ficam escuros).[9]

ESCALAS DE CORES

As escalas de cores são auxiliares úteis no processo de seleção de cores para facetas diretas e indiretas. A escala é a representação das opções de cores presentes em um sistema restaurador, seja resina composta seja cerâmica. É um gabarito que pode ser testado junto aos dentes a serem restaurados para orientar o processo de escolha das cores presentes naquela superfície dental. Todavia, é necessário estarmos cientes das suas limitações,[6] como: espessura inadequada da amostra, falta de precisão, material diferente do original, apresentam variação de fabricante, não há cor de todos os dentes naturais, influenciável pela fonte de luz.[9]

Dentre as escalas existentes e disponíveis (escala *Vitapan Classical*, *Vitapan 3D Master*, escala do fabricante do material, escala própria confeccionada pelo cirurgião-dentista com as próprias resinas e escala eletrônica),[9] vamos enfatizar e detalhar aquelas de maior uso: escala *Vitapan Classical* e escala dos fabricantes.

Escala *Vitapan Classical* (Vita Clássica)

A escala Vita Clássica é a mais difundida e utilizada pela maioria dos fabricantes de resinas compostas e cerâmicas (Fig. 4-5). Esta escala é composta por quatro matizes básicos: A, B, C, D (Quadro 4-1). Em cada matiz há uma sequência numérica referente à saturação da cor (croma): 1, 2, 3... (quanto maior o número, mais saturado).[7,25] Embora não haja identificação específica para o valor da cor, ele existe na forma inversamente proporcional ao croma (aumenta o croma, reduz o valor). A escala Vita Clássica ainda possui um apêndice com três opções de cores para dentes clareados (0M1-3, correspondendo ao quinto matiz "*Bleach*").[9]

Escalas dos Fabricantes

As escalas dos fabricantes são demonstrativos das opções de cores e opacidades que determinado sistema (resina composta ou cerâmica) apresenta. Muitas dessas escalas seguem a base da escala Vita Clássica, frequentemente complementadas por cores especiais de efeito translúcido, valor, opacos (cores "não vita"), e ainda dividindo em opacidades para dentina (menor passagem de luz) e esmalte (semitranslúcido). São escalas interessantes, pois são completas, fáceis de utilizar e correspondem exatamente à gama de cores oferecida por esse fabricante (Figs. 4-6 e 4-7).[9] Na verdade, essas escalas possibilitam o conhecimento do sistema restaurador que se pretende utilizar, identificando as suas opções de cores.

Outras Escalas

Escala *Vitapan 3D Master*

A escala *Vitapan 3D Master* (Vita), apesar de interessante por considerar o item "valor" em primeiro plano e ser mais completa,[25] apresenta algumas limitações que restringem seu uso na prática clínica: perdeu-se a referência dos matizes A, B, C e D, que já são conhecidos e bem-aceitos pelos profissionais; a gran-

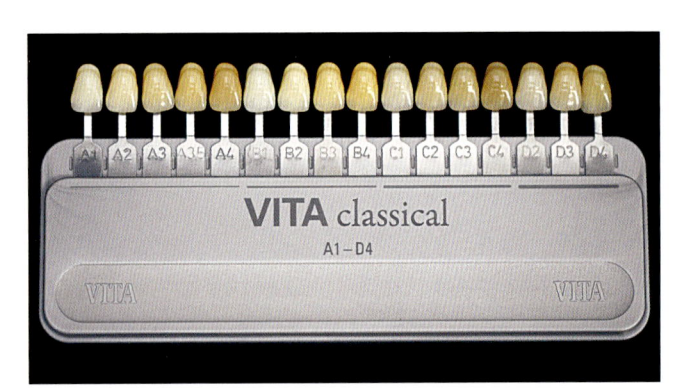

Fig. 4-5. Escala Vita Clássica com seus quatro matizes básicos: A, B, C e D. O quinto matiz para dentes clareados pode ser adicionado à escala tradicional.

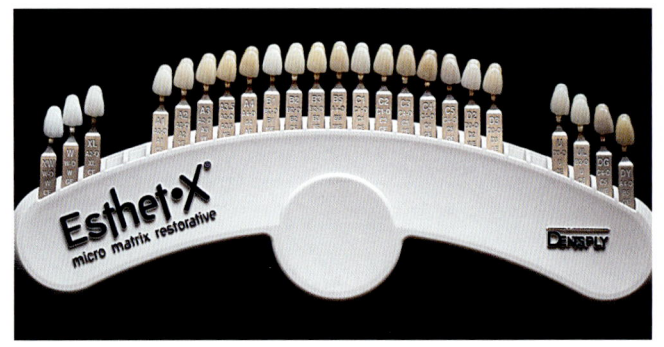

Fig. 4-6. Exemplo de escala de cores do fabricante Dentsply para resina composta.

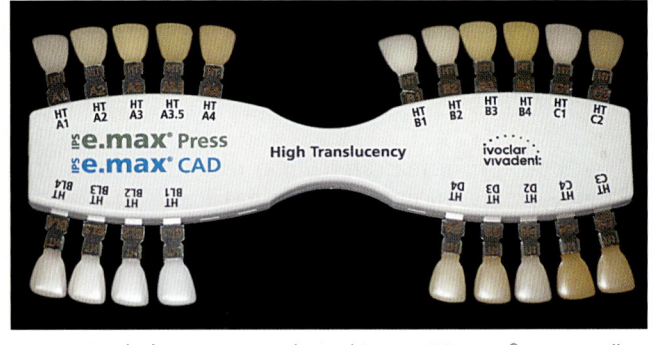

Fig. 4-7. Escala de cores para cerâmica (sistema IPS e.max®, para pastilhas de alta translucidez, Ivoclar Vivadent).

Quadro 4-1. Descrição da Escala Vita Clássica (*Vitapan Classical*)

Matiz	Cores correspondentes	Variações do croma
A	Marrom (marrom avermelhado)	1-2-3-3,5-4
B	Amarelo (amarelo-laranja)	1-2-3-4
C	Cinza (cinza esverdeado)	1-2-3-4
D	Vermelho (vermelho-cinza)	2-3-4
0 (extra)	Branco (dentes clareados)	M1-M2-M3

de maioria dos fabricantes de resinas compostas segue a escala *Vitapan Classical* como modelo básico para suas cores.[9]

Escala Própria

A escala própria é composta por porções polimerizadas das próprias resinas compostas adquiridas pelo cirurgião-dentista. Apesar de ter a vantagem de ser constituída pela própria resina composta a ser utilizada em facetas diretas, é trabalhosa, dispende material e não traz maiores benefícios à técnica.[9]

Escala Eletrônica

As escalas eletrônicas consistem em um recurso auxiliar no processo de seleção de cor.[9] São colorímetros (espectrofotômetros) que eletronicamente quantificam e/ou categorizam as cores encontradas.[8] Apesar de simples e interessantes, também são limitadas na identificação do policromatismo dental, além do elevado custo, não sendo equipamentos imprescindíveis.[9]

RESINAS COMPOSTAS – ESQUEMA DE CORES

Para a realização de facetas diretas de resina composta, é fundamental o conhecimento das cores disponibilizadas pelos fabricantes dos compósitos. Um dos critérios importantes para a escolha de uma marca comercial de resina composta é a sua disponibilidade de diferentes níveis de opacidade/translucidez (além de resposta ao polimento, propriedades mecânicas e consistência de manipulação).[1,20] Idealmente, devemos dispor de cores com opacidade compatível com a dentina (resina-dentina, por exemplo DA2, A2D, OA2); cores semitranslúcidas compatíveis com o esmalte (resina-esmalte, por exemplo EA2, A2E); cores de efeito translúcido para reprodução do halo opalescente do bordo incisal (resina-efeito, por exemplo Trans blue, BT, YE); e outras cores especiais como opacos, resinas de valor e resinas para dentes clareados. É importante salientar que cada fabricante pode oferecer cores distintas e nomenclaturas diferentes.[9]

Como exemplo de sistemas restauradores em resina composta adequados para a técnica estratificada em facetas diretas de resina composta, podemos citar:[9]

A) *Filtek™ Z350 XT (Filtek Supreme – 3M ESPE):* compósito nanoparticulado, com boa resposta ao polimento, e que possui 4 níveis de translucidez/opacidade. A resina Z350 XT possui cores para dentina (A1D, A2D, A3D, A4D, B3D, C4D, WD), corpo (body – A1B, A2B, A3B, A3.5B, A4B, A6B, B1B, B2B, B3B, B5B, C1B, C2B, C3B, WB, XWB), esmalte (A1E, A2E, A3E, B1E, B2E, WE, XWE), efeito (translúcidas: AT – Âmbar; BT – Blue (azulada); GT – cinza; CT – clear (translúcido claro). Cores para dentes clareados, como: WD (dentina branca); XWB (corpo extrabranco); WB (corpo branco); WE (esmalte branco); XWE (esmalte extrabranco). A resina WD pode ser empregada também como um opaco, para mascarar fundo escurecido. O nível B (body – corpo) encontrado na resina Filtek Z350 XT possui graduação intermediária de translucidez/opacidade, ficando entre o nível D (dentina – maior opacidade) e o nível E (esmalte – semitranslúcido).[9]

B) *Opallis (FGM):* compósito nano-híbrido com 5 níveis de translucidez/opacidade (opacos, dentina, esmalte, valor e efeito). As resinas opacas que compõe o sistema Opallis são: OP (opaque pearl) e OW (opaque white). Para dentina há a oferta de: DA1, DA2, DA3, DA3.5, DA4, DB1, DB2, DB3, DC2, DC3. Para esmalte estão presentes as cores: EA1, EA2, EA3, EA3.5, EA4, EB1, EB2, EB3, EC2, EC3. As cores de efeito são: T-blue (translúcida azulada), T-yellow (translúcida amarela), T-orange (translúcida alaranjada), T-neutral (translúcida neutra, incisal). Nesse sistema há resinas do tipo valor, divididas de acordo com a saturação de branco/cinza, sendo a VH (alto valor) a mais clara e luminosa, a VM (médio valor) a intermediária e a VL (baixo valor) a mais escura e cinzenta. Há, ainda, resinas específicas para dentes clareados: D-bleach (dentina), E-bleach H, E-bleach M e E-bleach L (esmalte). Estão presentes também cores diferenciadas, como A0,5 e B0,5.[9]

C) *Amelogen® Plus (Ultradent):* compósito micro-híbrido com 8 cores para dentina/corpo (seguindo escala Vita Clássica) + 1 opaca (OW); 3 tons de esmalte baseado no conceito de valor (EW – enamel White [alto valor]), EN – enamel neutral (valor intermediário), EG – enamel gray (baixo valor); e 3 resinas de efeito (TW – trans white, TG – trans gray, TO – trans orange).[9]

D) *IPS Empress® Direct (Ivoclar Vivadent):* compósito nano-híbrido disponível em 32 cores. Para dentina estão presentes: A1, A2, A3, A3.5, A4, A5, A6, B1, B2, C3, D2 e para dentes clareados BL-L e BL-XL. As cores de esmalte são: A1, A2, A3, A3.5, A4, B1, B2, B3, B4, C1, C2, C3, D2, D3 e para dentes clareados BL-L e BL-XL. Há uma opção de efeito opalescente (Opal) e duas translúcidas: Trans 20 e Trans 30.[9]

E) *Esthet-X® HD (Dentsply):* compósito nano-híbrido com 3 níveis de translucidez/opacidade, totalizando 31 cores disponíveis. As resinas opacas para dentina presentes são: WO (opaco branco), A2-O, A4-O, B2-O, C1-O, C4-O, D3-O. Para corpo/esmalte são: A1, A2, A3, A3.5, A4, B1, B2, B3, B5 (DY), C1, C2, C3, C4, C5 (XGB), D2, D3 e U. Como translúcidos há: CE (translúcido claro), WE (branco translúcido), YE (amarelo translúcido), AE (âmbar), GE (translúcido cinza). Há, ainda, 2 tons de corpo/esmalte para dentes clareados: W (branco) e XL (extraclaro).[9]

F) *Vit-L-escence® (Ultradent):* compósito micro-híbrido com 4 níveis de translucidez/opacidade (opaco, dentina/corpo, esmalte e efeito), totalizando 34 cores disponíveis. Como tons opacos há a Opaque White e Opaque Snow; para dentina/corpo estão disponíveis as cores da escala Vita Clássica acrescida de A5, A6, B5, C5. As cores de esmalte seguem o critério valor, são elas: Pearl Frost (esmalte claro), Pearl Neutral (esmalte neutro), Pearl Smoke (esmalte cinzento), Pearl Amber (esmalte âmbar). Há oferta de 10 tons de efeito, sendo: Trans Blue e Iridescent Blue (translúcido azulado), Trans Gray (translúcido acinzentado), Trans Amber (translúcido âmbar), Trans Orange (translúcido alaranjado), Trans Frost (translúcido claro), Trans Smoke (translúcido cinzento, escuro), Trans Ice (translúcido branco), Trans Yellow (translúcido amarelado), e Trans Mist.[9]

G) *Durafill® VS (Heraeus-Kulzer):* compósito microparticulado, com excelente resposta ao polimento. Possui 4 tons para dentina (OA2, OA3, OA3,5, OB2), cores de esmalte na escala Vita (A1, A2, A3, A3.5, A4, B1, B2, B3, C1, C2, C4, D3, incisal e 2 tons para dentes clareados (SL e SSL).[9]

H) ***Estelite Ômega (Tokuyama):*** compósito nanoparticulado (carga suprananométrica uniforme de 200 nm), com cores em opacidade para dentina (DA1, DA2 e DA3) e esmalte (EA1, EA2, EA3, EB1). Possui ainda tons de efeito (Trans – translúcido acromático; MW – semitranslúcido perolado) e cores para dentes clareados (BL1 e BL2).

I) ***Aelite® Aesthetic Enamel (Bisco):*** compósito nanoparticulado com cores de esmalte seguindo a escala Vita Clássica, acrescido de 3 tons de efeito incisal (Incisal Frost, Incisal Clear, Incisal Light Gray) e ainda uma opção para dentes clareados (WE).

J) ***Renamel® Microfill (Cosmedent):*** compósito microparticulado com excelente resposta ao polimento. Disponível nas cores da escala Vita Clássica (esmalte-corpo: A1, A2, A3, A3.5, A4, B1, B2, B3, B4, C1, C2, C3, C4, D2, D3 e D4), acrescido de: A1.5, A2.5, A5, A6, B-zero, C5. Há também tons incisais: Incisal Dark, Incisal Medium, Incisal Light; e tons para dentes clareados: Light opaque, Super Brite 1-3 e White.

K) ***Palfique LX5 (Tokuyama):*** compósito nanoparticulado (carga suprananométrica uniforme), com cores que seguem a nomenclatura da escala Vita Clássica, com opacidades para dentina (OA1, OA2 e OA3) e esmalte (A1, A2, A3, A3.5, A4, A5, B1, B2, B3, B4, C1, C2, C3). Possui ainda um tom de efeito (CE – translúcido acromático), um opaco (OPA2) e cores para dentes clareados (WE para esmalte e BW para dentina).

L) ***Vittra (FGM):*** compósito nanoparticulado (carga nano-esférica de zircônia), com cores divididas em opacidades para dentina (DA0, DA1, DA2, DA3, DA3.5, DA4, DA5 – com translucidez de 45%) e esmalte (EA1, EA2, EA3, EB1 e E-Bleach – com translucidez de 60%). Possui ainda tons de efeito (Trans OPL – translúcido opalescente com translucidez de 75%; e Trans N – translúcido neutro com translucidez de 82%) e cores de "valor": VM e VH, para valor médio e alto respectivamente (translucidez de 75%).

CERÂMICAS – ESQUEMA DE CORES

Para a realização de facetas indiretas (laminado cerâmico e lentes de contato dentais) é fundamental o conhecimento das cores disponibilizadas pelos fabricantes das cerâmicas. Em facetas indiretas, a cor final é resultante da composição de 4 fatores: a cor do remanescente dental (fundo), a cor do laminado em si (cor e nível de translucidez da cerâmica), a espessura da peça e a cor do cimento resinoso utilizado para a cimentação (por isso a importância do uso de cimentos com *try-in* – ver Capítulos 8 e 9).

Um critério essencial para a escolha do sistema cerâmico para facetas é que essa cerâmica seja condicionável (ácido-sensível), ou seja, que o material seja suscetível ao efeito do condicionamento com ácido fluorídrico e do protocolo adesivo para permitir sua cimentação adesiva. Basicamente, podemos trabalhar com três opções de cerâmica: feldspática convencional, reforçada por leucita, ou dissilicato de lítio. E três métodos de confecção das facetas, conforme o sistema: aplicação direta sobre troquel refratário (feldspática convencional), injetadas/prensadas (similar à "técnica da cera perdida", IPS e.max® Press, por exemplo), ou usinadas/fresadas (sistema CAD/CAM – computer-aided-design/computer-aided-manufacturing).[5,12]

Em alguns sistemas cerâmicos existe a disponibilidade de duas escalas de cores: uma para escolher e definir a cor do remanescente dentário (fundo) e outra para definir a cor da cerâmica em si. A escala *Natural Die Material* (Ivoclar Vivadent) contém 9 cores que permitem fabricar um troquel ou análogo da mesma cor do dente remanescente do paciente (ND1 – mais claro, até ND9 – mais escuro – Fig. 4-8). Ou ainda, a escala *Vita Simulate* (Vita) contém 6 cores com o mesmo objetivo, simulando o desafio de mascarar o fundo da faceta (preparo dental).

Os sistemas cerâmicos mais utilizados para a confecção de facetas indiretas são:

A) ***Cerâmica IPS e.max® Press (Ivoclar Vivadent):*** cerâmica prensada (injetada) à base de dissilicato de lítio. Trabalha com os matizes A, B, C, D (seguindo a escala *Vitapan Classical*: A1, A2, A3, A3.5, A4, B1, B2, B3, B4, C1, C2, C3, C4, D2, D3, D4 e *Bleach* para dentes clareados (BL1, BL2, BL3 e BL4), em três níveis de translucidez: alta (HT), média (MT), baixa (LT). Possui ainda média opacidade (MO) nas cores 0,1, 2, 3, 4; e alta opacidade (HO) nas cores 0, 1, 2, além das pastilhas *Impulses* (em tons 1 e 2) que simulam os efeitos ópticos do esmalte dentário. Essas últimas são utilizadas principalmente em lentes de contato. Recentemente entrou no mercado brasileiro as pastilhas policromáticas *Multi*. São encontradas em 10 cores: A1, A2, A3, A3.5, B1, B2, C1, C2, D2 e BL2. A translucidez da pastilha é equivalente à pastilha LT, porém com graduação de cor. Em remanescentes dentários que não apresentam alteração de cor e que não seja necessário mascarar o fundo, o uso de uma cerâmica de alta translucidez (HT) produz um bom biomimetismo. Seguindo o mesmo raciocínio, os remanescentes dentários com pequena alteração de cor necessitam de cerâmicas de baixa translucidez (LT). Nos casos em que há necessidade de alongamento dentário, as cerâmicas de média translucidez (MT) e de baixa translucidez (LT) são indicadas, a fim de que não seja observado um halo translúcido demarcando exatamente este prolongamento. Os dentes com severo escurecimento necessitam de um preparo mais invasivo e de uma infraestrutura mais opaca para mascarar o fundo (HO ou MO), seguida da aplicação de uma cerâmica mais translúcida de cobertura (*IPS e.max® Ceram*) nas cores selecionadas. As facetas de e.max podem ser confeccionadas por três técnicas: faceta maquiada/monolítica (pastilha única, caracterizada pelos *stains* e *essences*); *cut-back* (pastilha única acrescida de desgaste incisal simulando mamelos e aplicação de cerâmica na incisal para caracterizar o bordo); e estratificada (pastilha mais opaca para infraestrutura seguida da

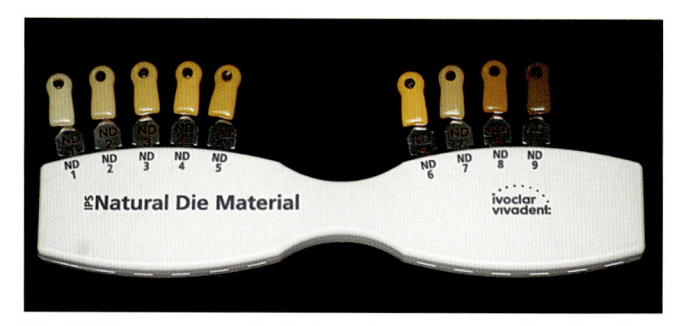

Fig. 4-8. Escala para reprodução da cor do remanescente dental (cor do fundo) (Ivoclar Vivadent).

aplicação de cerâmica de cobertura na cor selecionada). A cerâmica de cobertura *IPS e.max® Ceram* é uma cerâmica vítrea de baixa fusão com nanofluorapatita.

B) **Cerâmica IPS e.max® CAD (Ivoclar Vivadent):** consiste em um bloco de cerâmica vítrea à base de dissilicato de lítio para fresagem (CAD/CAM). Encontra-se no estágio cristalino intermediário (130-150 MPa) que pode ser facilmente fresado. Neste estágio pré-cristalino, os blocos encontram-se nas cores que variam entre o branco, azul e cinza-azulado. Após a fresagem, a cerâmica IPS e.max® CAD é cristalizada em um forno cerâmico, para adquirir as propriedades físicas finais (360 MPa) e as respectivas propriedades ópticas. Estão disponíveis em 4 níveis de translucidez (HT, MT, LT, MO). Os blocos HT, MT e LT compõem 16 cores da escala Vita Clássica (A-D), 4 cores *Bleach* BL, e os blocos MO em 5 tons: 0, 1, 2, 3 e 4. e.max® *Impulse* também se encontra disponível em blocos para CAD/CAM, nos tons Opal 1 e Opal 2.

C) **Cerâmica IPS Empress® CAD (Ivoclar Vivadent):** cerâmica vítrea reforçada por leucita, confeccionada (fresada/usinada) pelo sistema CAD/CAM. Ideal para laminados sem fundo escurecido, monocromáticos (técnica maquiada – pastilha única caracterizada apenas pelas maquiagens – *IPS Empress® Universal Stains*). Disponível nas cores da escala *Vitapan classical* acrescida do *Bleach* para dentes clareados (similar ao IPS e.max®), em duas opções de translucidez (HT – alta translucidez; LT – baixa translucidez). Esse sistema também oferece blocos policromáticos IPS Empress® CAD *Multi,* que resultam em restaurações que se distinguem por terem tonalidades mais naturais e transição de fluorescência de dentina para incisal, mesmo sem caracterização.

D) **Cerâmica Vita VM®7 (Vita):** cerâmica feldspática que pode ser empregada para confecção de laminados pela técnica de aplicação sobre troquel refratário. As massas de recobrimento estão disponíveis nas cores do sistema *Vita System 3D-Master e Vitapan Classical,* incluindo massas de efeito, dentina e de esmalte.

MÉTODOS DE SELEÇÃO DE COR

Para o processo de seleção de cores para facetas, sejam elas diretas sejam indiretas, apresentaremos a seguir dois métodos distintos, que serão escolhidos de acordo com as características do sistema de cores oferecido pelo material restaurador (Fig. 4-9). Previamente a qualquer processo de seleção de cor, os dentes devem estar hidratados, limpos, sem biofilme ou manchamentos (profilaxia prévia), e a iluminação deve ser natural e indireta.[9,16]

Método 1 – Sistemas que Seguem as Cores da Escala Vita Clássica

A) *Selecionar o matiz:* o matiz deve ser selecionado a partir da comparação dos representantes da escala Vita clássica (ou do fabricante), com a cor base da coroa dental (Fig. 4-10). O foco da observação deve ser na região cervical do dente (esmalte mais delgado). Em resumo, iremos por aproximação/exclusão selecionar um dos matizes básicos: A, B, C ou D (ou *Bleach* para dentes clareados). A literatura e a prática clínica nos mostram que a maioria dos dentes se enquadra no matiz A (80% matiz A – Baratieri & Belli, 2008; 65% matiz A – Parreira & Santos, 2005).[4,22,23] Hassan (2000) encontrou em seu estudo maior prevalência de matizes A e B em pacientes jovens, enquanto que a proporção de matizes C e D aumentou com a idade dos pacientes.[9,17]

B) *Testar variação do croma:* o croma deve ser definido de acordo com a variação da saturação da cor ao longo da face vestibular. Devemos dirigir o olhar para os terços da coroa (cervical, médio e incisal), buscando identificar as diferenças na intensidade da cor. Muitas vezes selecionamos um único croma para toda a faceta; todavia, usualmente vai haver uma variação de 1-2 tons mais claros nos terços médio e incisal em relação ao terço cervical (exceto em dentes clareados).[9]

C) *Ajustar o valor:* o valor da cor, por mais que não esteja especificado na escala Vita Clássica, está associado ao cro-

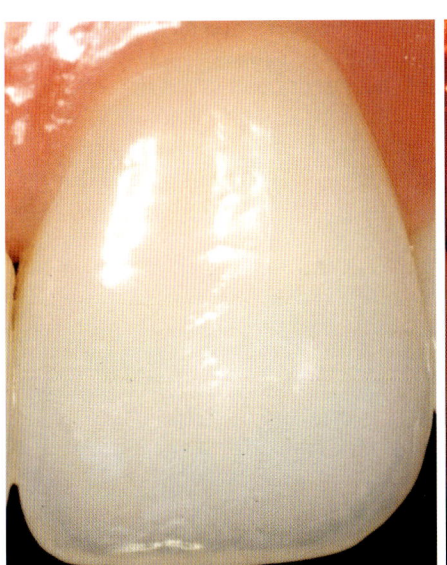

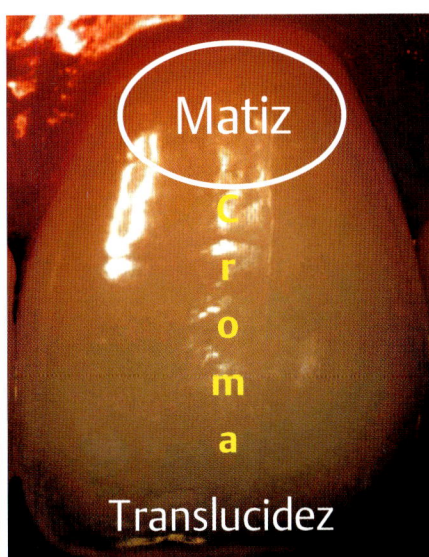

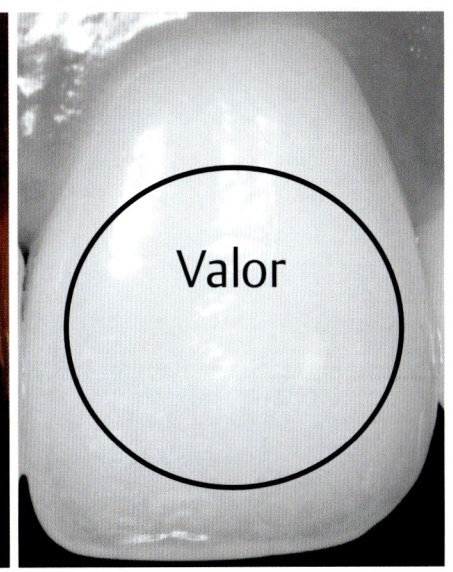

Fig. 4-9. Esquema para seleção de cores. Identificação do matiz na cervical, variação do croma ao longo da face vestibular (seleção cor dentina) e opalescência do bordo incisal (efeito). Em preto e branco visualizamos o valor da cor na área plana (cor esmalte).

ma (quanto menor o croma, mais claro, maior o valor). Devemos então focar na área plana da face vestibular para ajustar o valor associado ao croma (na prática, ver se é necessário utilizar uma resina/cerâmica mais clara para o esmalte de cobertura).[9]

D) **Avaliar translucidez incisal:** o bordo incisal é a área de caracterização mais rica da coroa dental, em especial em pacientes jovens. Devemos selecionar uma resina/cerâmica de efeito translúcido para simular o halo de opalescência (p. ex., resina *blue*, neutra ou *yellow*) e uma resina/cerâmica mais opaca para reproduzir o halo opaco.[3,9] Para laminados cerâmicos em dentes com incisal muito translúcida e caracterizada, a técnica *cut-back* de confecção da faceta se torna mais indicada para reproduzir esses efeitos.

Método 2 – Sistemas que Seguem o Conceito Esmalte-Valor

A) **Definir o valor:** nestes sistemas em que as cores de esmalte estão associadas ao valor (geralmente em 3 níveis: alto valor (mais clara, mais pigmento branco), valor médio (intermediário) e baixo valor (mais cinzento, menos pigmento branco), este é o primeiro passo do processo de escolha de cor. Devemos focar no centro da face vestibular, na área plana, para avaliar a claridade e a reflexão de luz, selecionando nesse momento a resina/cerâmica de esmalte de cobertura da faceta.[9] Para dentes clareados, há disponibilidade de resinas e cerâmicas específicas (*Bleach*), que variam o valor e a translucidez.

B) **Selecionar o matiz:** o matiz deve ser selecionado a partir da comparação dos representantes da escala Vita Clássica (ou do fabricante), com a cor base da coroa dental (Fig. 4-10). O foco da observação deve ser na região cervical do dente (esmalte mais delgado). Em resumo, iremos por aproximação/exclusão selecionar um dos matizes disponíveis no sistema em questão. Nesses sistemas de esmalte-valor, para resina composta, o matiz será apenas relacionado com a resina utilizada para reprodução da dentina.[9] Já para cerâmica, o matiz pode ser associado também ao esmalte (na dependência do sistema empregado).

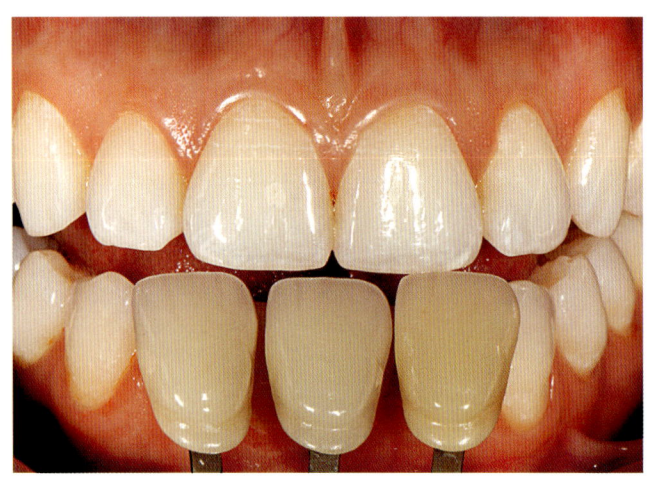

Fig. 4-10. Emprego de escala de cores Vita Clássica para seleção do matiz.

C) **Testar variação do croma:** assim como o matiz, o croma desses sistemas de esmalte-valor para resina composta será apenas relacionado com a resina utilizada para reprodução da dentina (quando houver). No caso da cerâmica, o croma também pode estar vinculado ao esmalte (na dependência do sistema empregado). O croma deve ser definido de acordo com a variação da saturação da dentina ao longo da face vestibular. Devemos dirigir o olhar para os terços da coroa (cervical, médio e incisal), buscando identificar as diferenças na intensidade da cor.[9] Em laminados cerâmicos feitos por técnica injetada ou fresada (pastilha única), essas diferenças de croma são realizadas por maquiagem.

D) **Avaliar translucidez incisal:** o bordo incisal de pacientes jovens vai receber uma resina/cerâmica de efeito translúcido para simular o halo de opalescência e uma resina/cerâmica mais opaca para reproduzir o halo opaco.[3,9]

ASPECTOS A SEREM OBSERVADOS NO PROCESSO DE SELEÇÃO DE CORES

1. **Ambiente e iluminação**: o processo de seleção de cor é favorecido em um ambiente aberto, com luz natural indireta e sempre com refletor desligado.[9,16] A iluminação no crepúsculo e à noite não é favorável para a correta identificação das cores. Em ambientes fechados devemos associar diferentes fontes de energia luminosa, evitando o metamerismo (objetos iguais sob uma fonte de luz e diferentes em outra).[3,7,9,18,25]

2. **Isolamento do campo operatório**: a seleção de cores deve ser uma etapa prévia ao isolamento do campo operatório, seja ele absoluto seja relativo. O isolamento absoluto vai gerar grande desidratação do dente (que fica mais claro e esbranquiçado), e prejudica a percepção das cores pela presença do dique de borracha colorido. Para os casos de isolamento relativo, a seleção de cor deve ser realizada antes da introdução dos roletes de algodão e fio retrator (para não ressecar os dentes). Durante o processo de seleção de cor, os dentes devem estar sempre hidratados.[9,16]

3. **Tempo de observação:** manter os olhos focados muito tempo num mesmo objeto (dente/escala) pode gerar fadiga cromática. Desvie o olhar após um período máximo de 30 segundos (descansar os olhos),[16] podendo direcioná-los para outro local, como uma paisagem, por exemplo.[2,9,25]

4. **Ensaio (*mock-up*):** para confirmarmos as cores escolhidas, para facetas diretas, podemos colocar pequenas porções (bolinhas) das próprias resinas compostas selecionadas,[27] ou realizar uma faceta de ensaio (sem sistema adesivo e sem isolamento) seguindo a estratificação planejada.[16] Para os laminados cerâmicos, a realização de *mock-up* com resina bisacrílica e a confecção de provisórios com essa mesma resina ou com resina composta também podem auxiliar na confirmação das cores selecionadas. É importante salientar que a responsabilidade da seleção de cor é toda do profissional.[9]

5. **Mapa cromático:** o mapa cromático (diagrama de cor) consiste na identificação das diferentes cores a serem empregadas nas diferentes áreas da superfície a ser restaurada, ou seja, é o mapeamento das cores do dente (Fig. 4-11). O mapa cromático é muito útil no planejamento da faceta

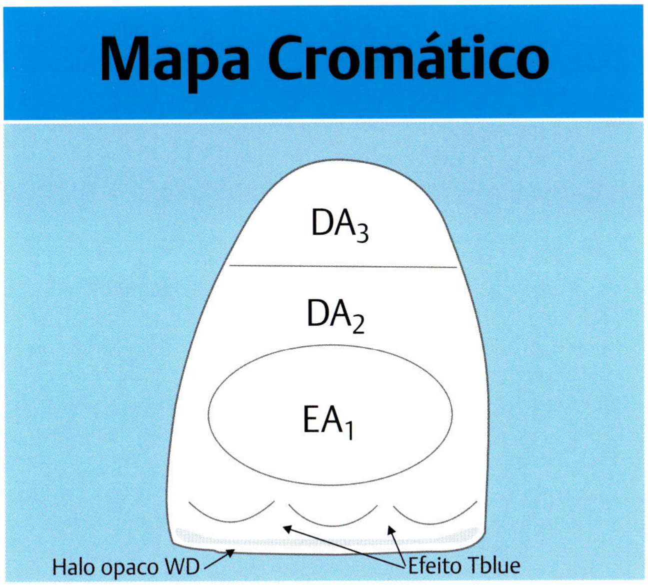

Fig. 4-11. Exemplo de mapa cromático: esquema de cores a serem utilizadas numa determinada faceta.

e também no processo de comunicação com o laboratório de prótese (protético).[8,9]

6. **Dentes clareados:** após o clareamento dental devemos aguardar pelo menos 15 dias para estabilização da cor e liberação do oxigênio residual, antes de realizarmos uma faceta.[9] Dentes clareados costumam apresentar um valor da cor muito elevado. Para que o resultado da faceta não fique acinzentado, para resina composta sugerimos atenção na seleção da dentina artificial, preferindo uma de alto valor (p. ex., OW – Amelogen Plus/Ultradent), modulando o valor final na resina de esmalte. Para laminados cerâmicos em dentes clareados, além da seleção de cor e translucidez adequadas, teste a peça com cimentos *try-in* de alto valor de cor.

COMUNICAÇÃO COM O LABORATÓRIO (FACETAS INDIRETAS)

O processo de comunicação com o laboratório de prótese (técnico em prótese dentária) deve ser simples, claro e transparente, para que se possa atingir êxito na seleção de cores de laminados cerâmicos. Por outro lado, essa comunicação deve ser completa e detalhada para que o laboratorista tenha condições de reproduzir os detalhes cromáticos, anatômicos e caracterizações necessárias. A fidelidade do resultado obtido vai depender especialmente de como as informações são passadas ao ceramista.

Para auxiliar esse processo podemos utilizar o mapa cromático (diagrama de cores), com um esquema desenhado em papel (Fig. 4-11), fotografias digitalizadas do paciente sorrindo e dos dentes adjacentes aproximados (antes e após os preparos, com e sem escala – Fig. 4-10),[24] filmagens do paciente sorrindo e falando, imagens da cor de fundo dos dentes preparados (avaliar necessidade de opacos),[24] uso de escalas para definir a cor do remanescente dental (p. ex., *Natural Die Material* – Ivoclar Vivadent) e até a visita do técnico ao consultório para discutir de modo presencial a seleção de cores juntamente com o cirurgião-dentista, utilizando escalas de cores referentes às massas cerâmicas a serem empregadas.

Além dessas informações em relação à cor, forma e caracterizações, devem ser enviados ao laboratório os seguintes itens: molde em silicona de adição contendo os preparos (arcada completa), molde ou modelo antagonista (arcada completa), registro de mordida, fotografias iniciais e após os preparos, retorno do modelo encerado (enceramento diagnóstico) com as eventuais modificações feitas no *mock-up* demarcadas e solicitação do tipo de cerâmica a ser empregada.[24]

É fundamental que ambos (cirurgião-dentista e técnico) dominem as cores oferecidas pelo sistema cerâmico escolhido, para que possam aproveitar da melhor forma possível os seus recursos cromáticos.

CONSIDERAÇÕES FINAIS

A correta seleção de cores para a realização de facetas estéticas, sejam elas diretas sejam indiretas, é de fundamental importância para se atingir sucesso nos tratamentos. O processo de escolha de cor deve partir do entendimento das dimensões que compõem a cor, associado ao treinamento e sensibilidade. Os métodos de seleção de cor apresentados neste capítulo não são os únicos, mas foram elaborados com base nos princípios de cada sistema de cores apresentado pelo material restaurador em questão, seja ele vinculado às tonalidades da escala Vita Clássica seja ao conceito de esmalte-valor.[9]

Por causa das diversas opções de sistemas restauradores à base de resina composta e de cerâmica, e sua variabilidade de cores disponíveis, salienta-se a importância do conhecimento dos materiais e da sua oferta de cores, facilitando e otimizando o processo de identificação cromática. Da mesma forma, estimula-se também o registro fotográfico dos casos clínicos, com objetivo de auxiliar no planejamento e na comunicação com o laboratório de prótese.

REFERÊNCIAS BIBLIOGRÁFICAS

1. Arimoto A *et al*. Translucency, opalescence and light transmission characteristics of light-cured resin composites. *Dent Mater* 2010;26(11):1090-7.
2. Baratieri LN *et al*. *Estética: restaurações adesivas diretas em dentes anteriores fraturados*. São Paulo: Santos, 1995.
3. Baratieri LN *et al*. Luz, cor e caracterização de restaurações. In: __. *Odontologia restauradora: fundamentos e técnicas*. Vol 1. São Paulo: Santos, 2010.
4. Baratieri LN, Belli R. Cor: fundamentos básicos. In: Baratieri LN *et al*. *Soluções clínicas: fundamentos e técnicas*. Florianópolis: Ponto, 2008.
5. Baratieri LN, Monteiro Jr S *et al*. *Odontologia restauradora: fundamentos e possibilidades*. 2.ed. São Paulo: Santos, 2015.
6. Browning WD *et al*. Color differences: polymerized composites and corresponding Vitapan classical shade tab. *J Dent* 2009;37(1):34-9.
7. Chain MC, Rodrigues CC, Adriani O. Estética: dominando os desejos e controlando as expectativas. In: Cardoso RJA, Gonçalves EAN. *Estética*. São Paulo: Artes Médicas, 2002. cap.4.
8. Chu SJ, Trushkowsky RD, Paravina, RD. Dental color matching instruments and systems: review of clinical and research aspects. *J Dent* 2010;38(2):2-16.
9. Coelho-de-Souza FH. Escolha de cor e estratificação com resinas compostas. In: Coelho-de-Souza FH *et al*. *Tratamentos clínicos*

integrados em Odontologia. Rio de Janeiro: Revinter, 2012. cap.11.
10. Conceição EN. O potencial dos compósitos diretos em dentes anteriores. In: Conceição EN *et al. Restaurações estéticas: compósitos, cerâmicas e implantes*. Porto Alegre: Artmed, 2005.
11. Conceição EN *et al*. Dentística: saúde e estética. 2.ed. Porto Alegre: Artmed, 2007.
12. Conceição EN, Chiossi G. Primeira consulta: planejando o sucesso em Odontologia estética. In: Conceição EN *et al. Visão horizontal: Odontologia estética para todos*. Maringá: Dentalpress, 2013. cap.1.
13. Dumanli AG, Savin T. Recent advances in the biomimicry of structural colors. Chem Soc Rev 2016;45(24):6698-6724
14. Fahl N Jr. A polychromatic composite layering approach for solving a complex class IV/direct veneer/diastema combination: part II. *Pract Proced Aesthet Dent* 2007;19(1):17-22.
15. Ferreira ABH *et al*. Dicionário Aurélio de língua portuguesa. Rio de Janeiro: Nova Fronteira, 1988.
16. Garone Netto N *et al*. Dentística restauradora: restaurações diretas. São Paulo: Santos, 2003.
17. Hassan AK. Effect of age on color of dentition of Baghdad patients. *East Mediterr Health J* 2000;6(2):511-3.
18. Kina S, Bruguera A. Invisível: restaurações estéticas cerâmicas. Maringá: Dental Press, 2007.
19. Loguercio AD *et al*. Associação de materiais. In: Reis A, Loguercio AD. *Materiais dentários restauradores diretos*. São Paulo: Santos, 2007.
20. Magne P, So WS. Optical integration of incisoproximal restorations using the natural layering concept. *Quintessence Int* 2008;39(8):633-43.
21. Munsell AH. A color Notation. Baltimore, 1961.
22. Paravina RD *et al*. Optimization of tooth color and shade guide design. *J Prosthodont* 2007;16(4):269-76.
23. Parreira GG, Santos LM. Cerâmicas odontológicas: conceitos e técnicas. São Paulo: Santos, 2005.
24. Radz GM. Minimum thickness anterior porcelain restorations. *Dent Clin N Amer* 2011;55:353-70.
25. Ramos Jr L, Ortega VL. Cor, forma e textura em restaurações cerâmicas. In: Cardoso RJA, Gonçalves EAN. *Estética*. São Paulo: Artes Médicas, 2002. cap.12.
26. Rebelatto C *et al*. Fotoativação e unidades fotoativadoras. In: Reis A, Loguercio AD. *Materiais dentários restauradores diretos*. São Paulo: Santos, 2007.
27. Watanabe H, Covey D. Esthetic restorative material shade changes due to photo polymerization. *Gen Dent* 2008;56(3):260-6.

Capítulo 5

Facetas Diretas de Resina Composta

Fábio Herrmann Coelho-de-Souza
Victor Ferrás Wolwacz
Eduardo Galia Reston
Lucas Silveira Machado

INTRODUÇÃO 50
CONCEITO 50
INDICAÇÕES 50
LIMITAÇÕES DA TÉCNICA 51
VANTAGENS 51
DESVANTAGENS 51
CLASSIFICAÇÃO 51
Quanto à Extensão 52
Quanto à Profundidade 52
PREPARO DENTAL 52
PLANEJAMENTO RESTAURADOR 54
SELEÇÃO DAS RESINAS COMPOSTAS 54
PROTOCOLO TÉCNICO 54
Técnica Estratificada 54
Técnica da Matriz Vestibular 62
   Matriz Vestibular Pré-Fabricada 62
   Matriz Vestibular Personalizada (Matriz Acrílica) 65
TÉCNICAS DE CARACTERIZAÇÃO E ILUSÃO DE ÓPTICA 66
CONSIDERAÇÕES FINAIS 66
REFERÊNCIAS BIBLIOGRÁFICAS 66

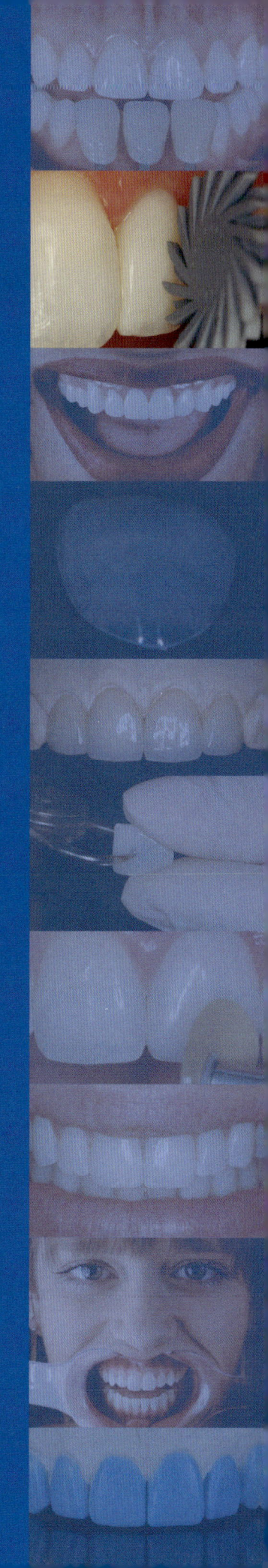

INTRODUÇÃO

As facetas de resina composta compõem um dos principais capítulos da Dentística atual (e deste livro), por se tratar de uma técnica que se popularizou no Brasil e pela sua versatilidade. As facetas diretas utilizam a resina composta como material restaurador estético para a reabilitação da superfície vestibular (Fig. 5-1).[10] Diversos casos de queixa estética podem ser solucionados por facetas de resina composta, contemplando alterações de cor, forma e posição; contudo, exigindo do profissional conhecimento e habilidade.[12,17,25]

O advento do condicionamento ácido do esmalte, introduzido por Buonocore, em 1955,[5] associado aos *primers* bifuncionais e formação de camada híbrida por Nakabayashi, Kojima & Masuhara (1982),[23] tornou possível a união de resinas compostas à estrutura dentária independente de preparação cavitária retentiva.[13,26] Assim sendo, com os sistemas adesivos atuais, procedimentos, como facetas de resina composta, tornaram-se viáveis e com capacidade funcional satisfatória.[10,11]

O desenvolvimento e o aprimoramento das resinas compostas nas últimas décadas, com nanotecnologia e características ópticas de efeito, fizeram com que esse material evoluísse tanto no sentido de melhores propriedades mecânicas, quanto na reprodução cromática dos tecidos dentais,[16] proporcionando resultados esteticamente agradáveis.[12,27]

O objetivo do presente capítulo é apresentar e detalhar a técnica de facetas diretas de resina composta, dentro de uma visão clínica contemporânea, englobando seus principais aspectos, incluindo o protocolo técnico de preparo, técnica restauradora, acabamento e polimento.

CONCEITO

As facetas diretas de resina composta consistem no recobrimento da superfície vestibular alterada, com aplicação e escultura de uma ou mais camadas de resina composta fotopolimerizável (Fig. 5-1).[10]

INDICAÇÕES

As facetas diretas de resina composta estão indicadas para recuperação estética de dentes vinculados às seguintes situações (Fig. 5-2):[4,10,12]

1. **Alterações de cor:** dentes vitais ou não vitais escurecidos ou manchados de forma intrínseca ou extrínseca (que não responderam ou não têm indicação de clareamento).

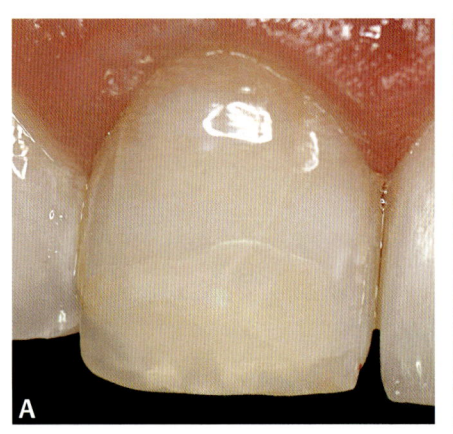

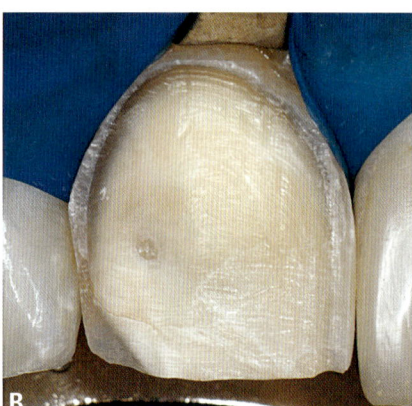

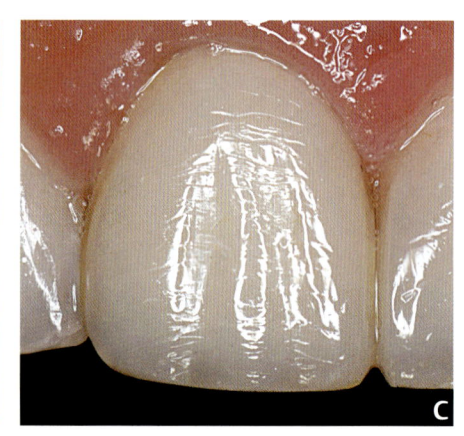

Fig. 5-1. Faceta direta de resina composta: recobrimento da face vestibular. (A) Dente 11 escurecido. (B) Preparo vestibular. (C) Faceta concluída.

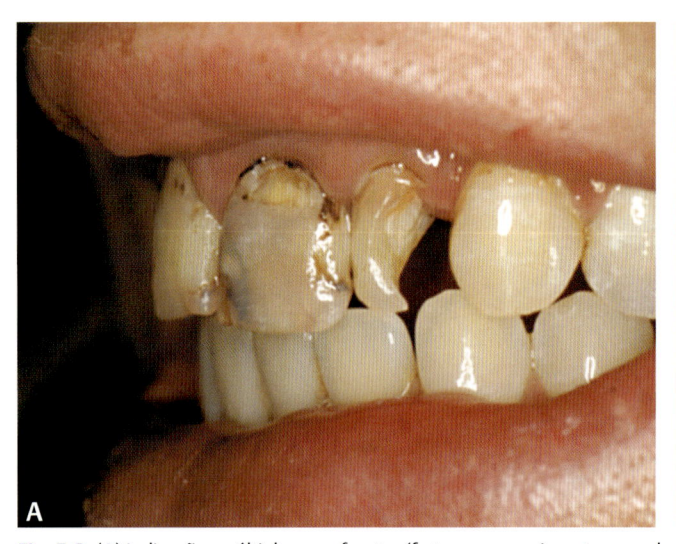

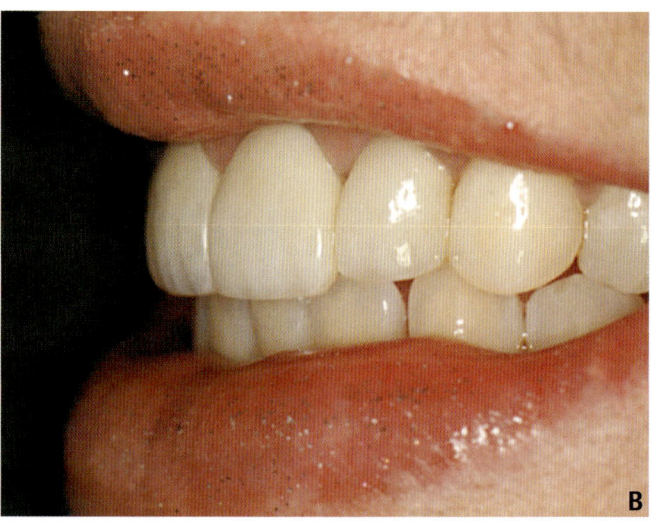

Fig. 5-2. (A) Indicações múltiplas para facetas (fratura, escurecimento, manchamento, restaurações deficientes). (B) Facetas diretas de resina compostas nos dentes anterossuperiores.

2. **Dentes desalinhados:** dentes com discretas alterações de posição, como pequenas giroversões ou inclinações. Acréscimos seletivos de resina composta podem compensar o alinhamento.
3. **Fraturas amplas:** dentes com fraturas extensas, além da restauração, podem ser facetados para harmonização da face vestibular.
4. **Lesões de cárie na face vestibular:** em casos de grandes lesões de cárie, comprometendo a face vestibular, o facetamento pode ser indicado para harmonização estética.
5. **Amplas lesões não cariosas:** lesões cervicais não cariosas que atinjam grande parte da face vestibular (como, erosão, por exemplo) podem necessitar recobrimento com resina composta.
6. **Alterações de forma:** dentes que necessitam transformação anatômica, como dentes conoides, por exemplo, podem ser reanatomizados com resina composta.
7. **Restaurações deficientes extensas na face vestibular:** dentes com uma ou mais restaurações defeituosas envolvendo a face vestibular podem receber facetas diretas para harmonização estética.
8. **Dentes hipoplásicos:** alterações de cor e/ou forma relacionadas com a hipoplasia ou fluorose com comprometimento estético podem ser solucionadas com facetas.
9. **Fechamento de diastemas:** diastemas podem ser reduzidos/fechados com acréscimo de resina composta (faceta parcial extraesmalte).
10. **Alternativa à técnica indireta:** casos de pacientes com condição financeira incompatível com laminados cerâmicos podem ser resolvidos pela técnica direta.

LIMITAÇÕES DA TÉCNICA

Em vez de contraindicações tradicionais, preferimos considerar e abordar as limitações da técnica de facetas diretas, dada a sua versatilidade, são elas:[10,12]

1. **Escurecimento severo:** em dentes muito escurecidos pode haver dificuldade de bloquear o fundo com a resina composta (nestes casos o preparo pode ser mais invasivo, e está indicado o emprego de opacificadores ou corantes).
2. **Hábitos parafuncionais:** pacientes com hábitos parafuncionais devem ser bem diagnosticados, controlados em relação ao hábito e devemos associar a faceta à confecção de placas miorrelaxantes de proteção.
3. **Disfunções oclusais:** pacientes com desarranjos oclusais devem ser bem avaliados. Casos de mordida cruzada anterior ou em topo devem ser corrigidos previamente às facetas ou poderão contraindicá-las.
4. **Fumo e dieta rica em corantes:** os pacientes fumantes ou que possuam uma dieta atípica rica em corantes devem estar cientes de que suas facetas necessitarão de repolimentos frequentes. Resinas microparticuladas podem ser uma escolha interessante para estes casos pela sua maior lisura de superfície.[11]
5. **Apinhamento severo:** dentes apinhados ou girovertidos geralmente necessitam de grande desgaste dental, associado a pouco espaço mesiodistal. Nesses casos o procedimento pode ser prejudicado ou até contraindicado.
6. **Dentes vestibularizados:** assim como no apinhamento, o desgaste não justifica o procedimento. Estes casos devem ser precedidos de tratamento ortodôntico.
7. **Ausência de esmalte:** quando o preparo não apresentar mais esmalte (nem sequer nas margens – preparo somente em dentina), a faceta de resina deve ser repensada. Além do pouco remanescente dental, a adesão em dentina é mais instável e mais sujeita à degradação.[27]

VANTAGENS

A técnica de facetas diretas de resina composta apresenta as seguintes vantagens (especialmente quando comparadas aos laminados cerâmicos):[10,12]

A) *Menor desgaste dental:* em geral o preparo para facetas diretas é mais conservativo do que para os laminados (não rompe ponto de contato).[21] Em alguns casos pode não haver preparo algum (dentes conoides, por exemplo).
B) *Estética:* com o domínio da técnica estratificada, as facetas de resina composta podem obter resultados excelentes.
C) *Menor tempo de trabalho:* a faceta de resina é realizada em uma consulta.
D) *Dispensa provisório:* na técnica direta a faceta é realizada na mesma sessão (trabalho concluído).
E) *Dispensa de moldagem:* como a faceta de resina é realizada diretamente sobre o dente preparado, não há moldagem envolvida.
F) *Menor custo:* não envolve ceramista e necessita menor tempo clínico (uma sessão).
G) *Facilidade de reparo:* em pequenas falhas, a faceta pode receber um reparo com a mesma resina composta utilizada na faceta.
H) *Reversível quando extraesmalte:* em facetas sem preparo algum (como em dentes conoides, por exemplo), a resina composta pode ser removida, retornando à situação inicial.

DESVANTAGENS

Quando comparadas às facetas indiretas de cerâmica, as facetas de resina composta apresentam algumas desvantagens, são elas:[10]

A) *Limitações das resinas compostas:* contração de polimerização, presença de monômeros residuais, degradação química, mancha superficial e marginal são características inerentes às resinas compostas e que podem influenciar negativamente o resultado em longo prazo.[20,22]
B) *Sensibilidade e dificuldade técnicas:* realizar uma faceta direta de resina composta requer conhecimento e treinamento da técnica. O procedimento é dependente da habilidade do operador e do respeito ao protocolo técnico.[10]
C) *Poucos estudos clínicos:* existem poucos estudos clínicos consistentes para avaliar o desempenho de facetas de resina composta.[11,18,29] Estudos sobre laminados cerâmicos são bem mais comuns na literatura.[6]

CLASSIFICAÇÃO

Os preparos dentais para facetas diretas de resina composta podem ser classificados de acordo com sua extensão e profundidade, conforme Conceição (2007).[12]

Quanto à Extensão
A) **Preparo parcial:** preparo de parte da face vestibular (faceta parcial).
B) **Preparo total vestibular (janela):** preparo que envolve toda a face vestibular. É o preparo mais comum para facetas diretas.
C) **Preparo total com recobrimento incisal:** preparo que envolve toda a face vestibular com redução do bordo incisal. Esse preparo é realizado especialmente em situações de alongamento dental e quando o bordo está comprometido esteticamente.

Quanto à Profundidade
A) **Sem desgaste dental (faceta extraesmalte):** situações em que já há espaço para a realização da faceta, não sendo necessário nenhum desgaste ou preparo, como, por exemplo: dentes conoides (Fig. 5-3) ou retroinclinados (palatinizados).
B) **Desgaste em esmalte:** preparo conservador realizado somente em esmalte, indicado para dentes sem escurecimento ou com escurecimento leve.
C) **Desgaste em esmalte e dentina:** preparo envolvendo o esmalte e parte da dentina, com o objetivo de criar mais espaço para as camadas de resina composta. Indicado para dentes com escurecimento coronário moderado a severo.

PREPARO DENTAL
Em diversas situações clínicas, a faceta direta pode ser realizada com mínimo ou nenhum desgaste dental; todavia, os preparos clássicos para facetas diretas de resina composta devem seguir uma sequência ordenada de desgastes (Fig. 5-4):[10]

1. **Canaleta de orientação cervical:** com ponta diamantada esférica 1.012 ou 1.014, profundidade de meia-ponta ativa, delimitar o contorno e o limite do preparo.
2. **Canaleta de orientação central:** com ponta diamantada tronco-cônica de extremidade arredondada (2.135 ou 4.138) realizamos uma canaleta verticalmente na face vestibular, seguindo a orientação de inclinação da face, com sua convexidade nos terços cervical, médio e incisal.
3. **Desgaste das ilhas de esmalte:** com a mesma ponta 2.135 ou 4.138, desgastamos as áreas de esmalte localizadas entre as canaletas, uma por vez, para que possamos visualizar a espessura e uniformidade do preparo (silhueta).
4. **Invadir a área de subcontato:** para esconder a transição faceta-dente junto às faces proximais, devemos invadir a

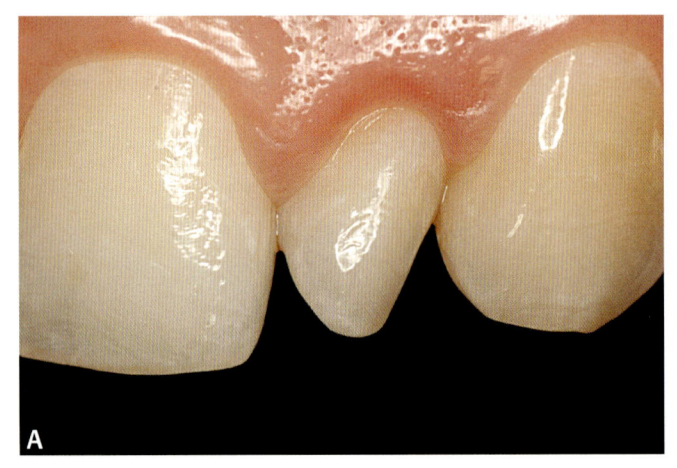

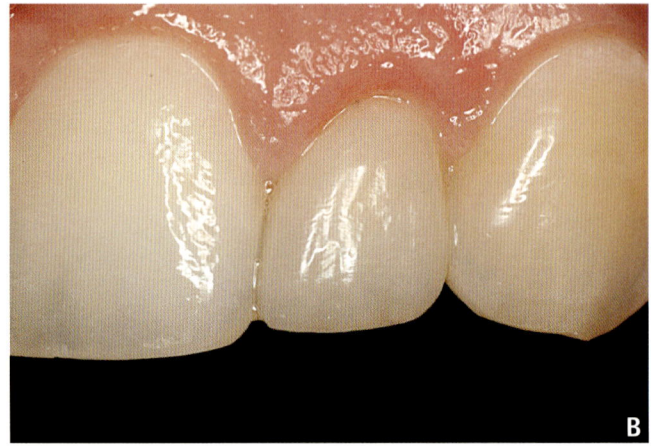

Fig. 5-3. (**A**) Dente 22 conoide. (**B**) Faceta de resina composta para reanatomização sem necessidade de desgaste dental.

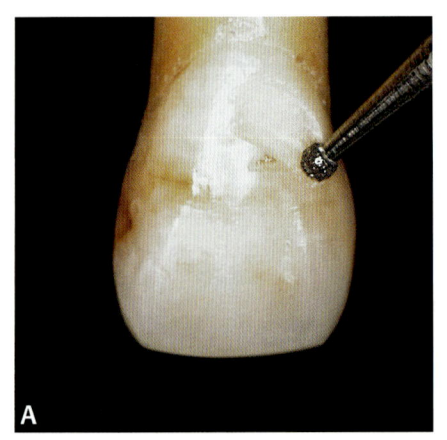

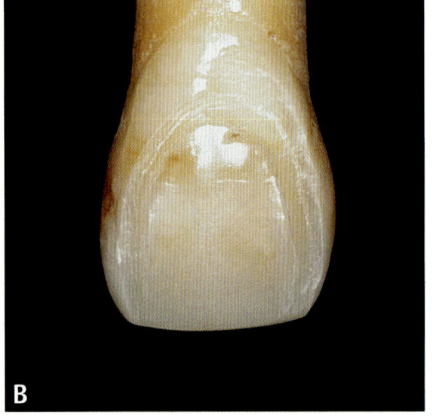

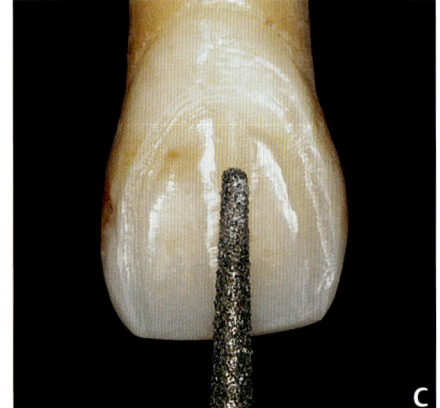

Fig. 5-4. Preparo dental tradicional para faceta direta. (**A**) Início da canaleta cervical com ponta diamantada 1.014. (**B**) Canaleta cervical concluída ("ferradura"). (**C**) Canaleta central com ponta diamantada 2.135. *(Continua)*

Facetas Diretas de Resina Composta

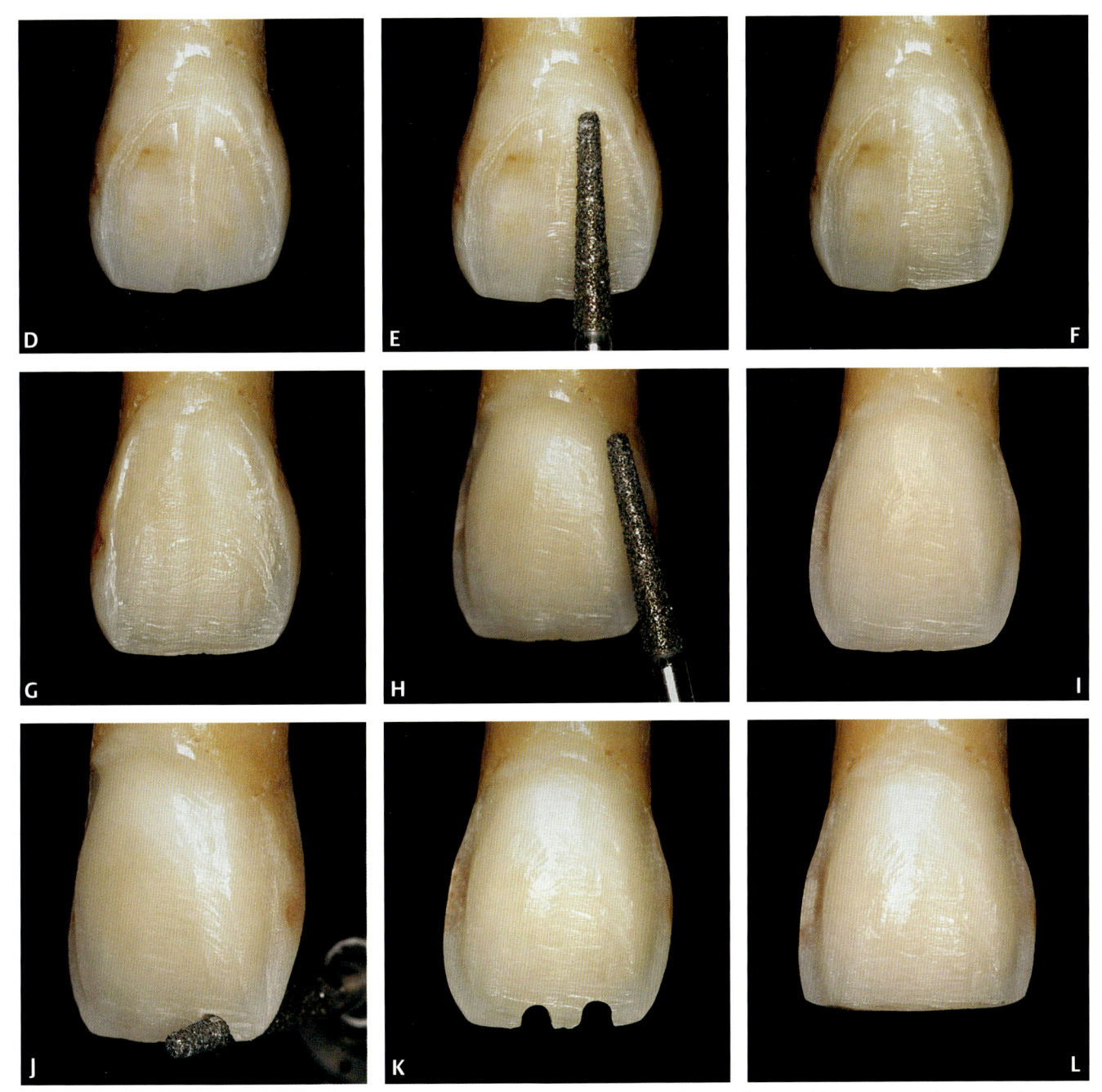

Fig. 5-4. *(Cont.)* (**D**) Canaleta central concluída. (**E**) Desgaste das ilhas de esmalte com ponta diamantada 2.135. (**F**) Primeira metade desgastada (silhueta). (**G**) Desgaste da segunda metade vestibular. (**H**) Invadir a área de subcontato com ponta diamantada 2.135. (**I**) Preparo tipo "janela" concluído. (**J**) Canaleta incisal com ponta diamantada 2.135. (**K**) Canaletas incisais concluídas. (**L**) Redução incisal (preparo com recobrimento – borda reta).

ameia vestibular, sem romper o ponto de contato (envolver a área de subcontato proximal, considerando as áreas estática e dinâmica de visibilidade, variando a posição do observador, para que a interface não seja percebida numa vista de perfil),[1,2] com a mesma ponta diamantada.

5. **Definir término cervical:** o término cervical do preparo de facetas deve ser preferencialmente supragengival (em forma de ombro ou chanfro); contudo, por razões estéticas, especialmente em dentes escurecidos, o término é levado 0,5 mm intrassulcularmente. Todo preparo dental para facetas deve ser realizado sem isolamento do campo, para visualizarmos a extensão intrassulcular.

6. **Redução incisal:** esta última etapa do preparo dental deve ser realizada somente para recobrimento incisal, caso contrário, não precisa ser realizada. No recobrimento incisal, o bordo é reduzido em 2 mm, reto (atualmente, para a maioria dos casos, temos utilizado o bordo reto em vez do tradicional envelopado).

PLANEJAMENTO RESTAURADOR

Para que possamos atingir sucesso estético na realização de facetas diretas de resina composta, a etapa de planejamento é essencial. Devemos avaliar desde as questões de saúde do paciente (em especial doenças cárie e periodontal) até aspectos específicos do dente a ser facetado, como cor de fundo e textura de superfície, por exemplo.[8] A seguir, destacamos alguns critérios a serem avaliados:[10]

A) **Cor do remanescente:** facetar dentes com fundo escurecido é sempre um desafio. Nestes casos, o preparo deve ser mais profundo, atingindo dentina. Um agente opacificador deve ser selecionado e utilizado como primeira camada para neutralizar o escurecimento.
B) **Forma anatômica:** detalhes anatômicos do dente e do seu homólogo devem ser analisados para planejarmos as alterações de forma que pretendemos realizar na faceta.
C) **Tamanho coronário:** devemos avaliar a presença de diastemas, tamanho mesiodistal e cervicoincisal, para podermos planejar o volume e anatomia da faceta.
D) **Posicionamento dentário:** avaliar a necessidade de se compensar pequenas alterações de posicionamento dentário por desgaste no preparo e/ou na espessura da faceta.
E) **Vitalidade pulpar:** devemos avaliar a condição pulpar. Em casos de dentes com tratamento endodôntico, quando houver pouco remanescente coronário, está indicado o emprego de pinos pré-fabricados intrarradiculares, como os de fibra de vidro, por exemplo.[14,15]
F) **Presença de restaurações:** as restaurações presentes devem ser avaliadas quanto à sua extensão e qualidade. Aquelas que apresentam deficiência de adaptação ou discrepância de cor devem ser substituídas ou incluídas no preparo da faceta.
G) **Quantidade e qualidade do remanescente:** o remanescente dental coronário deve oferecer condições de resistência e substrato favorável para adesão (preferencialmente com esmalte junto ao cavossuperficial).[10]
H) **Oclusão:** devemos avaliar o espaço em MIH (máxima intercuspidação habitual) e as guias de desoclusão. Disfunções oclusais devem ser corrigidas previamente ao tratamento restaurador.
I) **Análise radiográfica:** radiografias são exames complementares importantes para auxiliar na avaliação endodôntica, periodontal, lesões cariosas ou restaurações preexistentes.[10]

SELEÇÃO DAS RESINAS COMPOSTAS

Para a correta seleção das melhores resinas compostas para a realização de facetas diretas,[3,12,16] alguns fatores devem ser levados em consideração:

A) **Resistência mecânica:** as resinas chamadas de "universais", como as micro-híbridas, nano-híbridas e nanoparticuladas conciliam resistência (de modo geral) com estética, sendo utilizadas para a maioria das situações clínicas.[24]
B) **Oferta de cores:** para a realização de facetas, além da variedade de cores, é fundamental que o sistema de resina composta ofereça diferentes níveis de opacidade/translucidez, para que durante o processo de estratificação se possa trabalhar com opacos, resinas "dentina", resinas de efeito translúcido e resinas para esmalte, otimizando o resultado estético.
C) **Consistência de manipulação:** algumas resinas compostas são mais fáceis de trabalhar por serem menos pegajosas e não grudarem na espátula.
D) **Polimento:** a capacidade e facilidade de polimento da resina composta, assim como a manutenção do brilho em longo prazo são aspectos importantes de serem levados em consideração para a escolha do material para a realização de uma faceta.[7] As resinas microparticuladas (p. ex., Durafill VS – Heraeus Kulzer; Renamel Microfill – Cosmedent) são aquelas que proporcionam melhor polimento e que mantêm o brilho por mais tempo.[11,28]

PROTOCOLO TÉCNICO

Técnica Estratificada

A técnica estratificada consiste na técnica tradicional à mão livre, em que são dispostos em camadas compósitos com diferentes níveis de opacidade/translucidez, visando à reprodução das caraterísticas cromáticas do dente natural (dentina e esmalte – estratificação natural).[12,13] A seguir apresentaremos a sequência técnica das facetas diretas de resina composta pela técnica estratificada (Quadro 5-1 e Figs. 5-5 e 5-6):[10,12]

1. **Anestesia:** anestesia terminal ou regional de acordo com o dente a ser facetado.
2. **Verificar contatos oclusais:** etapa importante quando se pretende aumentar o comprimento cervicoincisal do dente em questão.
3. **Seleção de cores:** a técnica estratificada busca reproduzir o policromatismo dental natural (camadas de cores com diferentes graus de opacidade/translucidez). Conforme necessidade há disponibilidade de resinas opacas para bloquear fundo escuro, cores para dentina (maior opacidade),

Quadro 5-1. Protocolo Clínico para Confecção de Faceta Direta de Resina Composta pela Técnica Estratificada

Sequência técnica	
1. Anestesia	7. Sistema adesivo
2. Verificar contatos oclusais	8. Estratificação da resina composta
3. Seleção de cores	9. Acabamento
4. Preparo dental	10. Ajuste oclusal
5. Ensaio restaurador	11. Textura de superfície
6. Isolamento do campo	12. Polimento

Facetas Diretas de Resina Composta

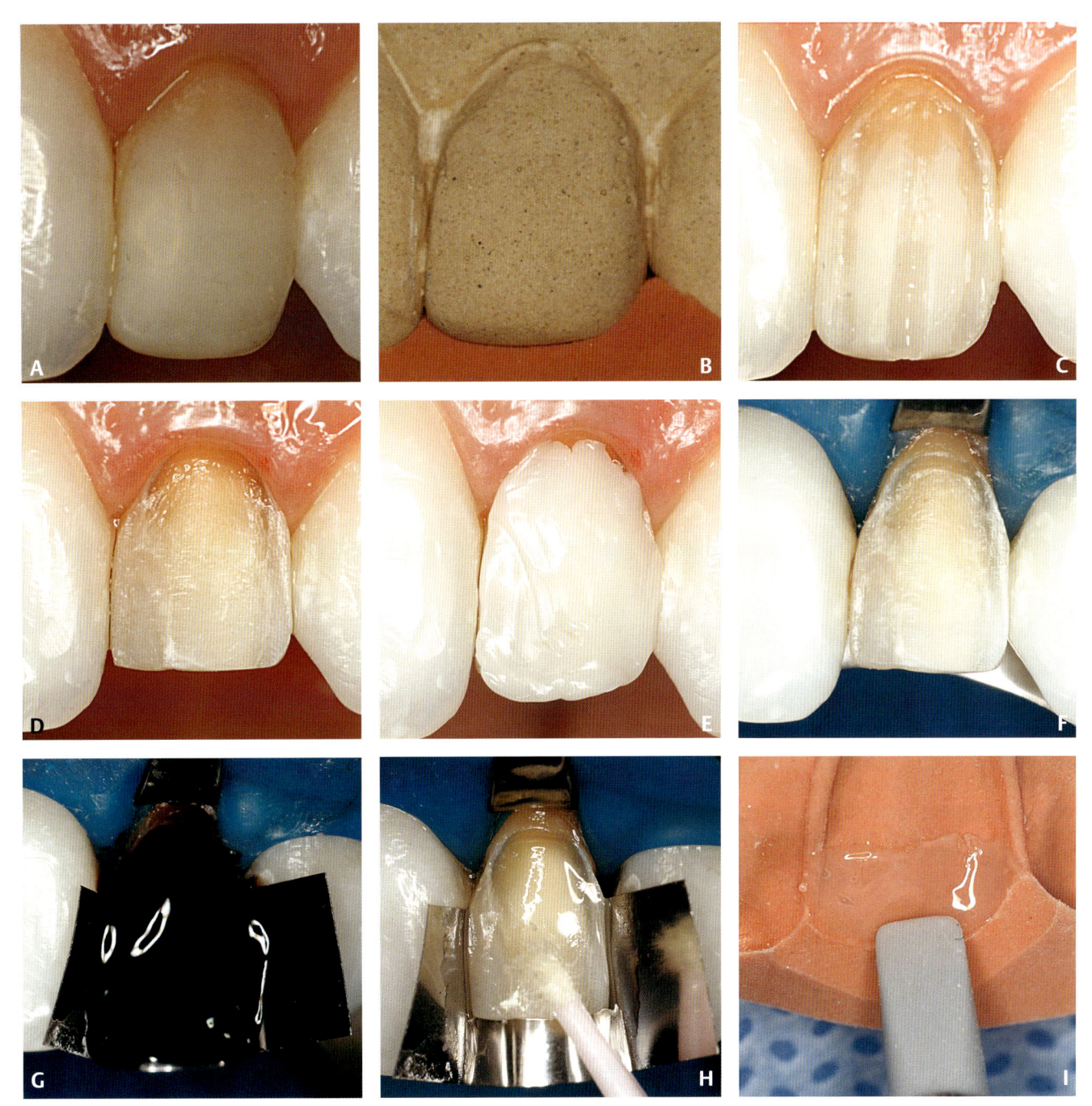

Fig. 5-5. Faceta de resina composta pela técnica estratificada em dente clareado. (**A**) Inicial: dente 22 com resina composta deficiente. (**B**) Modelo de estudo e confecção da guia de silicona para reprodução do bordo incisal. (**C**) Início do preparo para faceta: canaletas de orientação. (**D**) Preparo concluído. (**E**) Faceta de ensaio para confirmação do mapa cromático. (**F**) Isolamento absoluto com grampo 212. (**G**) Condicionamento ácido total seguido de lavagem e secagem. (**H**) Aplicação do sistema adesivo + fotopolimerização. (**I**) Inserção da resina de esmalte na guia de silicona. *(Continua)*

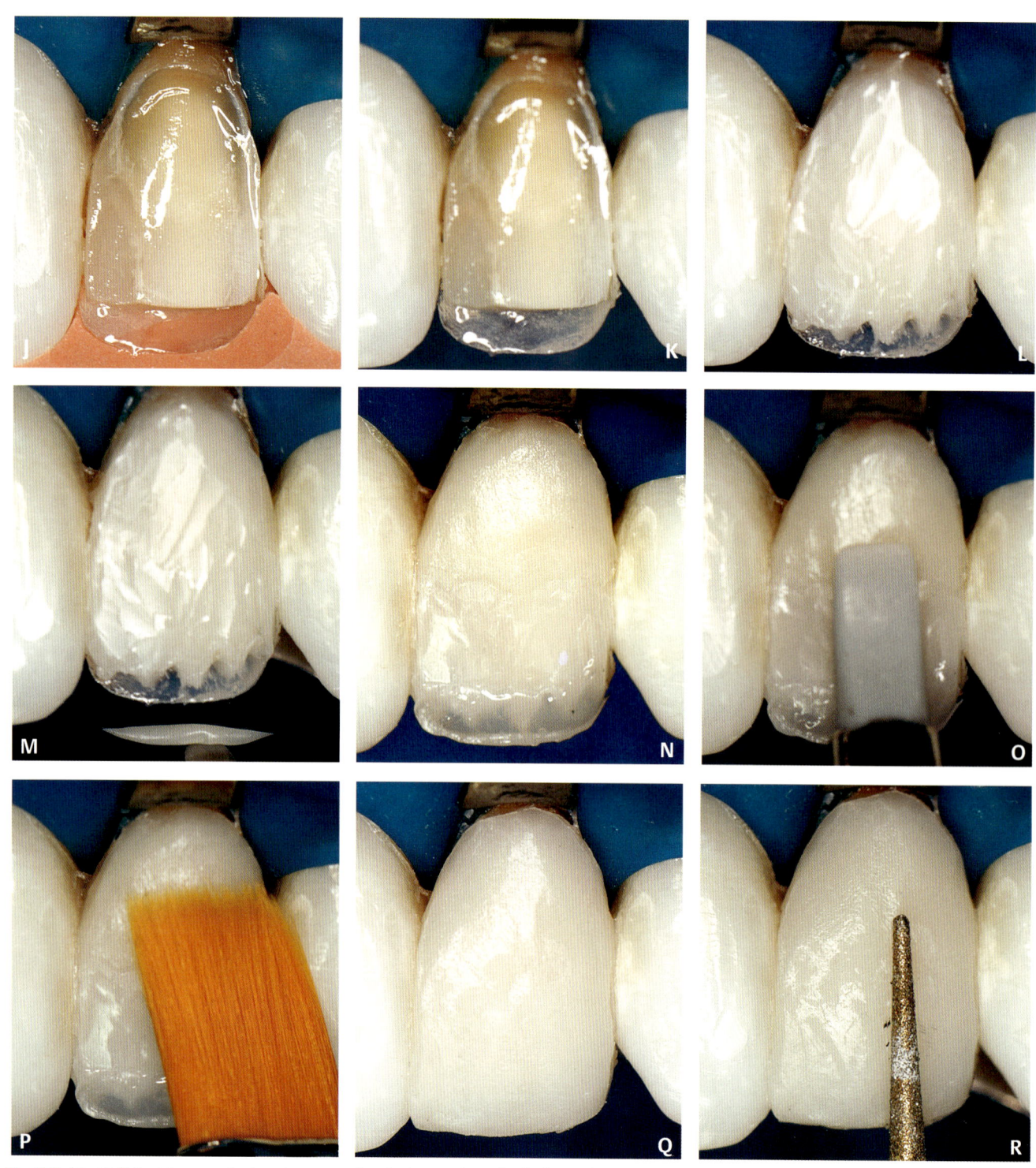

Fig. 5-5. *(Cont.)* **(J)** Posicionamento da guia para confecção do esmalte palatal + fotopolimerização. **(K)** Esmalte palatal confeccionado com resina Z350 XT (3M ESPE) WE. **(L)** Inserção da resina de dentina WD para reprodução da dentina e lóbulos de desenvolvimento (dente clareado). **(M)** Confecção do halo opaco. **(N)** Inserção da resina de efeito CT para halo opalescente. **(O)** Resina de esmalte de cobertura B1 trabalhada com pincel modelador de silicone. **(P)** Pincel de ponta chata auxiliando lisura e adaptação. **(Q)** Resina de esmalte Renamel® microfill (Cosmedent) finalizada. **(R)** Acabamento vestibular: remoção de pequenos excessos e definição da anatomia secundária com ponta diamantada 3.195F. *(Continua)*

Facetas Diretas de Resina Composta

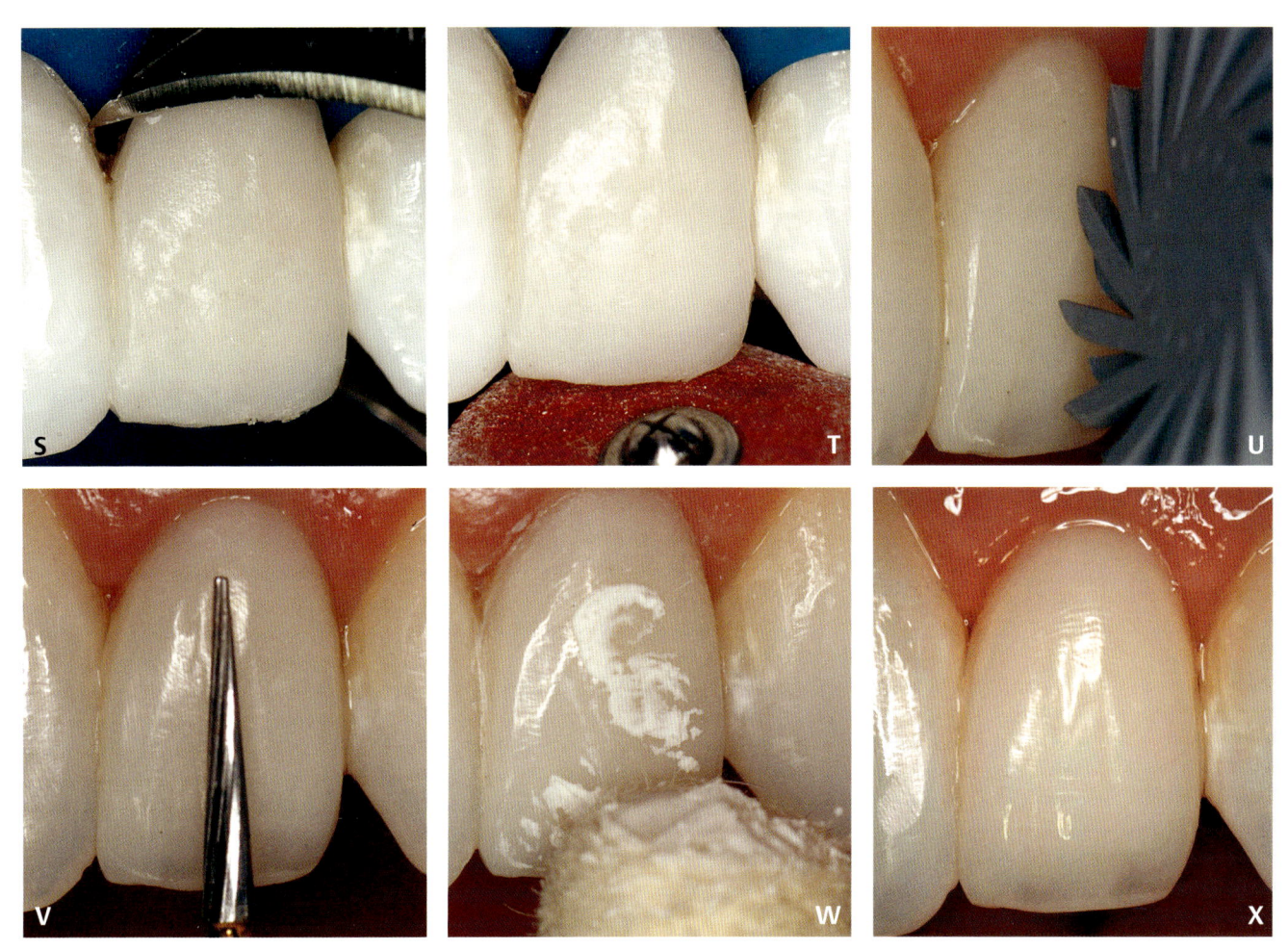

Fig. 5-5. *(Cont.)* **(S)** Acabamento proximal com lâmina de bisturi nº12. **(T)** Acabamento do bordo incisal com disco de lixa Sof-Lex™ (3M ESPE). **(U)** Acabamento e lisura vestibular com pontas de borracha abrasiva (Twisty – Kuraray). **(V)** Textura de superfície com broca multilaminada 9.714. **(W)** Polimento com feltro e pasta de polimento Enamelize® (Cosmedent). **(X)** Faceta de resina composta concluída.

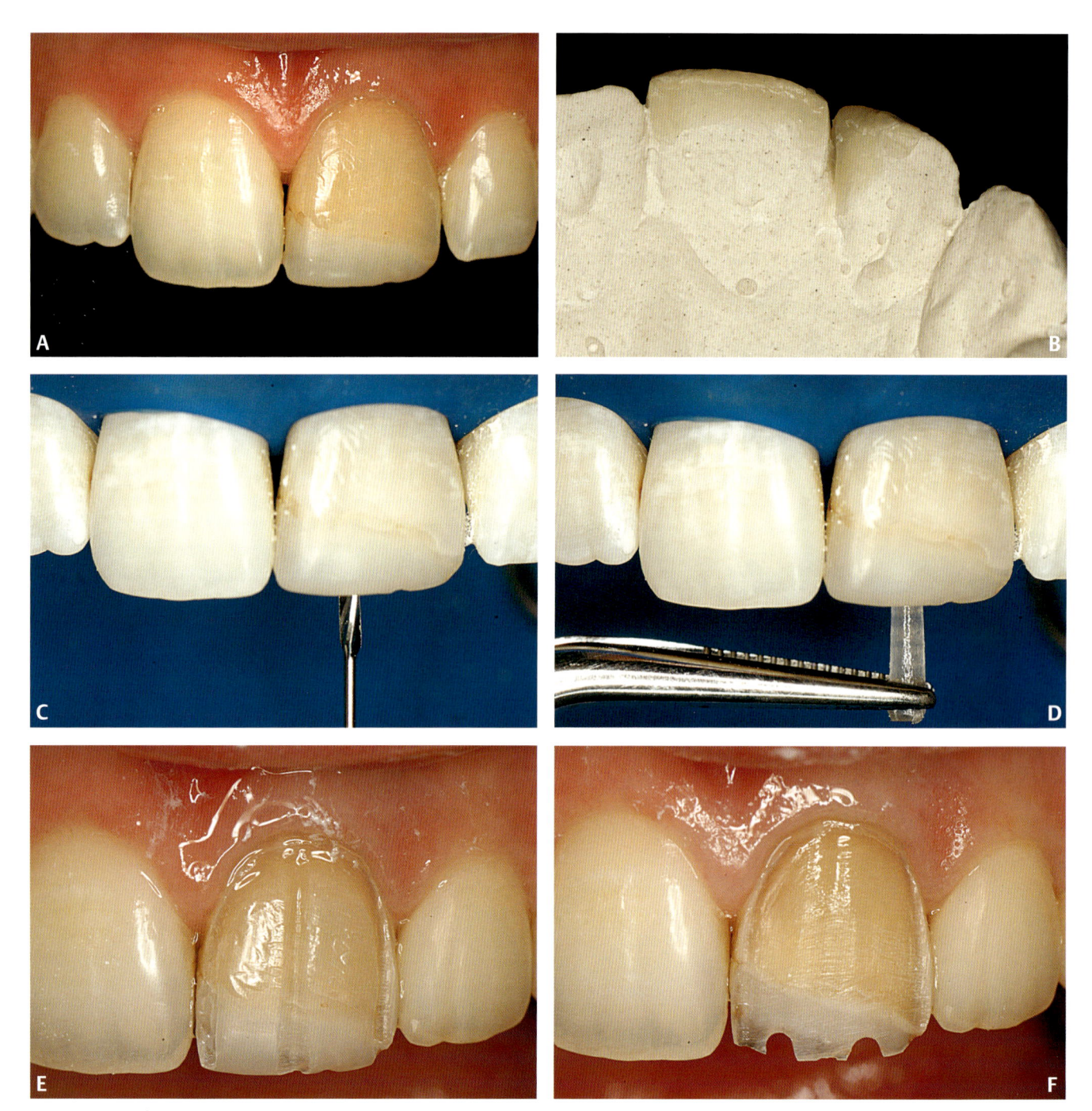

Fig. 5-6. Faceta de resina composta pela técnica estratificada em dente escurecido. (**A**) Inicial: dente 21 escurecido. (**B**) Modelo de estudo para confecção da guia de silicona para reprodução do bordo incisal. (**C**) Preparo do canal radicular para pino (dente endodonticamente tratado). (**D**) Pino de fibra de vidro (FGM). (**E**) Início do preparo para faceta: canaletas de orientação. (**F**) Canaletas incisais. *(Continua)*

Facetas Diretas de Resina Composta

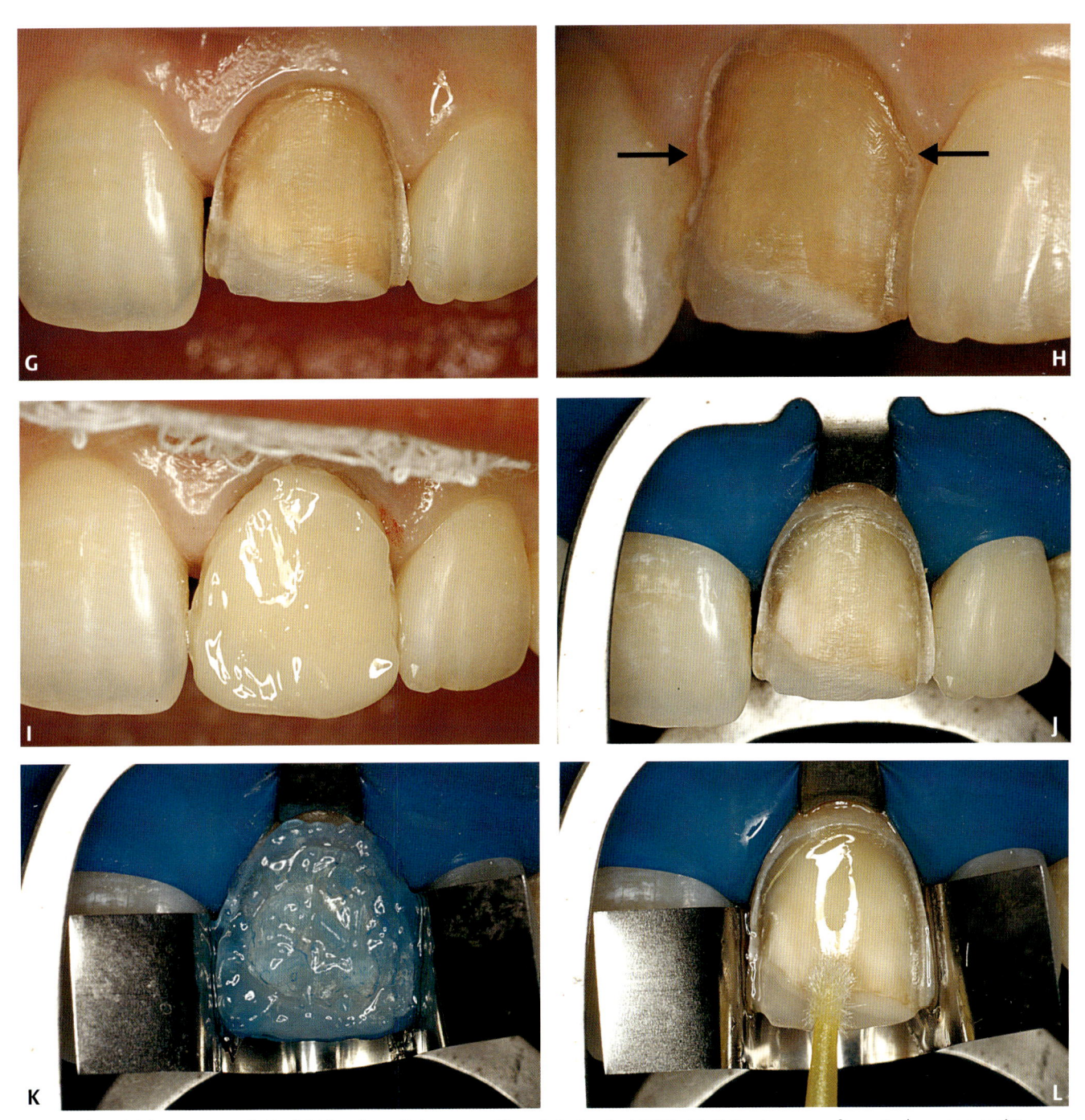

Fig. 5-6. *(Cont.)* (**G**) Preparo concluído. (**H**) Vista de perfil do preparo (área dinâmica de visibilidade). (**I**) Ensaio para confirmação do mapa cromático. (**J**) Isolamento absoluto com grampo 212. (**K**) Condicionamento ácido total seguido de lavagem e secagem. (**L**) Aplicação do sistema adesivo + fotopolimerização. *(Continua)*

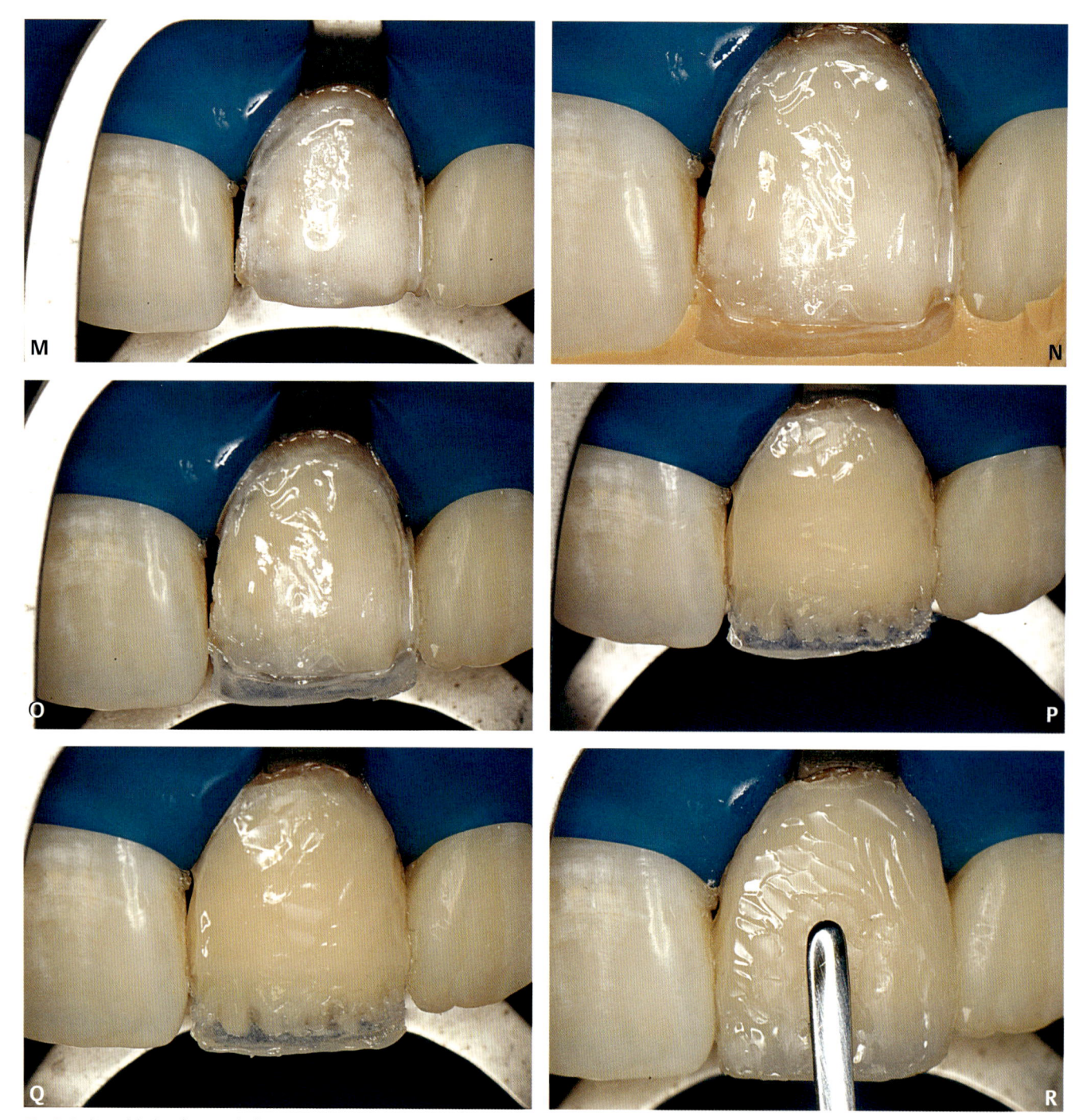

Fig. 5-6. *(Cont.)* **(M)** Aplicação de fina camada de corante branco fotopolimerizável para mascarar fundo escuro. **(N)** Guia de silicona para reprodução do bordo incisal/esmalte palatal. **(O)** Esmalte palatal confeccionado com resina IPS Empress® Direct (Ivoclar Vivadent) T30. **(P)** Inserção da resina de dentina A2 para reprodução da dentina e lóbulos de desenvolvimento. **(Q)** Confecção do halo opaco com espaço para halo opalescente. **(R)** Resina de esmalte de cobertura vestibular A1 (IPS Empress® Direct). *(Continua)*

Facetas Diretas de Resina Composta

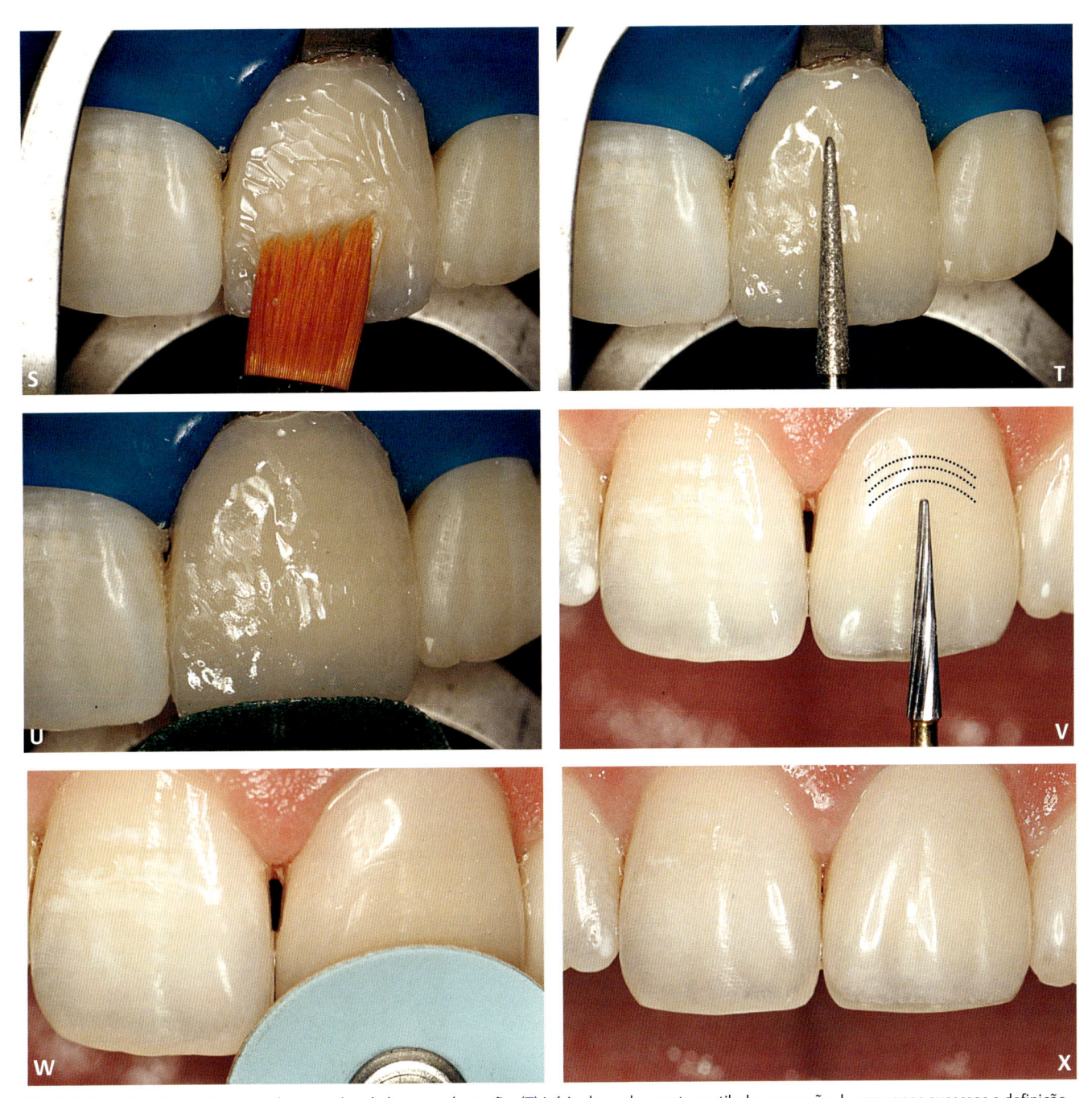

Fig. 5-6. *(Cont.)* **(S)** Pincel de ponta chata auxiliando lisura e adaptação. **(T)** Início do acabamento vestibular: remoção de pequenos excessos e definição anatômica secundária com ponta diamantada 3.195F. **(U)** Acabamento vestibular e do bordo incisal com discos de lixa. **(V)** Textura de superfície com broca multilaminada 9.714. **(W)** Polimento com disco e pasta de polimento Enamelize® (Cosmedent). **(X)** Faceta direta concluída. *(Continua)*

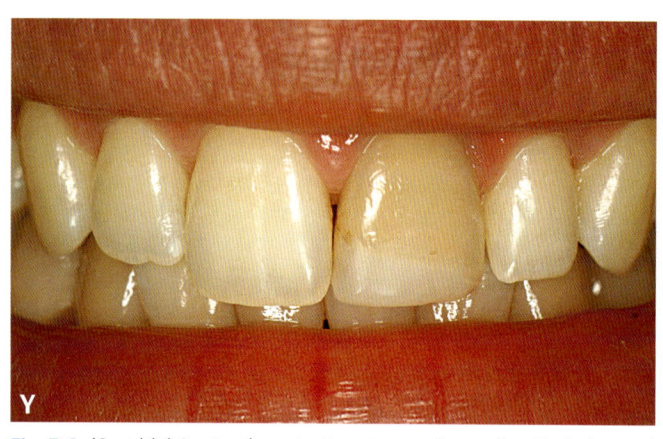

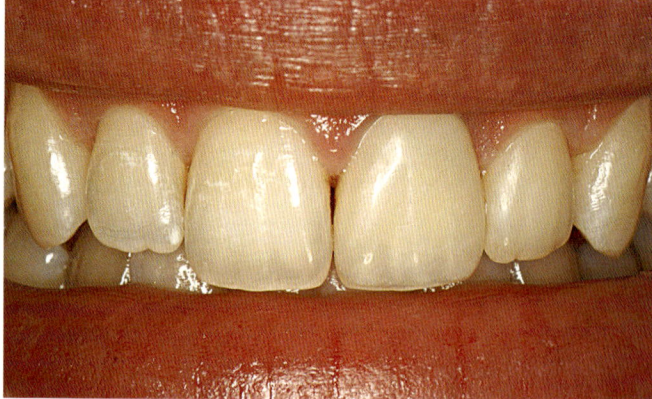

Fig. 5-6. *(Cont.)* **(Y)** Sorriso da paciente antes e após a realização da faceta de resina composta (inicial e final).

resinas de efeito translúcido para reproduzir a opalescência do bordo incisal, e cores de esmalte/valor para cobertura e última camada da faceta (ver Capítulo 4: Seleção de Cores para Facetas Estéticas).

4. **Preparo dental:** o preparo para facetas deve ser o mais conservativo possível, seguindo os princípios da Figura 5-4.
5. **Ensaio restaurador (*mock-up*):** após o preparo, uma faceta de ensaio deve ser realizada para confirmar o mapa cromático e a influência do fundo do preparo sobre as cores selecionadas (sem isolamento e sistema adesivo).
6. **Isolamento do campo operatório:** o isolamento preferencial é o absoluto com dique de borracha e grampos retratores (212). Opcionalmente, pode ser utilizado isolamento relativo combinado, com emprego de fio retrator intrassulcular, afastador de lábios, roletes de algodão, gaze e sugador.
7. **Sistema adesivo:** o sistema adesivo de escolha para facetas é o convencional (*total-etch*), ou seja, que possui uma etapa de condicionamento ácido separado, pois são aqueles que proporcionam maior resistência de união especialmente em esmalte.[19,22] A técnica de aplicação deve seguir as orientações do fabricante.
8. **Estratificação da resina composta:** com o emprego de espátulas e pincéis especiais para compósitos fazemos a inserção e adaptação da resina composta. A técnica estratificada trabalha por camadas (fotopolimerizadas individualmente), inserindo resinas com níveis de opacidade/translucidez correspondentes à dentina e ao esmalte (associadas às resinas de efeito translúcido para reproduzir a opalescência do bordo incisal). Quando a faceta envolver o bordo incisal, sugerimos a técnica da guia de silicona para reproduzi-lo, em função da sua maior previsibilidade e precisão no posicionamento do esmalte palatal e bordo incisal, favorecendo a estratificação (Figs. 5-5 e 5-6).
9. **Acabamento:** na etapa de acabamento serão removidos pequenos excessos de resina e adesivo que tenham ocorrido durante a construção da faceta, buscando-se a regularização da superfície e lisura. Podem ser empregadas pontas diamantadas de granulação fina (3.195 F, por exemplo), discos abrasivos flexíveis, pontas de borracha abrasiva, lâmina de bisturi número 12 e tiras de lixa. Ainda no acabamento, busca-se o refinamento anatômico, ajustando a forma e anatomia vestibular (anatomia secundária: sulcos, lóbulos e área plana).
10. **Ajuste oclusal:** com papel articular e pinça de Muller devemos checar a oclusão, comparando aos contatos iniciais. Atenção especial para os casos de aumento incisal, em que devemos avaliar as guias de desoclusão.
11. **Textura de superfície:** reprodução do microrrelevo superficial característico do esmalte jovem, dado pelas periquemáceas. Com uma broca multilaminada tronco-cônica ou ponta diamantada fina (pressão leve) demarcamos as estrias e linhas horizontais semilunares.
12. **Polimento:** o polimento da faceta é a última etapa e é influenciado pela qualidade das etapas anteriores. O polimento objetiva lisura fina e brilho. Podemos polir a resina com discos e borrachas abrasivas de granulação fina e finalizar com disco/roda de feltro com boas pastas para polimento.[7] Em casos de elevada exigência estética, é interessante reavaliarmos a faceta em outra sessão clínica (após um mínimo de 24 horas), com os dentes e resina hidratados, e os olhos do operador descansados, para, eventualmente, retocarmos o acabamento e polimento.

Técnica da Matriz Vestibular

Matriz Vestibular Pré-Fabricada

Recentemente, surgiu no mercado odontológico um sistema de matrizes pré-fabricadas para confecção de facetas diretas, comercializado com o nome de *Uveneer* (Ultradent – Fig. 5-7). Este produto consiste em um sistema de matrizes (moldes) que conformam a anatomia vestibular dos dentes anteriores, permitindo restaurações com simetria e formatos previsíveis, facilitando o resultado final das facetas estéticas em resina composta. Os moldes pré-fabricados são autoclaváveis e reutilizáveis, além de não aderirem à resina composta após a fotopolimerização. O *kit* inclui 32 moldes, com dois tamanhos (médio e grande), tanto para arcada superior como para arcada inferior (incisivos centrais a pré-molares).

Quanto à técnica de utilização, inicia-se pela seleção do tamanho do molde/matriz a ser empregado. Idealmente, o molde deve cobrir toda superfície vestibular do dente a ser restaurado. Posteriormente à seleção do molde, realizam-se o preparo dental de acordo com a indicação de cada caso, o isolamento do campo operatório, o procedimento adesivo convencional, a inserção da resina composta selecionada, adaptando a mesma sobre o preparo, sem fotopolimerizar. Então, pressio-

Facetas Diretas de Resina Composta

na-se o lado côncavo/interno do molde *Uveneer* selecionado sobre a resina composta não fotopolimerizada (cuidando para que a linha central do molde *Uveneer* fique em paralelo à linha central da face vestibular do dente e perpendicularmente ao plano incisal), removem-se os excessos de resina composta, e fotopolimeriza-se pela matriz Uveneer™ (Fig. 5-7). Acabamento e polimento podem ser realizados de acordo com o protocolo indicado na Figura 5-6.

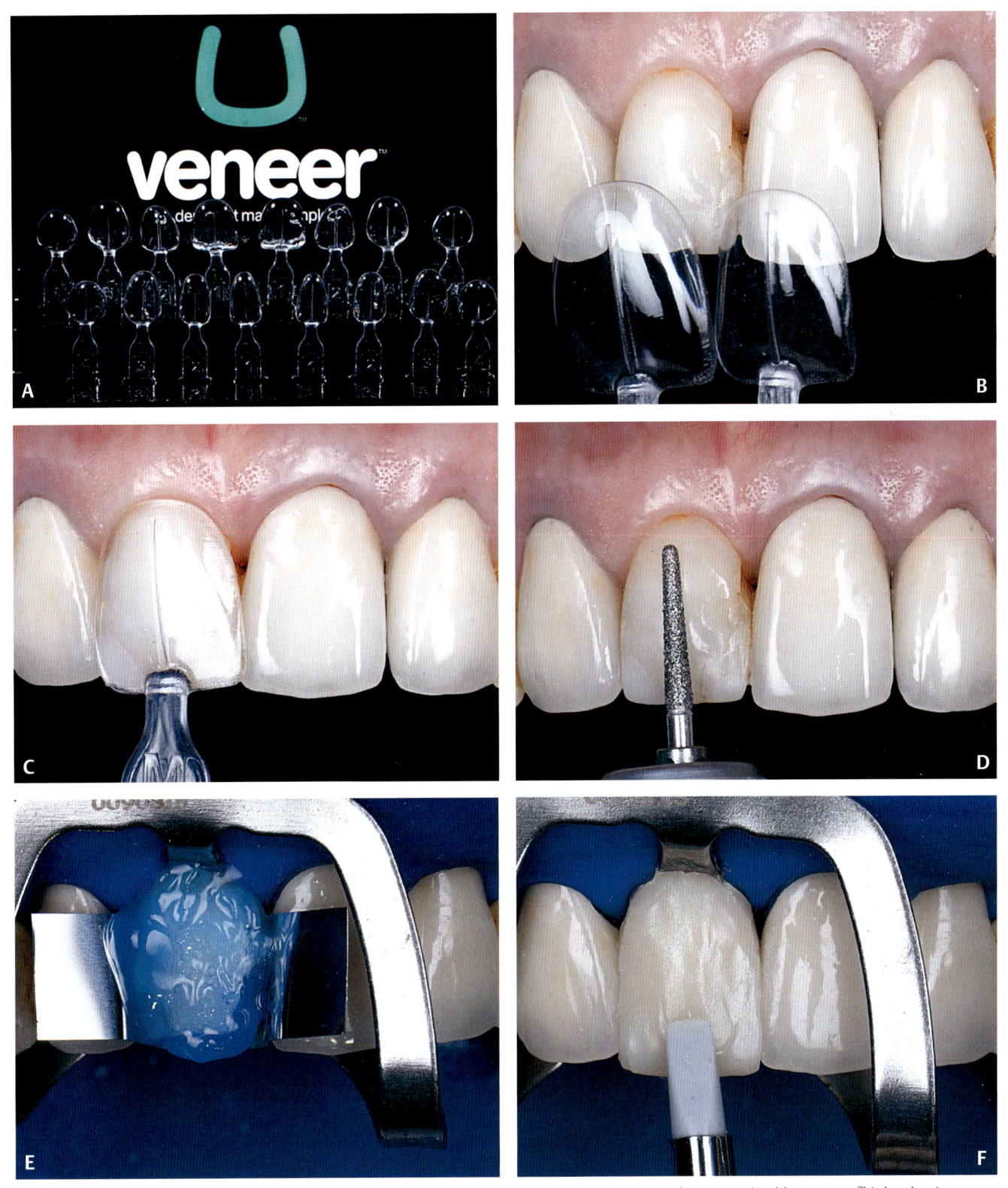

Fig. 5-7. Faceta direta de resina composta pela técnica da matriz vestibular pré-fabricada. (**A**) Sistema de matrizes/moldes Uveneer™ (Ultradent). (**B**) Seleção da matriz para o dente 11. (**C**) Prova da matriz selecionada. (**D**) Início do preparo dental para faceta. (**E**) Isolamento absoluto + condicionamento ácido + aplicação do sistema adesivo. (**F**) Inserção e adaptação da resina composta selecionada. *(Continua)*

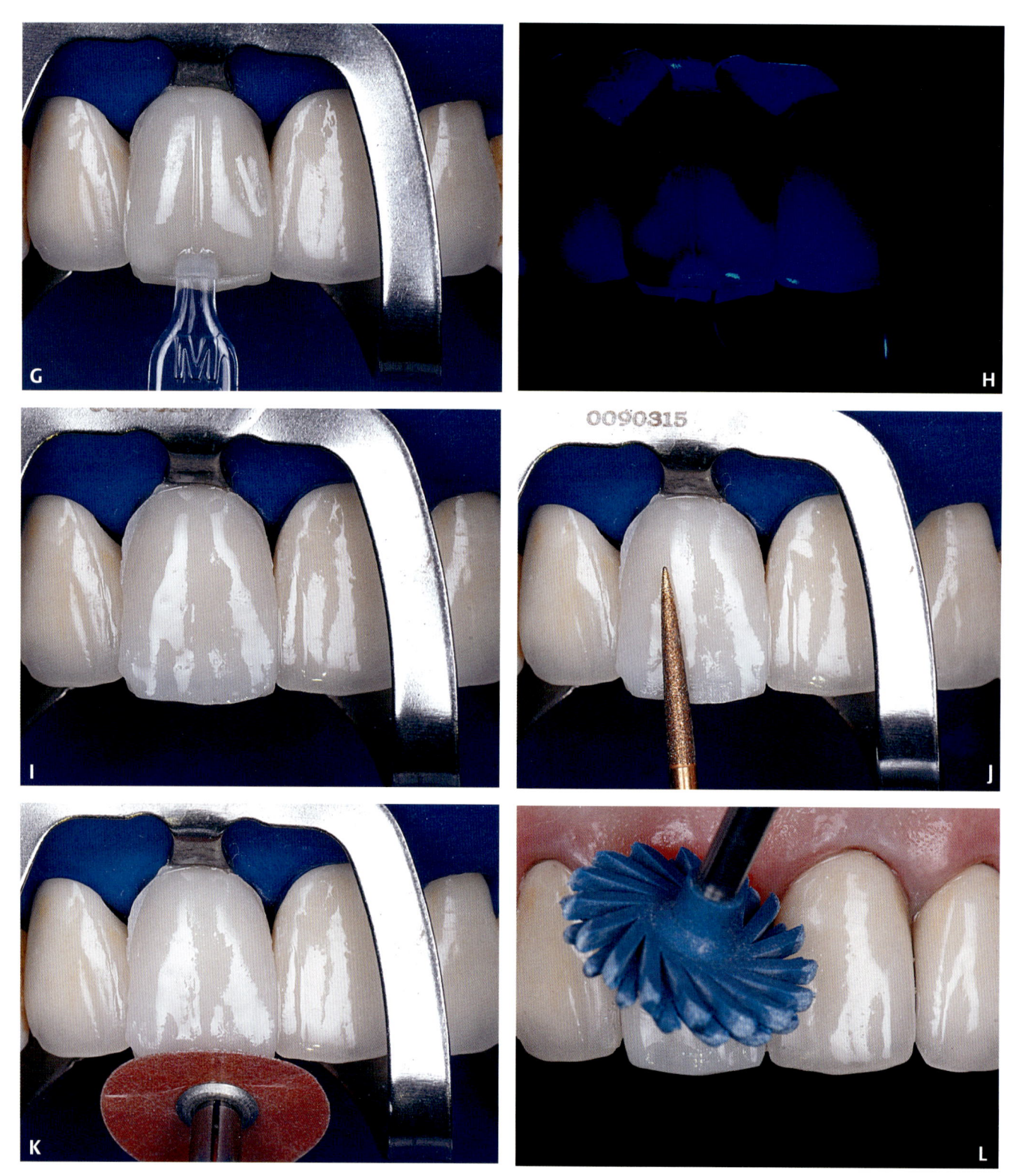

Fig. 5-7. *(Cont.)* **(G)** Uso da matriz Uveneer™ sobre a superfície vestibular. **(H)** Fotopolimerização pela matriz. **(I)** Faceta de resina composta após a remoção da matriz *Uveneer*. **(J)** Início do acabamento com ponta diamantada 3.195F para remoção de excessos. **(K)** Acabamento do bordo incisal com disco de lixa Sof-Lex® (3M ESPE). **(L)** Acabamento e polimento vestibular com pontas de borracha abrasiva espiral (Twisty – Kuraray). *(Continua)*

Facetas Diretas de Resina Composta

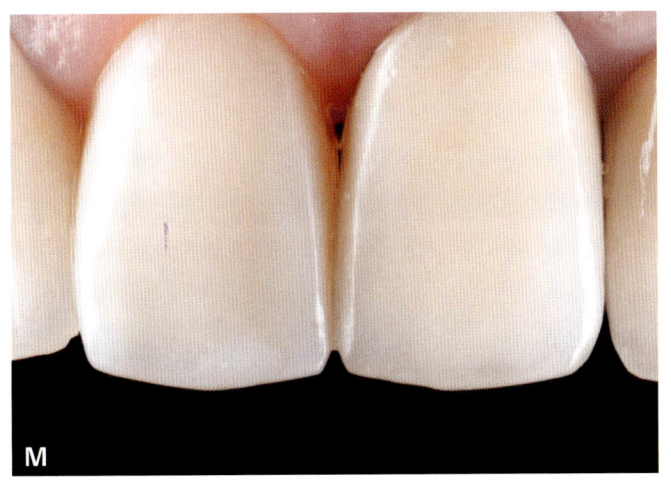

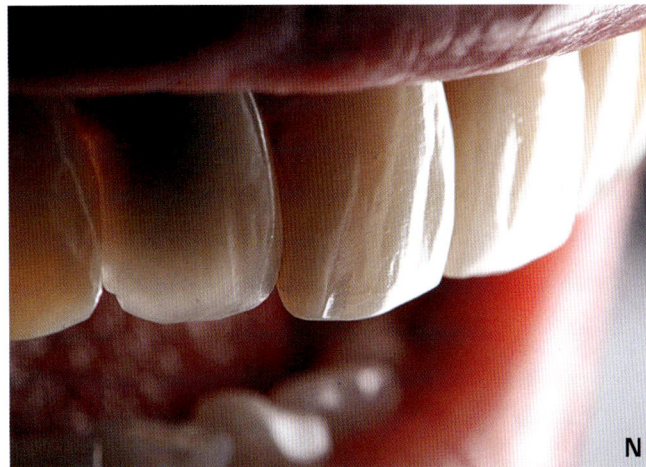

Fig. 5-7. *(Cont.)* (**M**) Faceta concluída – vista vestibular. (**N**) Faceta concluída – vista de perfil.

Matriz Vestibular Personalizada (Matriz Acrílica)

A matriz vestibular personalizada (*tailor made*) está indicada quando se deseja manter a forma e a textura superficial originais (dentes que apresentam alteração de cor, mas não apresentam alteração de forma ou posição).[2] Consiste na confecção de uma matriz (cópia) da face vestibular previamente ao preparo dental, visando à reprodução dos detalhes anatômicos prévios na superfície da faceta a ser realizada (Fig. 5-8). Dessa forma, a restauração da superfície é facilitada, em especial anatomia secundária e textura de superfície (como alternativa, também podemos realizar a técnica da matriz vestibular personalizada, confeccionando a mesma sobre o enceramento diagnóstico).[2]

Para a confecção da matriz vestibular personalizada (matriz acrílica), inserimos fio retrator intrassulcular no(s) dente(s) a ser(em) facetado(s), isolamos os dentes com gel lubrificante hidrossolúvel, preparamos a resina acrílica transparente, utilizando a técnica do pincel (molhar o pincel no monômero e encostar a ponta no pó) iniciamos a colocação na região cervical ligeiramente intrassulcular e estendemos para

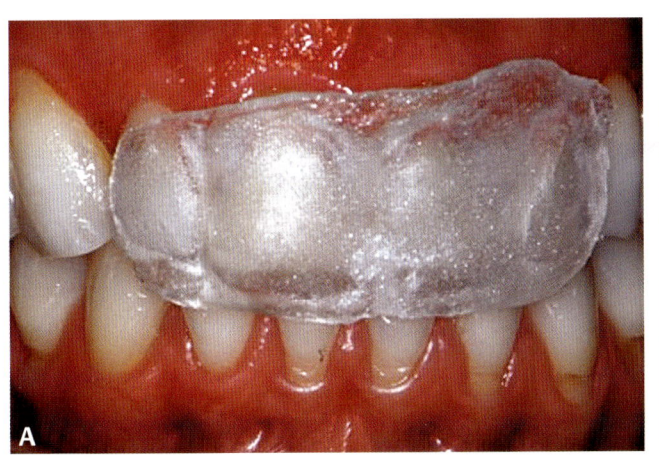

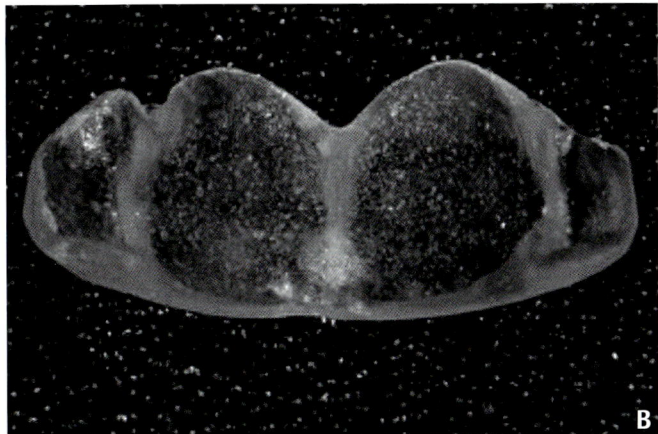

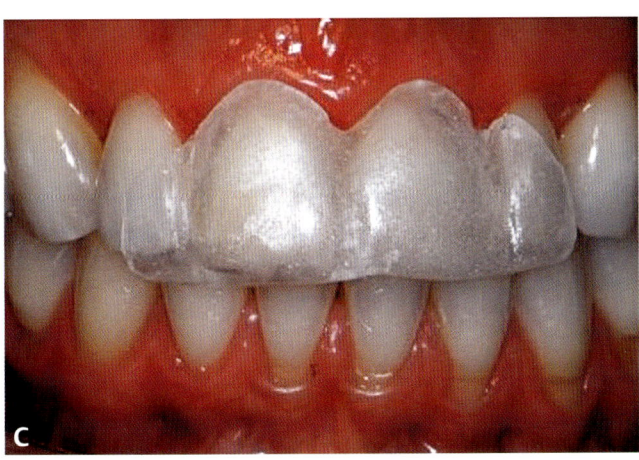

Fig. 5-8. Confecção da matriz vestibular acrílica. (**A**) Resina acrílica transparente copiando a forma e textura do esmalte vestibular. (**B**) Visão da parte interna da matriz para averiguar presença de bolhas (após acabamento com fresas). (**C**) Matriz acrílica sendo provada em boca (incisivos centrais).

as faces proximais até a borda incisal (remover alternadamente até a polimerização). Então, avaliamos a presença ou não de possíveis bolhas internas que possam alterar a cópia da face vestibular ou interferir na adaptação da matriz. Efetuar acabamento, se necessário, com discos de lixa testando a adaptação da matriz sobre a face vestibular do dente a ser facetado. Se a matriz não for utilizada na mesma sessão da confecção, ela deve ser armazenada em água até ser utilizada, evitando maiores distorções.

Para a realização da faceta com a matriz vestibular personalizada, realizam-se preparo dental de acordo com a indicação de cada caso, isolamento do campo operatório, procedimento adesivo convencional, inserção da resina composta selecionada para dentina (essa camada deve ser inserida e polimerizada sobre o preparo e deve antecipar de forma imaginária o espaço disponível para uma última camada de resina-esmalte que será adaptada na face interna da matriz). Então, adaptamos na parte interna da matriz acrílica (isolada internamente com lubrificante hidrossolúvel) a resina composta para esmalte não fotopolimerizada e posicionamos a matriz acrílica sobre o dente (cuidando para que a matriz fique posicionada corretamente), removem-se os excessos de resina composta, e fotopolimeriza-se pela matriz acrílica transparente. A matriz é removida, e a resina polimerizada mais uma vez sem a matriz. Para finalizar o procedimento, o acabamento é restrito à remoção de excessos cervicais e proximais, e o polimento da superfície é realizado com disco/roda de feltro e pasta de polimento.

TÉCNICAS DE CARACTERIZAÇÃO E ILUSÃO DE ÓPTICA

Em diversas situações clínicas de facetas se faz necessário lançar mão de caracterizações, seja para reproduzir as características do dente homólogo ou para compensar sutis discrepâncias de cor, forma ou tamanho. As principais são (Fig. 5-9):[1,2,4,9]

A) **Valor da cor:** dentes mais claros (maior valor) aparentam ser maiores e mais proeminentes do que dentes mais escuros, que por sua vez parecem menores. Ajustar a cor das resinas empregadas na cervical e proximais pode gerar esse efeito de compensação do tamanho real dos dentes.
B) **Sulcos de desenvolvimento:** os sulcos de desenvolvimento da face vestibular reproduzidos na superfície da faceta, quando mais marcados auxiliam no efeito de alongamento dental (linhas verticais). Quando os sulcos estão ausentes, as linhas incrementais das periquemáceas (linhas horizontais) geram efeito de alargamento da coroa.
C) **Área plana:** a área plana representa a zona central dos incisivos superiores, com maior reflexão de luz. Ao reduzirmos a área plana (aproximando os sulcos de desenvolvimento ou encurvando-a) criamos a sensação de um dente mais estreito. Ao aumentarmos a área plana (afastando os sulcos, planificando ou polindo) criamos a aparência de um dente mais largo.
D) **Curvatura vestibular:** a inclinação e convexidade da face vestibular também influenciam na aparência de largura e comprimento. Faces mais retilíneas (nos sentidos mesiodistal e cervicoincisal) aparentam ser mais largas e longas, enquanto faces mais curvas podem reduzir o tamanho aparente da coroa.

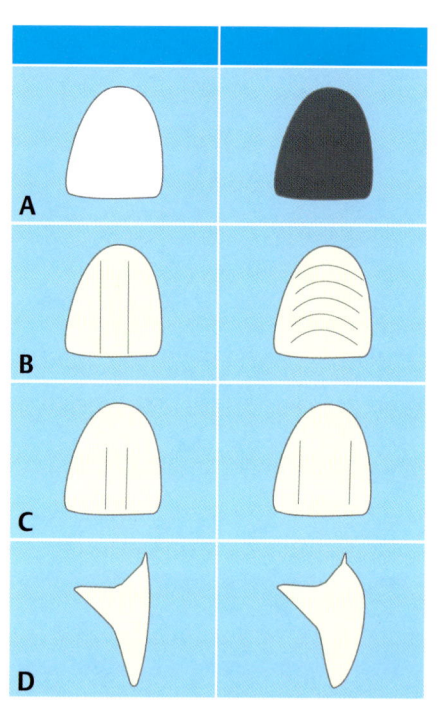

Fig. 5-9. Ilusão de óptica. (**A**) O dente branco (maior valor) aparenta ser maior do que o escuro. (**B**) Linhas verticais induzem comprimento e linhas horizontais, largura. (**C**) Aumento da área plana gera sensação de largura. (**D**) O aumento da curvatura da face vestibular gera redução do volume aparente (em vista frontal).

CONSIDERAÇÕES FINAIS

O presente capítulo detalhou a técnica de facetas diretas de resina composta, abordando seus principais aspectos e técnicas. As facetas diretas são alternativas interessantes, conservativas e de menor custo (comparado às cerâmicas) para a reabilitação estética do sorriso, além de serem passíveis de reparo e realizadas em apenas uma sessão clínica.[10] Contudo, além do conhecimento da técnica e dos materiais empregados, habilidade e treinamento do operador são necessários para se atingir a excelência nos resultados.

As resinas compostas atuais são materiais restauradores muito versáteis. Utilizando os princípios da técnica de facetas diretas, podemos empregar as resinas compostas para casos de fechamento de diastemas, reanatomizações (dentes conoides, transformação de canino em lateral, pré-molar em canino etc.), aumento coronário e reconstruções que visem à reabilitação estética do sorriso. Dentre as técnicas apresentadas neste capítulo, destacamos aquela realizada à mão livre (técnica estratificada), por ser a mais utilizada, mais simples e mais versátil; salientamos ainda a importância da guia de silicona para favorecer a reconstrução anatômica e cromática do bordo incisal.

REFERÊNCIAS BIBLIOGRÁFICAS

1. Baratieri LN et al. Dentística: procedimentos preventivos e restauradores. 2.ed. São Paulo: Santos, 1992.
2. Baratieri LN et al. Estética: restaurações adesivas diretas em dentes anteriores fraturados. São Paulo: Santos, 1995.
3. Baratieri LN et al. Odontologia restauradora: fundamentos e técnicas. São Paulo: Santos, 2010.

4. Baratieri LN, Monteiro Jr S *et al*. Odontologia restauradora: fundamentos e possibilidades. 2.ed. São Paulo: Santos, 2015.
5. Buonocore MG. A simple method of increasing the adhesion of acrylic filing materials to enamel surfaces. *J Dent Res* 1955;34(6):849-53.
6. Calamia JR, Calamia CS. Porcelain laminate veneers: reasons for 25 years of success. *Dent Clin North Am* 2007;(51):399-417.
7. Cenci MS, Venturini D, Pereira-Cenci T *et al*. The effect of polishing techniques and time on the surface characteristics and sealing ability of resin composite restorations after one-year storage. *Oper Dent* 2008;33(2):165-72.
8. Coelho-de-Souza FH *et al*. *Fundamentos de clínica integral em Odontologia*. São Paulo: Santos, 2009.
9. Coelho-de-Souza FH *et al*. Tratamentos clínicos integrados em Odontologia. Rio de Janeiro: Revinter, 2012. cap.11.
10. Coelho-de-Souza FH, Conceição AB, Conceição EN. Facetas diretas de resina composta. In: Pedrosa SF. *Pro-odonto estética ABO*. Porto Alegre: Artmed/Pan-americana, 2011. p.65-98.
11. Coelho-de-Souza FH, Gonçalves DS, Sales MP, *et al*. Direct anterior composite veneers in vital and non-vital teeth: a retrospective evaluation. *J Dent* 2015;43:1330-6.
12. Conceição EN. Faceta direta de resina composta. In: Conceição EN *et al*. *Dentística: saúde e estética*. 2.ed. Porto Alegre: Artmed, 2007. cap.17.
13. Conceição EN, Mendonça A, Faria e Silva A, Teles, R. Resina composta em anterior: encontro da arte e da ciência. In: Conceição EN *et al. Visão horizontal*: Odontologia estética para todos. Maringá: *Dentalpress*, 2013. cap.7.
14. D'Arcangelo C, De Angelis F, Vadini M *et al*. In vitro fracture resistance and deflection of pulpless teeth restored with fiber posts and prepared for veneers. *J Endod* 2008;34:838-41.
15. D'Arcangelo C, De Angelis F, Vadini M *et al*. Fracture resistance and deflection of pulpless anterior teeth restored with composite or porcelain veneers. *J Endod* 2010;36(1):153-6.
16. Ferracane JL. Resin composite: state of the art. *Dent Mater* 2011;27(1):29-38.
17. Fradeani M. *Análise estética: uma abordagem sistemática para o tratamento protético*. Vol. 1. São Paulo: Quintessence, 2006.
18. Frese C *et al*. Recontouring teeth and closing diastemas with direct composite build-ups: a 5-year follow-up. *J Dent* 2013;41:979-85.
19. Goracci C, Bertelli E, Ferrari M. Bonding to worn or fractured incisal edges: shear bond strength of new adhesive systems. *Quintessence Int* 2004;35:21-7.
20. Heintze SD, Forjanic M, Ohmiti K, Rousson V. Surface deterioration of dental materials after simulated tooth brushing in relation to brushing time and load. *Dent Mater* 2010;28(4):306-19.
21. Machado A, Coelho-de-Souza FH, Rolla JN *et al*. Direct or indirect composite veneers in anterior teeth: which method causes higher tooth mass loss? An in vitro study. *Gen Dent* 2014;62(6):55-7.
22. Monticelli F, Toledano M, Silva AS *et al*. Sealing effectiveness of etch-and-rinse vs self-etching adhesives after water aging: influence of acid etching and NaOCl dentin pretreatment. *J Adhes Dent* 2008;10(3):183-8.
23. Nakabayashi N, Kojima K, Masuhara N. The promotion of adhesion by the infiltration of monomers into tooth substrates. *J Biomed Mat Res* 1982;16:265-73.
24. Nasim I, Neelakantam P, Sugeer R, Subbarão CV. Color stability of microfilled, micro hybrid and nanocomposite resins—an in vitro study. *J Dent* 2010;38(2):137-42.
25. Sadowsky SJ. An overview of treatment considerations for esthetic restorations: a review of the literature. *J Prosthet Dent* 2006;96(6):433-42.
26. Silva e Souza MH Jr, Carneiro KG, Lobato MF *et al*. Adhesive systems: important aspects related to their composition and clinical use. *J Appl Oral Sci* 2010;18(3):207-14.
27. Summitt JB *et al*. Fundamentals of operative dentistry: a contemporary approach. 3nd ed. Chicago: Quintessence, 2006.
28. Yap AU *et al*. Effect of mouthrinses on micro hardness and wear of composite and compomer restoratives. *Oper Dent* 2003;28(6):740-6.
29. Zorba YO, Bayindir YZ, Barutcugil C. Direct laminate veneers with resin composites: two case reports with five-year follow-ups. *J Contemp Dent Pract* 2010;11(4):E56-62.

Capítulo 6

Faceta de Resina Composta pela Técnica Inversa *(Office-Made)*

Rafael Melara
José Carlos d'Ornellas Pereira-Júnior
Fábio Herrmann Coelho-de-Souza

INTRODUÇÃO   70
CONCEITO   70
VANTAGENS   70
LIMITAÇÕES   70
INDICAÇÕES E SELEÇÃO DE CASOS   71
PROTOCOLO TÉCNICO   71
Etapa Inicial – Diagnóstico   71
Preparo do Modelo e Enceramento   73
Mock-Up   73
Seleção de Cor   74
Confecção das Facetas de Resina Composta   76
Isolamento do Campo Operatório para Prova das Facetas   77
Prova e Ajuste em Boca das Facetas de Resina Composta Confeccionadas   77
Tratamento da Peça para Cimentação   77
Caracterização da Porção Interna da Faceta   77
Tratamento do Substrato Dental para Cimentação   78
Cimentação das Facetas com Resina Composta   78
Ajuste Oclusal   78
Acabamento, Texturização e Polimento   78
CONSIDERAÇÕES FINAIS   81
REFERÊNCIAS BIBLIOGRÁFICAS   81

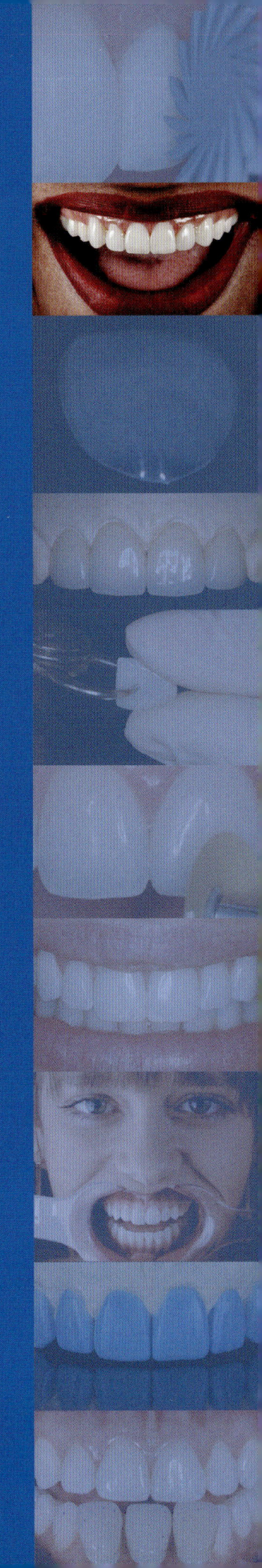

INTRODUÇÃO

As facetas diretas de resina composta, técnica já consagrada na Odontologia, sempre estiveram associadas à habilidade do operador para reproduzir aspectos de forma e cor dental.[1] O surgimento das técnicas com guias de silicona, juntamente com uma visão apurada e moderna do uso de modelos de estudo, permitiu que se elaborasse uma nova forma de confeccionar facetas de resina composta.[5]

A realização de um enceramento diagnóstico sobre os modelos de gesso obtidos na fase de planejamento possibilitou a individualização de proporções, forma e textura dentais, previamente à execução das restaurações.[5] A abordagem denominada de técnica inversa vai ao encontro de uma tendência da Odontologia atual, que visa à obtenção de resultados estéticos e funcionais, utilizando para tanto técnicas minimamente invasivas.

Segundo Joiner (2004),[11] o sorriso é considerado como uma das mais importantes habilidades de comunicação interativa entre as pessoas, sendo o objetivo final da Odontologia estética a criação de um sorriso bonito, com dentes de agradáveis proporções, criando harmonia com a gengiva, lábios e face. Além disso, a estética de qualquer restauração deve considerar os parâmetros de forma, cor e translucidez, sendo essencial para o sucesso dos tratamentos odontológicos em dentes anteriores.[16]

O objetivo do presente capítulo é apresentar a técnica inversa de confecção de facetas de resina composta, explorando suas indicações, vantagens, desvantagens e protocolo técnico.

CONCEITO

As facetas de resina composta confeccionadas pela técnica inversa (semidireta; *Office-made*) consistem em restaurações que utilizam um enceramento prévio como referencial anatômico. São facetas realizadas em resina composta no próprio consultório que copiam a forma do enceramento, sendo posteriormente cimentadas em boca. A partir do enceramento diagnóstico, é realizada uma moldagem com silicona de adição, que servirá como matriz para a confecção das facetas de resina composta de esmalte. Em resumo, a faceta de resina inversa é a réplica de um enceramento, confeccionada dentro de um molde de silicona (Fig. 6-1), proporcionando previsibilidade na forma anatômica final das restaurações.

VANTAGENS

A técnica inversa de confecção de facetas de resina composta apresenta algumas vantagens em relação às demais, são elas:

1. **Técnica conservadora:** possibilidade de realização da técnica sem nenhum desgaste dental, ou desgaste mínimo em nível de esmalte.
2. **Adesão estável ao esmalte:** facetas cimentadas em esmalte permitem estabelecer uma união adesiva estável, obtendo valores imediatos e mediatos de resistência de união adequados.

   A união adesiva obtida em esmalte apresenta uma degradação hidrolítica inferior ao longo do tempo quando comparada à adesão à dentina, por causa do fato da menor umidade em esmalte.[7,15]

   A degradação da camada híbrida em dentina, apesar de esta ser acidorresistente, está intimamente relacionada com fatores, como: a impregnação deficiente da dentina pelo adesivo, alta permeabilidade da interface adesiva, subpolimerização do adesivo e ativação de enzimas endógenas colagenolíticas presentes na dentina (metaloproteinases da matriz).[2,3,13,17]

3. **Previsibilidade de reprodução da forma, textura e proporções dentais:** com a utilização de um enceramento prévio, que servirá de referência anatômica, a reprodução destas características ficará facilitada.
4. **Redução do tempo clínico:** as peças podem ser confeccionadas sem a presença do paciente.
5. **Custo reduzido:** se comparado a procedimentos indiretos, como os laminados cerâmicos.
6. **Possibilidade de reparo:** em casos de pequenas falhas, as facetas podem ser reparadas com a mesma resina composta utilizada.
7. **Possibilidade de realização de *mock-up*:** por causa do enceramento diagnóstico realizado, a etapa de planejamento e visualização pelo paciente é facilitada.
8. **Resultados estéticos excelentes e previsíveis:** com a técnica inversa é possível realizar reabilitações estéticas do sorriso com excelência e com a previsibilidade que o enceramento e o *mock-up* proporcionam.

LIMITAÇÕES

A técnica de facetas inversas apresenta algumas limitações, como segue:

1. **Adaptação das peças:** a adaptação final e o correto posicionamento das facetas são determinados no momento da cimentação, principalmente quando nenhum preparo dental for realizado. Embora a ausência de preparo dental torne a técnica mais conservadora e reversível, a falta de um término de preparo definido dificulta a estabilização e adaptação das peças no momento da cimentação.

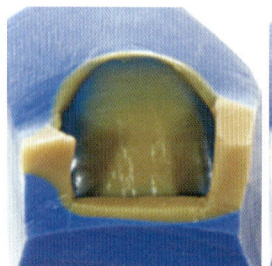

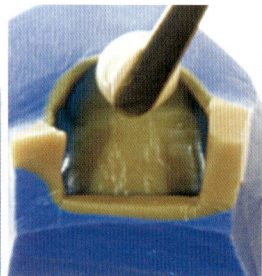

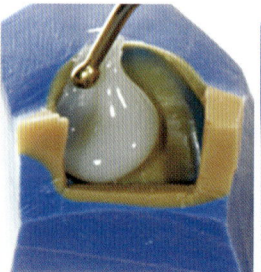

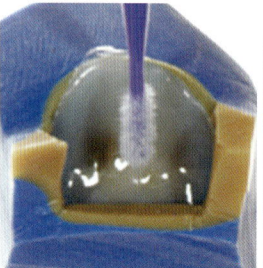

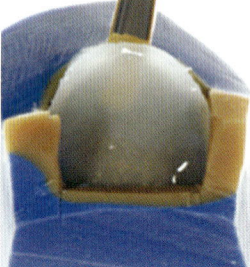

Fig. 6-1. Faceta de resina composta pela técnica inversa. Confecção da faceta no molde de silicona, a partir do enceramento diagnóstico.

2. **Dentes com alterações acentuadas de cor:** o mascaramento de dentes escurecidos pode ser difícil nessa técnica, exigindo uma maior espessura de material restaurador, que pode ser obtido às expensas de um maior desgaste da estrutura dental e/ou emprego de resinas de maior opacidade.
3. **Dentes com alterações de posição:** dentes muito vestibularizados ou girovertidos podem exigir preparos dentais mais invasivos, podendo comprometer a vitalidade do órgão pulpar e até mesmo inviabilizar o procedimento restaurador. Por outro lado, dentes palatinizados possibilitam um tratamento mais conservador, até mesmo sem preparo dental.
4. **Tempo de trabalho:** embora o tempo clínico com o paciente seja reduzido, o tempo para o trabalho com modelos, confecção das facetas e caracterizações pode ser longo.
5. **Dificuldade técnica:** para a realização das facetas inversas é necessário treinamento e habilidade, em especial para a confecção das facetas e para o processo de cimentação.
6. **Limitações inerentes ao material:** as facetas inversas são constituídas por resinas compostas, que apresentam benefícios e limitações próprias do material.

INDICAÇÕES E SELEÇÃO DE CASOS

Para o planejamento e confecção das facetas pela técnica inversa, primeiramente devem ser realizados correta anamnese, exame clínico (físico), exames radiográficos, modelos de estudo, fotografias e planejamentos digitais (conforme necessidade).

Com base nestas informações, uma vez que o paciente se apresente saudável, em especial em relação às doenças cárie e periodontal, o restabelecimento de função e estética pode ser iniciado.

Um planejamento adequado deve contemplar questões como: expectativa do paciente quanto ao resultado estético, longevidade clínica, condições dos dentes a serem restaurados, aspectos oclusais, espaço para a resina composta, bruxismo e presença de suporte posterior.[9]

A análise estética prévia do paciente também é fundamental para o diagnóstico e planejamento. A observação de aspectos faciais (forma da face, linhas de referência, tipos de sorriso, tipos de lábios, linha do sorriso), aspectos gengivais (contorno gengival, papila interdental e zênite gengival), aspectos relativos aos dentes em grupo (linha média dentária, alinhamento dental, inclinação axial, curvatura incisal, pontos de contato, ameia incisal, ameia cervical, exposição incisal e corredor bucal) e aspectos relativos aos dentes em si (cristas marginais, arestas, vertentes, forma, proporção altura × largura, cor, opalescência incisal, área plana e textura de superfície) vai definir as necessidades de correção estética e determinar as características das facetas (ver Capítulo 1).[8,10,12,14]

Dessa forma, a confecção das facetas deve promover proporções agradáveis aos dentes, biologicamente integrados e em harmonia com os tecidos gengivais, lábios e demais estruturas da face.[12]

Assim sendo, podem-se destacar as seguintes indicações para a execução de facetas de resina composta pela técnica inversa:

1. Dentes com presença de diastemas.
2. Dentes palatinizados.
3. Dentes com necessidade de aumento de volume vestibular.
4. Alongamento dental.
5. Dentes com alteração de forma (reanatomização).
6. Dentes com alteração de cor leve e moderada.
7. Dentes com defeitos de formação.
8. Dentes com a face vestibular comprometida por cárie ou lesões não cariosas extensas.
9. Dentes com restaurações deficientes na face vestibular.

PROTOCOLO TÉCNICO

Etapa Inicial – Diagnóstico

Anamnese, exame clínico (físico), exames radiográficos, modelos de estudo, fotografias e planejamento digital (Figs. 6-2 a 6-4).

Nesta etapa devem ser observados aspectos gerais de saúde, bem como a saúde bucal, tendo como primeira preocupação o restabelecimento de saúde periodontal e em relação à doença cárie, quando estas estiverem presentes. A obtenção de modelos de estudo, fotografias e planejamento digital são importantes para auxiliarem no planejamento, contemplando aspectos estéticos e funcionais, para que o tratamento busque uma real integração com as demais estruturas do sistema estomatognático (Figs. 6-2 a 6-4).[9,10]

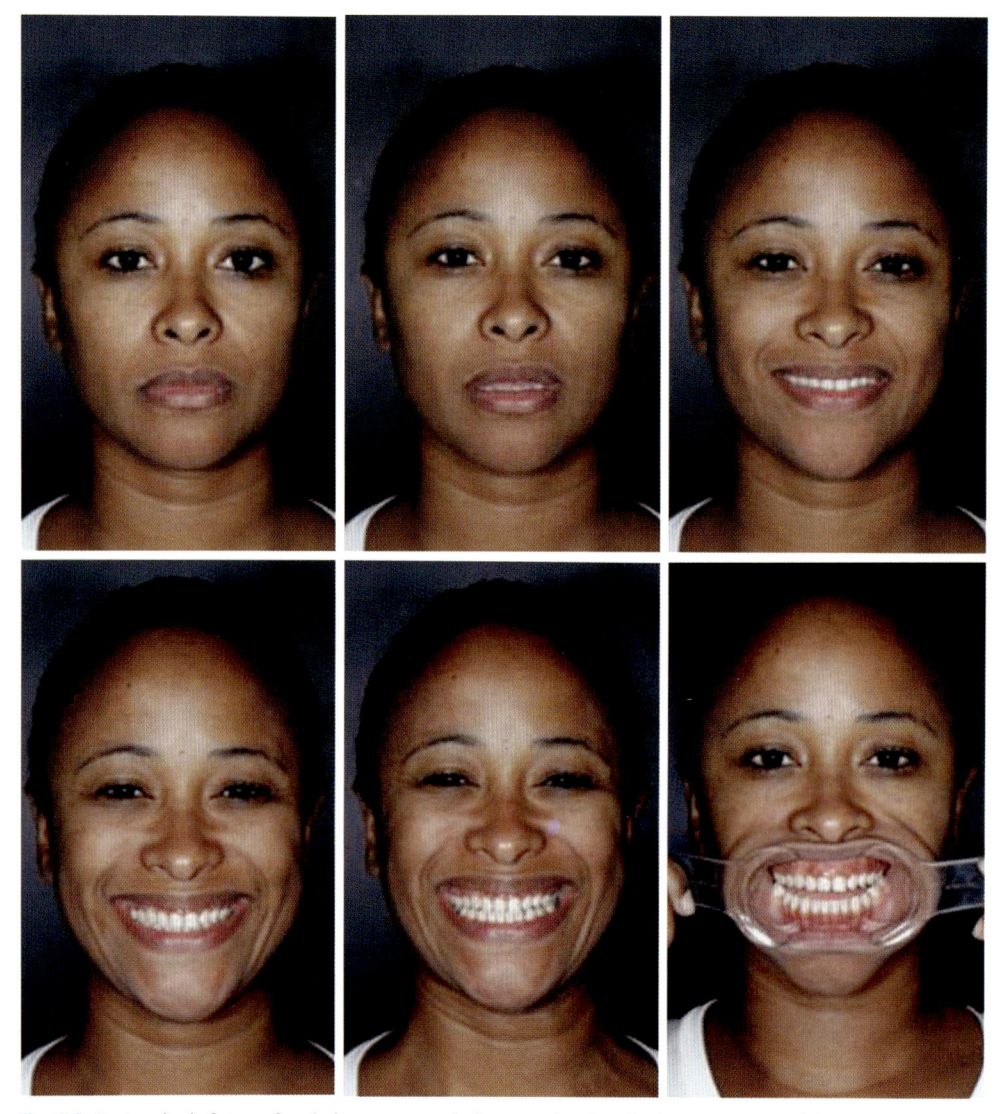

Fig. 6-2. Protocolo de fotografias da face recomendadas para visualização dos movimentos labiais para realização do planejamento digital.

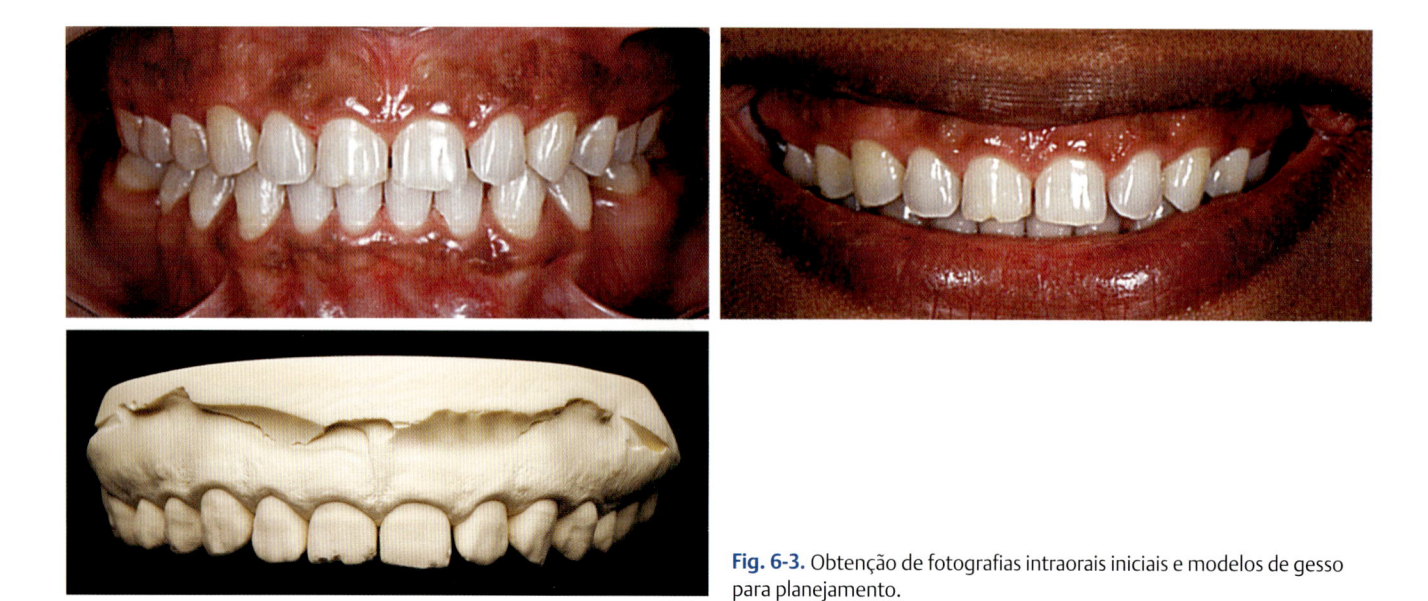

Fig. 6-3. Obtenção de fotografias intraorais iniciais e modelos de gesso para planejamento.

Faceta de Resina Composta pela Técnica Inversa (Office-Made)

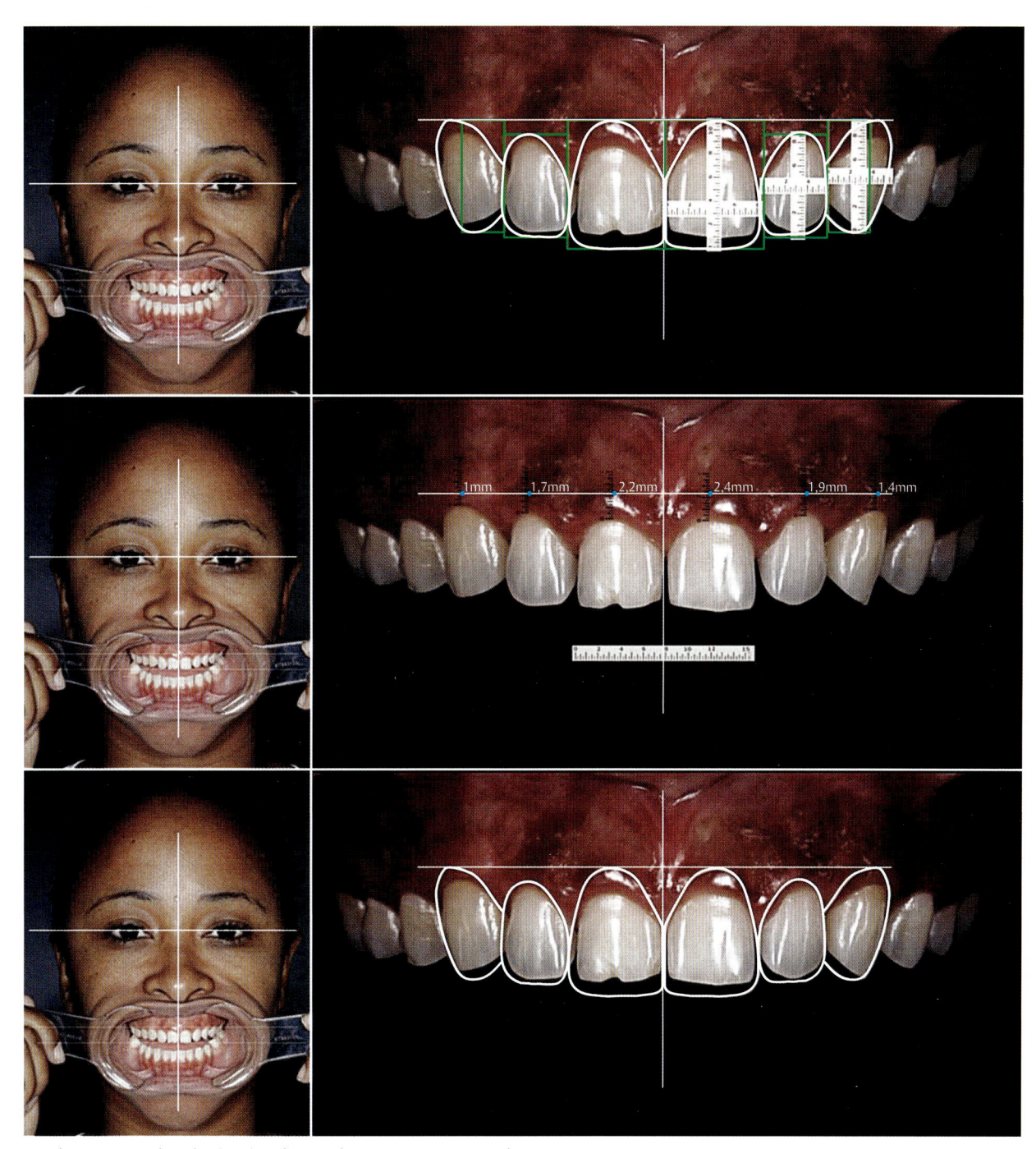

Fig. 6-4. Planejamento digital prévio à realização do tratamento restaurador.

Preparo do Modelo e Enceramento
A) Troquelamento do modelo de trabalho.
B) Enceramento diagnóstico (reprodução dos aspectos macro e microanatômicos desejados – Fig. 6-5).

Esta fase pode ser realizada tanto pelo cirurgião-dentista quanto pelo técnico de laboratório (protético).

Mock-Up
Com resina bisacrílica será realizado o *mock-up* para visualização estética pelo paciente e pelo profissional, assim como diagnóstico oclusal e análise da necessidade de preparo dental (Fig. 6-6). Quando necessário, podem-se realizar pequenas correções e definições de forma e anatomia nesta etapa. Para a realização do *mock-up*, deve ser confeccionada uma guia (molde) de silicona específica para esse fim. Sobre o modelo de gesso encerado deve-se inicialmente levar uma silicona de adição de consistência fluida e, sobre esta, posicionar uma silicona de adição de consistência pesada. Então, remove-se a mesma do modelo e realiza-se o seu recorte junto às margens cervicais. Este cuidado é importante para que a remoção dos excessos de resina bisacrílica fique facilitada. No presente caso clínico, foi confirmada

com o *mock-up* a necessidade de realização de cirurgia de aumento de coroa clínica para alongamento coronário cervical (Figs. 6-7 e 6-8).

Seleção de Cor

Testar as cores selecionadas com as respectivas resinas compostas (esmalte, dentina e efeito translúcido). Para a realização desta etapa devem ser observados aspectos ópticos presentes nos dentes relativos ao valor, matiz e croma, bem como características incisais presentes, como halo de opalescência, halo opaco e mamelos. Estas características servirão de referência para a correta seleção das cores de resina composta a serem empregadas, conforme detalhado no Capítulo 4 deste livro.

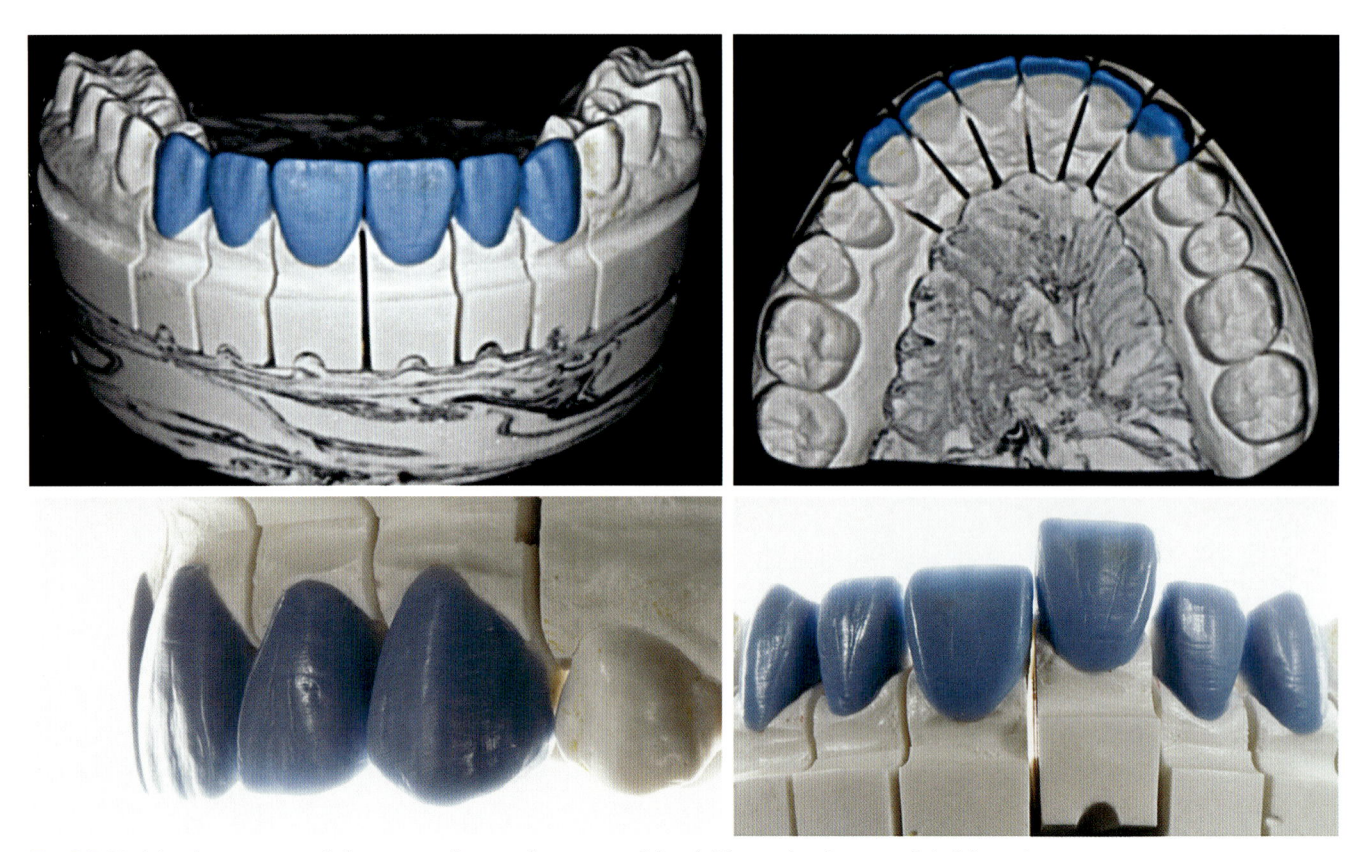

Fig. 6-5. Modelos de gesso troquelados e encerados, com base nas medidas obtidas no planejamento digital do sorriso.

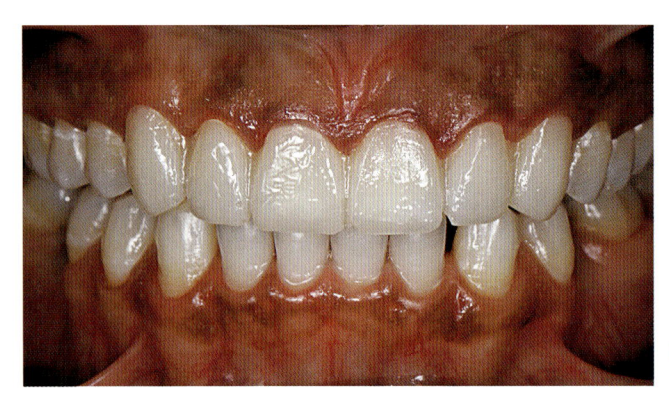

Fig. 6-6. *Mock-Up* confeccionado com resina bisacrílica Systemp® c&b II (Ivoclar Vivadent) na cor A1.

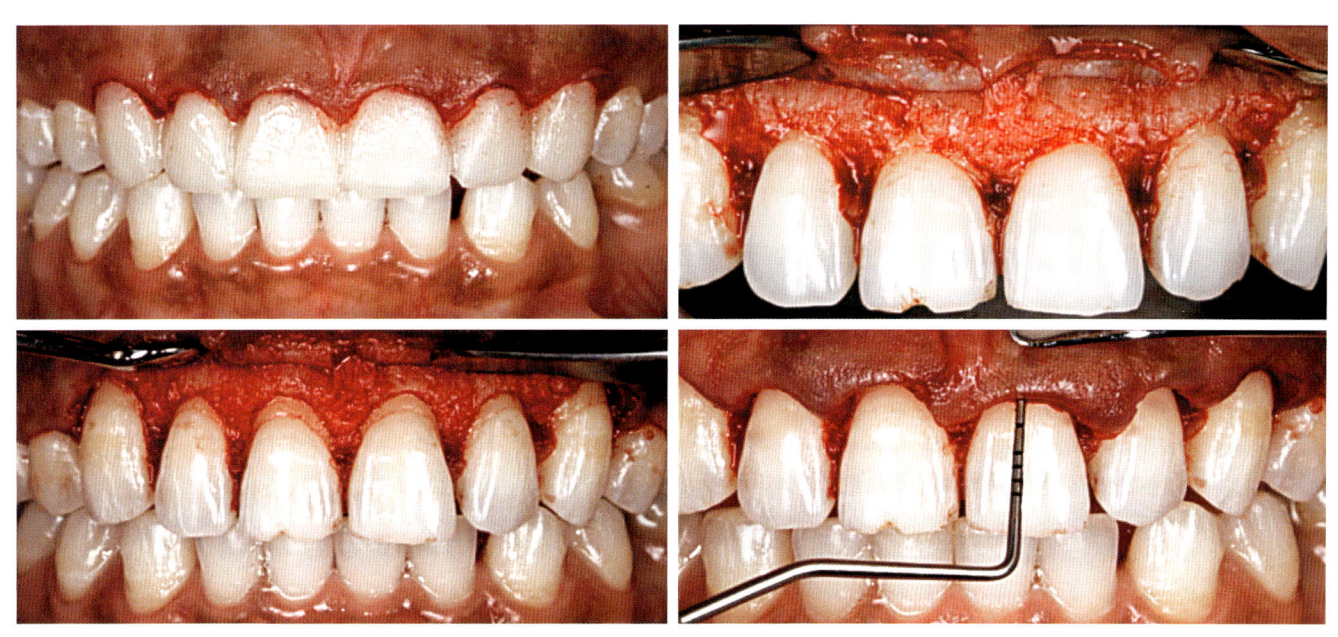

Faceta de Resina Composta pela Técnica Inversa *(Office-Made)*

Fig. 6-7. No presente caso clínico foi realizada cirurgia periodontal estética de recontorno gengival com osteotomia, com *mock-up* em posição. Cirurgia realizada pelo Prof. Dr. Alex Nogueira Haas e pela cirurgiã-dentista Caroline Weber.

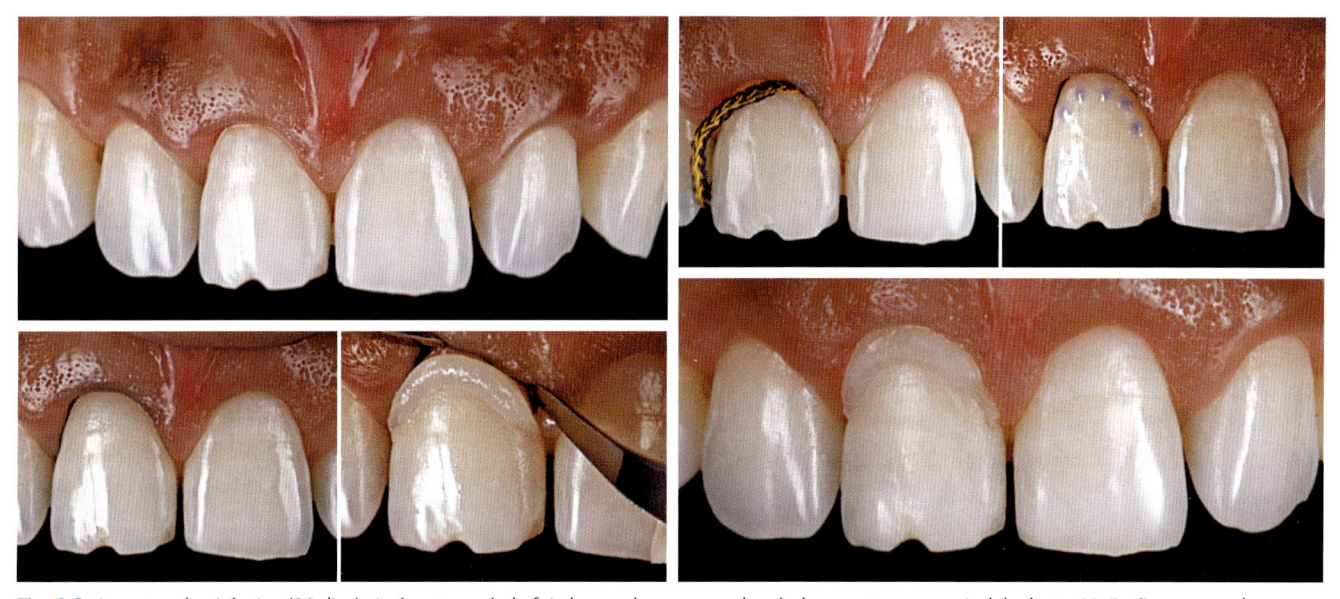

Fig. 6-8. Aspecto pós-cirúrgico (30 dias). Após este período foi observado pequeno desnível no contorno gengival do dente 11. Então se procedeu ao condicionamento do tecido gengival pela inserção de fio retrator Ultrapak® #00 (Ultradent), seguido de condicionamento ácido puntiforme (para facilitar a posterior remoção da resina), aplicação de sistema adesivo e inserção de resina composta com o intuito de guiar a sua cicatrização.

Confecção das Facetas de Resina Composta (Figs. 6-9 a 6-12)

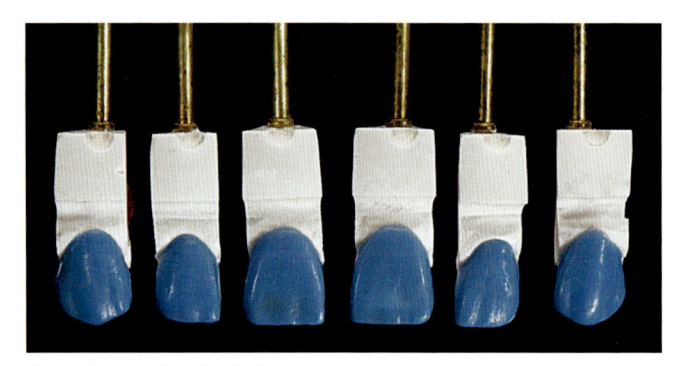

Fig. 6-9. Troquéis individualizados.

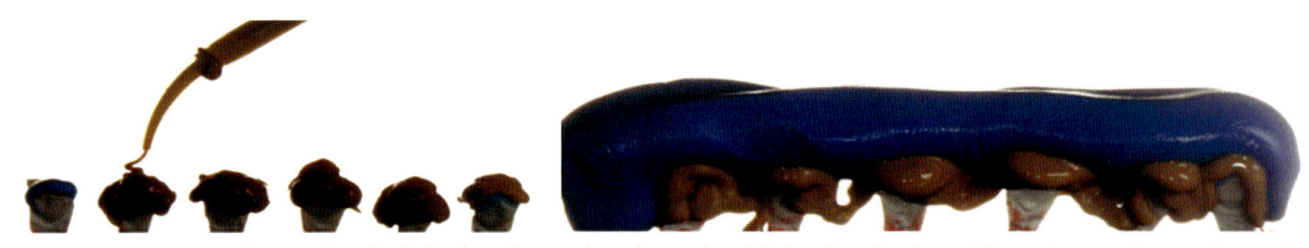

Fig. 6-10. Posicionamento dos troquéis individualizados sobre uma base de cera de utilidade e placa de vidro. Moldagem dos troquéis com siliconas de adição leve e pesada (realizada com silicona de adição Virtual® – Ivoclar Vivadent).

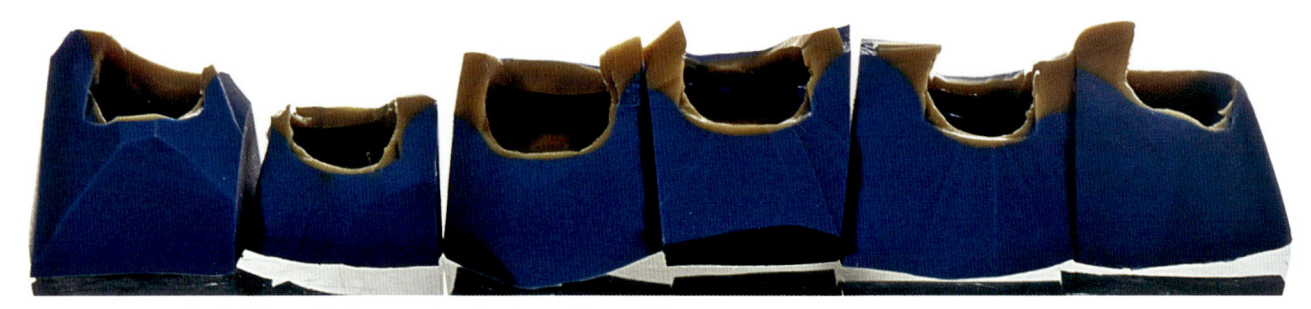

Fig. 6-11. Recorte individual do molde dos troquéis realizado com lâmina de bisturi nº 11.

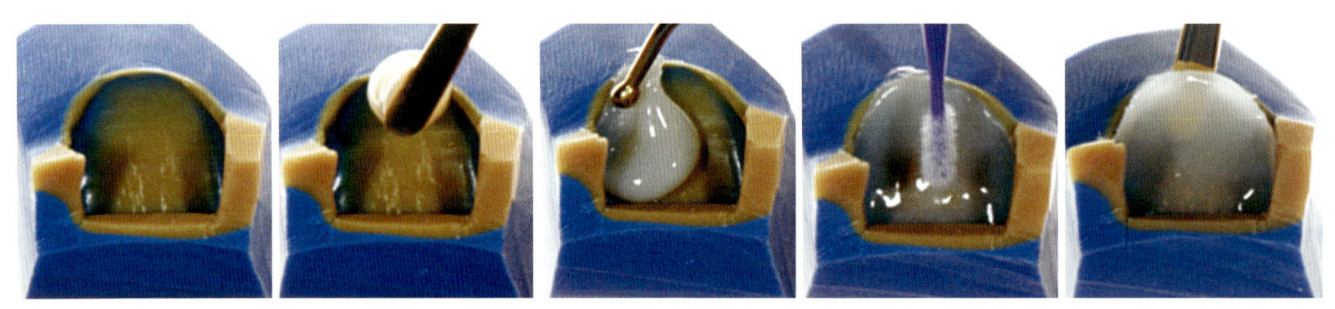

Fig. 6-12. Confecção das facetas vestibulares com a resina composta de esmalte na porção interna da guia de silicona (IPS Empress® Direct B1E – Ivoclar Vivadent).

Isolamento do Campo Operatório para Prova das Facetas
Evitar contaminação das facetas de resina no momento da prova em boca (Fig. 6-13).

Prova e Ajuste em Boca das Facetas de Resina Composta Confeccionadas
Normalmente é necessário realizar algum tipo de acabamentos cervical e proximal na peça para viabilizar o seu correto posicionamento e adaptação (Fig. 6-14).

Tratamento da Peça para Cimentação
- Microjateamento com óxido de alumínio, tendo o cuidado para não perfurar a peça, pois as mesmas são finas e frágeis.
- Lavagem e secagem.
- Condicionamento com ácido fosfórico a 35-37% para limpeza da peça.
- Lavagem e secagem.
- Aplicação de uma fina camada de adesivo hidrofóbico, remoção de excessos com o auxílio de um aplicador descartável seco ou pincel, seguido de fotopolimerização por 10 segundos.

Caracterização da Porção Interna da Faceta
- *Halo opaco incisal:* utilização de resina composta opaca ou corante branco opaco.
- *Halo de opalescência:* utilização de resina composta de efeito opalescente ou corante cinza/azul.

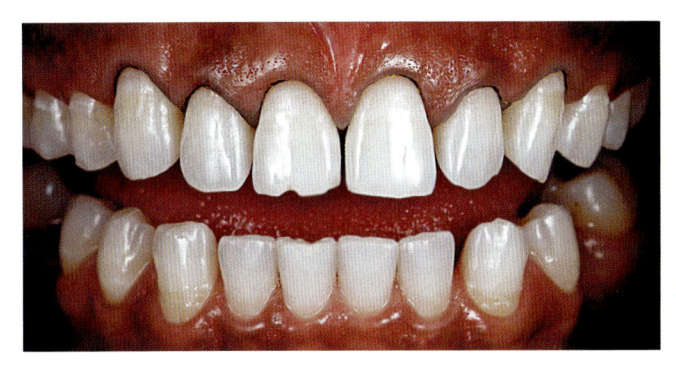

Fig. 6-13. Isolamento relativo combinado do campo operatório, utilizando fio retrator (Ultrapak® #00 - Ultradent), afastador de lábios Expandex, sugador e roletes de algodão.

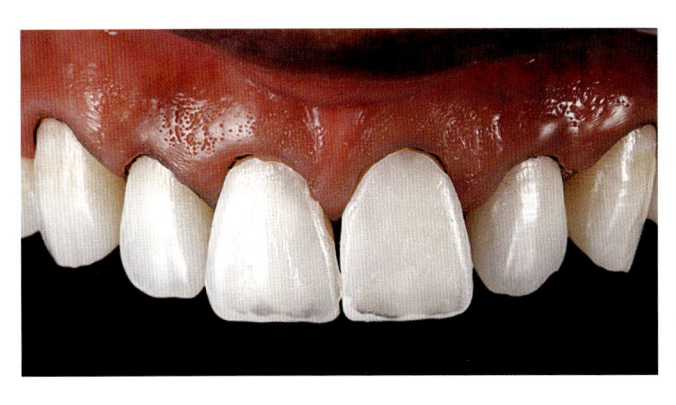

Fig. 6-14. Prova e ajuste em boca das facetas de resina composta confeccionadas. Deve-se observar neste momento a anatomia primária presente, bem como encontrar seu correto posicionamento. Nesta fase, comumente será observada uma pequena desadaptação da faceta em regiões cervical e interna, pois a mesma foi confeccionada de forma inversa, ou seja, sem a preocupação de adaptação interna e sim de cópia das superfícies vestibular e proximal a partir de um enceramento.

Tratamento do Substrato Dental para Cimentação

- Verificação e conferência do isolamento do campo operatório já realizado para a prova das facetas (absoluto ou relativo combinado com uso de fio retrator, afastadores labiais, sugador e rolos de algodão).
- Tratamento do substrato: condicionamento com ácido fosfórico a 35-37% em esmalte por 30 segundos, seguido de lavagem e secagem. Aplicação de uma fina camada de adesivo hidrofóbico (se o preparo for somente em esmalte, não é necessária aplicação de *primer*), remoção de excessos com o auxílio de um aplicador descartável seco ou pincel, seguido de fotopolimerização por 10 segundos (Fig. 6-15).

Cimentação das Facetas com Resina Composta

- Inserção da resina composta selecionada para cimentação das facetas no interior da peça.
- Assentamento das peças sobre os dentes, verificando o correto posicionamento vestibulolingual e mesiodistal.
- Remoção de excessos de resina composta e fotopolimerização por 1 minuto em cada face.

Diferentemente das técnicas tradicionais indiretas, em que se utiliza para a cimentação um cimento resinoso, nas facetas confeccionadas pela técnica inversa, a cimentação será realizada com resina composta. Para tanto, poderão ser utilizadas resinas compostas convencionais de diferentes opacidades, dependendo da situação clínica. A resina composta para cimentação contribuirá no mascaramento do substrato e no preenchimento das eventuais desadaptações encontradas na fase de prova.

Ajuste Oclusal

Esta etapa visa a estabilizar o padrão oclusal do paciente, para que os procedimentos restauradores não interfiram negativamente nas posições mandibulares de máxima intercuspidação habitual (MIH), bem como nos movimentos mandibulares de protrusão e lateralidades direita e esquerda.

Acabamento, Texturização e Polimento

Nesta etapa devem ser observados e refinados os aspectos anatômicos reproduzidos do enceramento, como: forma, tamanho, cristas marginais, arestas e vertentes, área plana e textura de superfície.

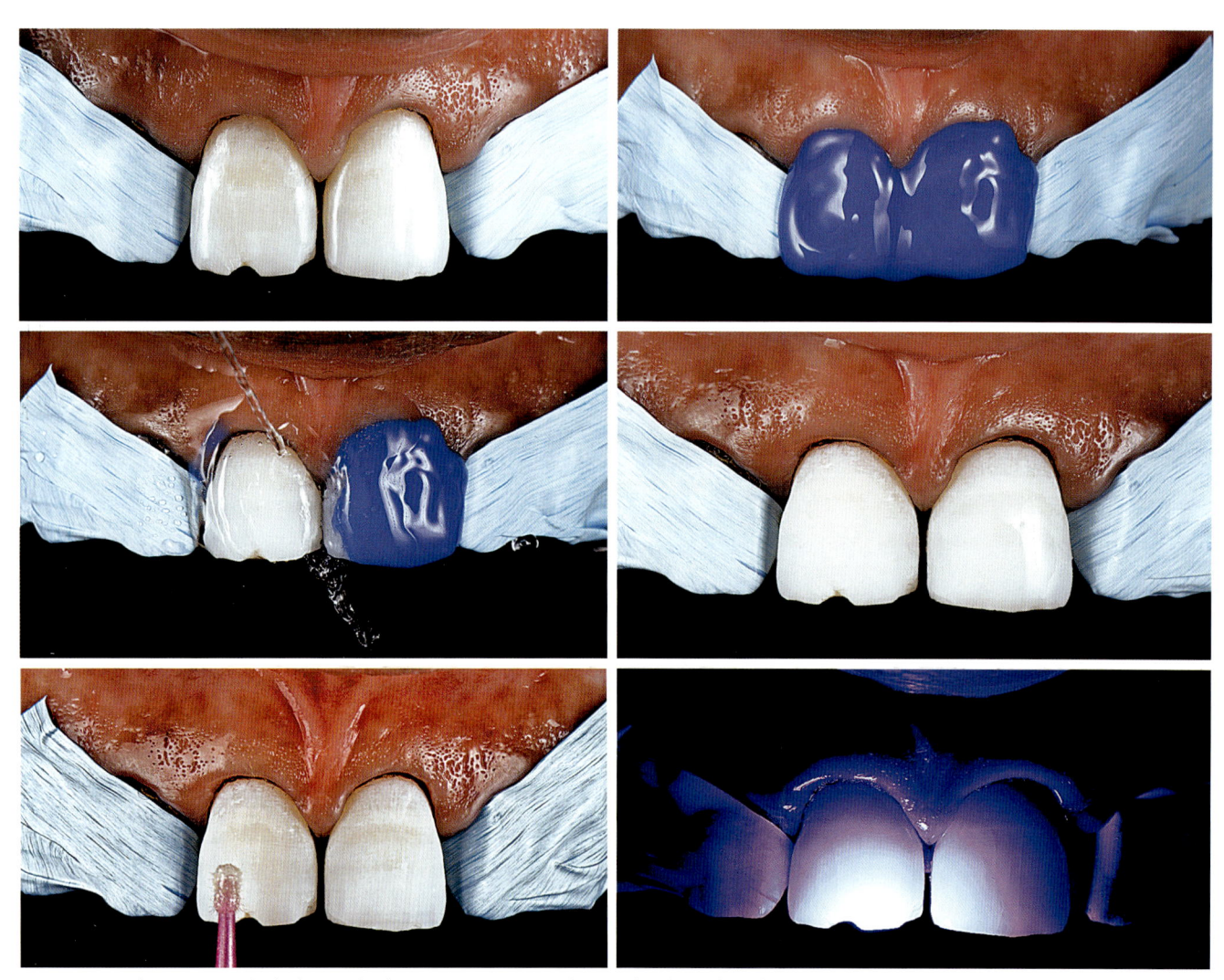

Fig. 6-15. Condicionamento ácido do esmalte, lavagem e secagem. Aplicação do adesivo hidrofóbico e fotopolimerização por 10 segundos.

Inicialmente deve ser averiguada a presença de excessos de material restaurador (sistema adesivo e resina composta). Estes devem ser removidos por meio de lâmina de bisturi número 12 e tiras de lixa de poliéster usadas em forma de "S" (para que os pontos de contato interproximais não sejam removidos).

Após a remoção dos excessos, os detalhes anatômicos (anatomia secundária e textura de superfície) podem ser definidos e refinados por pontas diamantadas de granulações fina e extrafina (F e FF), discos abrasivos flexíveis, pontas de borracha abrasiva e brocas multilaminadas. Para a etapa de polimento, podemos empregar pontas siliconadas de granulação fina e discos de feltro associados à pasta de polimento específica para resina composta (Figs. 6-16 e 6-17).

Nas Figuras 6-18 a 6-20 podemos visualizar o caso finalizado, com as seis facetas de resina composta pela técnica inversa, contribuindo para a harmonia do sorriso da paciente. Na Figura 6-21, a fotografia de controle do caso 1 ano após.

Com intuito de sistematizar uma abordagem objetiva na prática clínica utilizando a técnica restauradora de resina inversa, fazemos a sugestão no Quadro 6-1 de dois fluxogramas opcionais para o profissional. No fluxograma 1, a finalização do caso clínico em questão se dá em duas sessões, enquanto que no fluxograma 2 serão realizadas sessões clínicas mais curtas, fazendo-se necessária uma sessão clínica a mais.

É interessante definir pela anamnese qual o perfil do paciente e assim propor como será realizado o tratamento. Se houver necessidade de resultados já em uma segunda consulta, pode-se partir para a confecção das peças de resina composta de maneira *office-made*, ou seja, com o paciente na cadeira, cimentando e finalizando na mesma consulta. Por outro lado, pode-se também utilizar o período entre consultas para a confecção das peças de resina composta e assim reduzir o tempo clínico com o paciente.

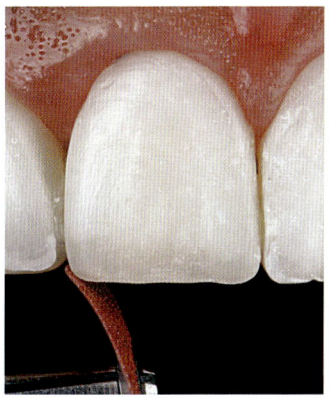

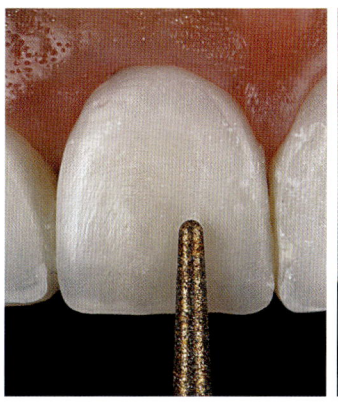

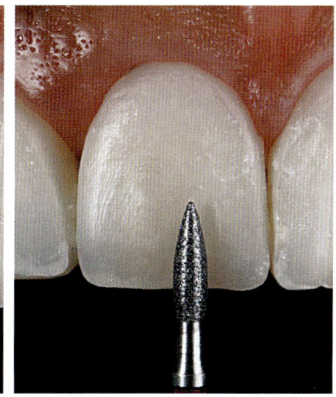

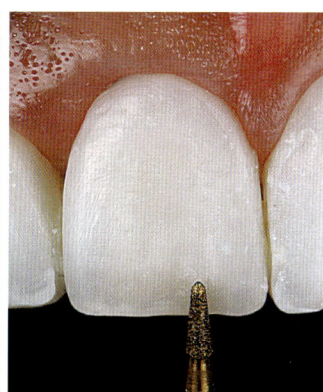

Fig. 6-16. Acabamento das facetas e aprimoramento da textura de superfície.

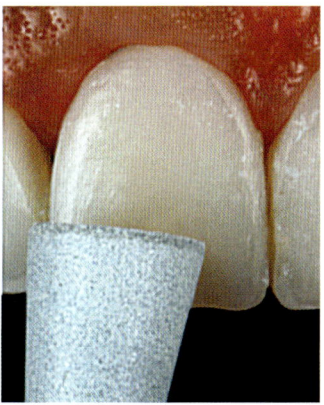

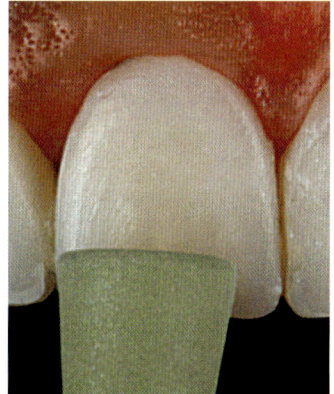

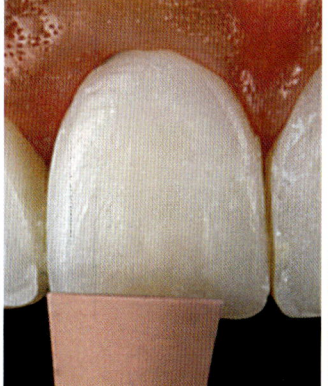

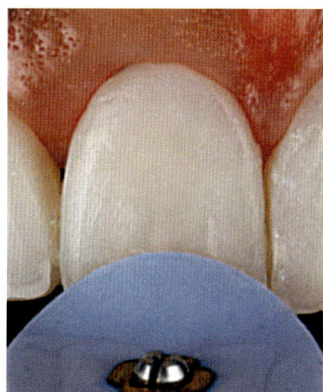

Fig. 6-17. Acabamento e polimento utilizando borrachas abrasivas Astropol® (Ivoclar Vivadent) e disco de feltro FlexiBuff™ (Cosmedent) com pasta para polimento de resina composta Enamelize™ (Cosmedent).

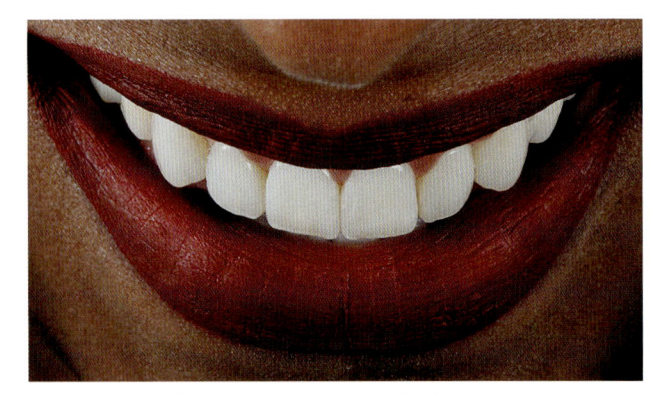

Fig. 6-18. Sorriso da paciente após a conclusão do tratamento.

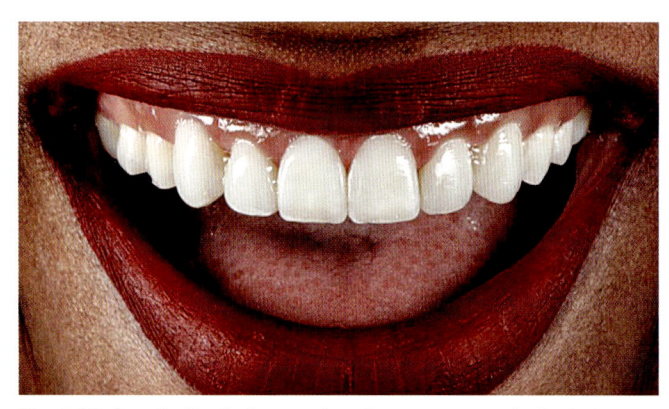

Fig. 6-19. Caso finalizado: facetas de resina composta pela técnica inversa de 13-23.

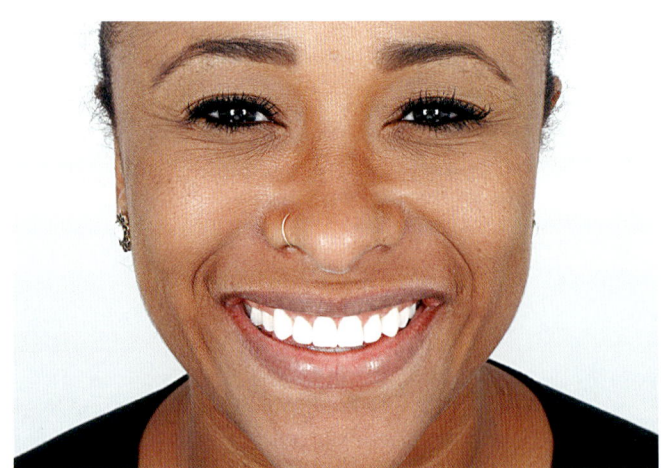

Fig. 6-20. Fotografias extraorais da face evidenciando a harmonia estética alcançada a partir do tratamento multidisciplinar.

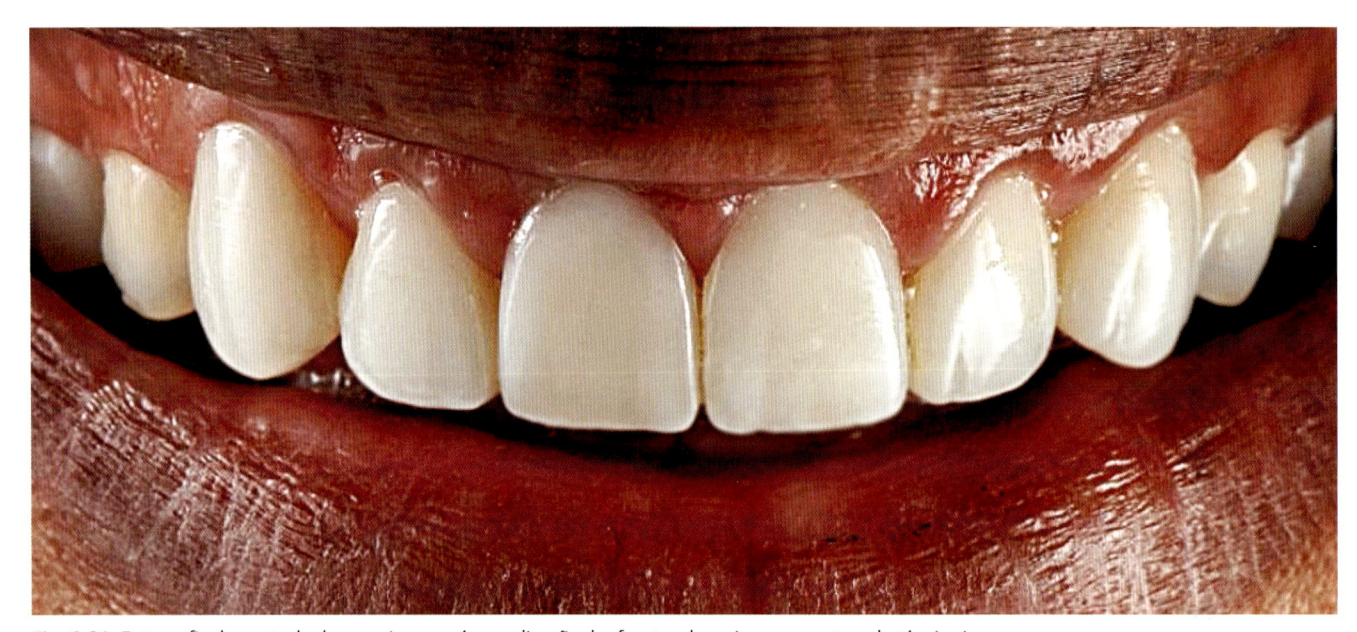

Fig. 6-21. Fotografia de controle do caso 1 ano após a realização das facetas de resina composta pela técnica inversa.

Quadro 6-1. Sugestão de Dois Fluxogramas com as Etapas de Execução da Técnica Restauradora de Resina Inversa

	Primeira sessão clínica	Período entre consultas	Segunda sessão clínica	Período entre consultas	Terceira sessão clínica
Fluxograma 1	1	2	3, 4, 5, 6, 7, 8, 9, 10, 11, 12	X	X
Fluxograma 2	1	2	3, 4	5	6, 7, 8, 9, 10, 11, 12
Protocolo técnico					

1. Anamnese e exames
2. Troquelização e enceramento
3. *Mock-Up*
4. Seleção de cor e teste das resinas
5. Confecção das facetas de resina
6. Isolamento do campo operatório
7. Prova em boca
8. Tratamento da peça
9. Caracterização interna da faceta
10. Cimentação
11. Ajuste oclusal
12. Acabamento, texturização e polimento

CONSIDERAÇÕES FINAIS

Dentre as várias possibilidades restauradoras existentes atualmente para dentes anteriores, a técnica de resina inversa destaca-se como mais uma alternativa para o restabelecimento de função e estética, unindo personalização do tratamento, previsibilidade de resultados, boa relação custo-benefício e ainda sendo minimamente invasiva.[5] Apesar de ainda não existirem na literatura estudos clínicos longitudinais com esta técnica restauradora, podemos correlacioná-la com os achados de outros trabalhos que avaliam a longevidade de facetas diretas de resina composta, que mostram bom comportamento clínico ao longo do tempo.[4,6]

REFERÊNCIAS BIBLIOGRÁFICAS

1. Aslam A et al. Layers to a beautiful smile: composite resin stratification. *Pakistan Oral & Dental Journal* 2016;36(2):335-40.
2. Breschi I et al. Dental adhesion review: aging and stability of the bonded interface. *Dent Mater* 2008;24:90-101.
3. Carrilho MR, Carvalho RM, de Goes MF et al. Chlorhexidine preserves dentin bond *in vitro*. *J Dent Res* 2007;86(1):90-4.
4. Coelho-de-Souza FH, Gonçalves DS, Sales MP, et al. Direct anterior composite veneers in vital and non-vital teeth: a retrospective clinical evaluation. *Journal of Dentistry* 2015; 43(11):1330-236.
5. Conceição EN, Silva FB Pereira Júnior, JCD. Facetas indiretas de resina composta: técnica office-made. *Revista APCD de Estética* 2015;3:366-73.
6. Demarco FF et al. Anterior composite restorations: a systematic review on long-term survival and reasons for failure. *Dent Mater* 2015;31:1214-24.
7. De Munck J et al. A critical review of the durability of adhesion to tooth tissue: methods and results. *J Dent Res* 2005;84(2):118-32.
8. Figún ME, Garino RR. Anatomia odontológica funcional e aplicada. Porto alegre: Artmed, 2003.
9. Hidalgo-lostaunau RC, Torres RC. La filosofía del diseño personalizado de sonrisa - parte I. *Revista APCD Estética* 2013;01(2):216-25.
10. Hidalgo-lostaunau RC, Ganoza-paredes PG. El diseño personalizado de la sonrisa y el abordaje estético-oclusal: reporte de casos - parte 2. *Revista APCD Estética* 2013;1(3):342-55.
11. Joiner A. Tooth color: a review of the literature. Journal of dentistry 2004;32(suppl. 1):3-12.
12. Kina S, Bruguera A. Invisível – restaurações estéticas cerâmicas. 3.ed. *Dental Press* 2008.
13. Loguercio AD et al. Influence of specimen size and regional variation on long-term resin-dentin bond strength. *Dent Mater* 2005;21:224-31.
14. Magne P, Belser U. Restaurações adesivas de porcelana. Quintessence, 2012.
15. Marshall jr GW et al. The dentin substrate: structure and properties related to bonding. *J Dent* 1997;25(6):441-58.
16. Paravina et al. Color interaction of dental materials: blending effect of layered composites. *Dent Mater* 2006;22(10):903-6.
17. Pashley DH et al. Collagen degradation by host-derived enzymes during aging. *J Dent Res* 2004;83(3):216-21.

Capítulo 7

Facetas Pré-Fabricadas

Lucas Silveira Machado
Ewerton Nocchi Conceição

INTRODUÇÃO 84
CONCEITO 84
VANTAGENS 84
LIMITAÇÕES 85
INDICAÇÕES 85
SISTEMAS DE FACETAS
PRÉ-FABRICADAS 86
Brilliant NG Componeer® – Coltène 86
Veneer® Direct System – Edelweiss 86
Lumineers® – DenMat 86
SELEÇÃO DE CASOS 86
PREPARO DENTAL 87
PROTOCOLO CLÍNICO 87
Profilaxia 87
Seleção da Cor das Facetas
Pré-Fabricadas 87
Seleção da Forma e Dimensões das
Facetas 87
Anestesia 87
Preparos Dentais 87
Isolamento do Campo Operatório 87
Prova e Ajuste das Facetas 88
Preparo dos Substratos 88
 Substrato Dental 88
 Facetas Pré-Fabricadas em Resina
 Composta 88
Seleção da Resina Composta para União das
Facetas ao Substrato Dental 88
Cimentação das Facetas Pré-Fabricadas em
Resina 88
Acabamento e Polimento das Margens 88
DESCRIÇÃO DO CASO CLÍNICO 88
CONSIDERAÇÕES FINAIS 90
REFERÊNCIAS BIBLIOGRÁFICAS 91

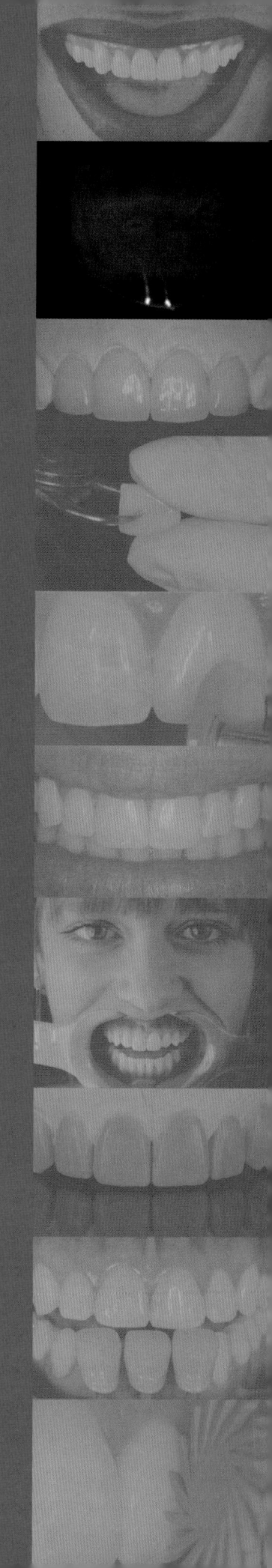

INTRODUÇÃO

Há algum tempo, vem-se observando uma procura, dia a dia mais intensa, por tratamentos estéticos,[1,3,4,6,13] afinal, o bem-estar, representado inclusive pela beleza, é fator determinante no convívio social. Aliada a este fato, soma-se a procura por tratamentos pouco ou nada invasivos, visto que o conhecimento da relevância em se preservar estrutura dentária não é mais exclusivo do profissional de Odontologia.

A evolução das técnicas e materiais em Odontologia trouxe possibilidades restauradoras estéticas que viabilizaram maior preservação dos tecidos dentais. A constante melhoria dos materiais, os sistemas cerâmicos e adesivos, aliados às modernas técnicas laboratoriais, possibilitaram várias opções para transformação do sorriso, de maneira mais conservadora.[3,5,12,13]

Ao se tratar das técnicas, os preparos minimamente invasivos aliaram-se a trabalhos restauradores em cerâmica, de espessura também reduzida, popularmente conhecidos por *"lentes de contato dental"*. Este nome se deve à sua mínima espessura, variando em torno de 0,3 a 0,5 mm, alusão às lentes de contato oculares (ver Capítulo 9).

Além de trabalhos cerâmicos, há disponível no mercado a mesma proposta, no entanto, em resina composta, também conhecida por facetas pré-fabricadas em resina composta.[4,7,10,12] Trata-se de uma opção restauradora que viabiliza a transformação dos dentes anteriores, com o intuito de devolver a harmonia do sorriso em uma única sessão, dispensando consultas adicionais. Além da vantagem relacionada com o tempo reduzido, pode-se falar em técnica simplificada, à medida que dispensa procedimentos de moldagem, construção de modelos e de restaurações provisórias. Como consequência, tem-se um custo mais baixo em relação aos trabalhos cerâmicos, ao mesmo tempo em que permite resultados estéticos altamente satisfatórios. Sua indicação visa, principalmente, à restauração da harmonia do sorriso, onde se busca a preservação da estrutura dental, de forma rápida, aliada às possibilidades estéticas que esta proposta é capaz de oferecer.[7,10]

Este conceito de facetas pré-fabricadas data de meados dos anos 1980, quando um material de nome comercial *Mastique* (Dentsply/Calk) foi introduzido no mercado. Tais laminados eram fabricados em metil-metacrilato. Em função da sua baixa resistência mecânica e falta de adesão aos agentes cimentantes e, consequentemente, ao substrato dental, este se mostrou ineficiente ao que se propôs.[10] Assim sendo, passaram a ser confeccionados em resina composta (Componeer® – Coltène; Veneer Direct System® – Edelweiss) e também em cerâmica (Lumineers® – DenMat).

As facetas pré-fabricadas em resina composta, por outro lado, apresentam algumas desvantagens inerentes ao material. Perda de brilho ao longo do tempo, possibilidade de manchamento e fratura podem ser observadas.

Quanto ao prognóstico desta nova proposta, o fato de os novos materiais terem sido introduzidos no mercado há pouco tempo justifica a ausência de estudos que evidenciem o comportamento clínico em longo prazo. Fatores relacionados com o paciente, como sexo, idade, frequência do tratamento, qualidade da higienização oral, cáries recorrentes, certamente interferem no seu prognóstico. E, também, fatores relacionados com o profissional, como conhecimento e habilidade técnica, da mesma forma que influenciam a longevidade dos trabalhos cerâmicos,[5,8,9,13] certamente irão influenciar nas taxas de sobrevivência das facetas pré-fabricadas em resina composta.

Este capítulo se propõe a apresentar a filosofia relacionada com a harmonização do sorriso por meio de facetas pré-fabricadas, com ênfase em resina composta, além de elucidar as suas vantagens, limitações, indicações e protocolo clínico.

CONCEITO

A ideia de facilitar cada vez mais os procedimentos restauradores já vem há algum tempo ganhando espaço e sendo desenvolvido na Odontologia. Com essa tendência, surgiram as facetas pré-fabricadas para uso em consultório, com tamanhos, formas anatômicas e texturas previamente estabelecidas. De uma maneira geral, os sistemas são constituídos por facetas pré-fabricadas translúcidas (Fig. 7-1), em diversos tamanhos, que necessitam de resinas compostas mais opacas (nas cores de dentina) para serem utilizadas na cimentação.[3,4]

VANTAGENS

1. **Simplicidade técnica:** por se tratar de facetas pré-fabricadas, este tipo de proposta restauradora dispensa sessões de moldagem dos preparos e consequente vazamento dos moldes e obtenção dos modelos em gesso, além da não necessidade de confecção de restaurações provisórias. Além disso, a técnica oferece maior facilidade na previsibilidade do resultado final do tratamento restaurador, principalmente nos aspectos de formato anatômico, textura superficial e brilho, sendo considerado superior e mais fácil de se obter do que pelo método convencional direto.[3-5,7,11,12]
2. **Resultados de excelência:** ainda que se trate de facetas pré-fabricadas em resina composta, a combinação de cama-

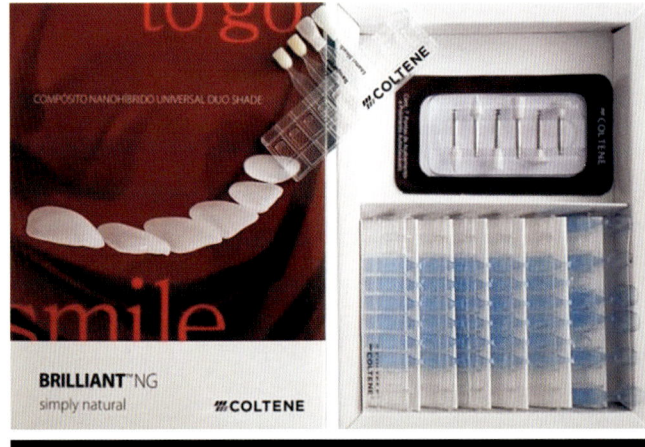

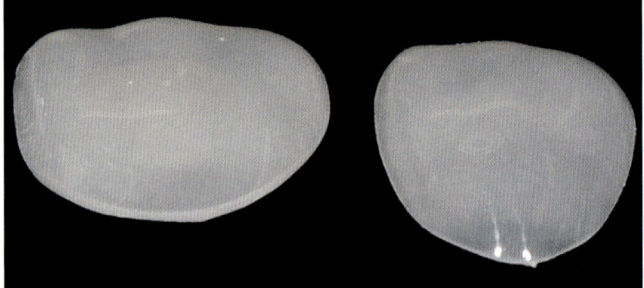

Fig. 7-1. Facetas pré-fabricadas em resina composta Brilliant NG Componeer® – *Coltène*.

das pré-polimerizadas de diversos valores viabiliza a obtenção de resultados estéticos satisfatórios. Sua fina espessura permite também que a cor final seja favorecida pela seleção adequada das resinas que irão promover a união deste trabalho ao substrato dental. Além disso, mesmo diante de trabalhos cerâmicos, a utilização de facetas pré-fabricadas em resina composta pode oferecer um resultado satisfatório.

3. **Menor contração de polimerização e maior grau de conversão:** uma vez que sejam materiais pré-fabricados, a presença de camadas pré-polimerizadas favorece uma menor contração de polimerização ao conjunto cimentado. Os sistemas pré-fabricados passam por um processo de polimerização adicional, realizado com alta pressão, consequentemente com maior tempo de exposição à luz em alta temperatura (160°-180°), o que aumenta o grau de conversão de monômeros em polímeros, melhorando as propriedades mecânicas da resina, principalmente quando comparadas às restaurações diretas polimerizadas pela técnica convencional.[2] A redução da contração de polimerização diminui muitos efeitos indesejáveis na interface adesiva da restauração, pois permanece apenas limitada à linha de cimentação, diminuindo a formação de fenda na interface dente/restauração, e consequentemente consegue-se obter uma interface mais duradoura, com menores riscos de microinfiltração e recidivas de cárie.[5]

4. **Baixa sensibilidade à luz ambiente:** as resinas utilizadas para preenchimento e adaptação das facetas pré-fabricadas ao dente, por se localizarem sob tais laminados, são menos influenciadas pela luz ambiente. Desta forma, tem-se um tempo de trabalho favorecido, a ponto de se permitir a correta adaptação das facetas e remoção dos excessos de resina composta, previamente à polimerização do conjunto.

5. **Custo inferior em relação aos laminados cerâmicos:** ao contrário dos laminados indiretos cerâmicos, as facetas pré-fabricadas apresentam um custo cerca de quatro vezes menor, tornando o procedimento de harmonização do sorriso mais acessível.

6. **Lisura superficial:** sua superfície se apresenta com ótimo polimento superficial, que é mantido ao longo do tempo. Por consequência, favorecerá menor acúmulo de placa bacteriana e também menor acúmulo de pigmentos de origem exógena.

7. **Livres de inclusão de ar:** outra vantagem dessa proposta é que bolhas de ar, a partir do seu processo de fabricação, não são incorporadas, o que garante homogeneidade ao longo de toda sua estrutura.[12]

8. **Fluorescência:** a presença de partículas fluorescentes incorporadas ao material permitirá que o laminado, após cimentado, emita comprimentos de onda dentro do espectro de luz visível, quando uma luz violeta incidir sobre o mesmo.[12] Sabe-se, inclusive, que a luz solar possui comprimentos de ondas abaixo do espectro de luz visível. Com isso, tem-se um resultado à semelhança dos dentes naturais, quando expostos tanto à luz do dia quanto à luz negra.

9. **Opalescência:** outra vantagem desta proposta é seu efeito opalescente, à semelhança dos tecidos dentais, em busca de se alcançar um efeito ainda mais natural.

10. **Mínimo desgaste da estrutura dental:** por se tratar de laminados ultrafinos (0,3 mm), pouco espaço se faz necessário para acomodação dos mesmos. Exceção à regra ficará por conta da indicação destas facetas aos casos de dentes vestibularizados, que terão sua posição corrigida a partir de um trabalho restaurador, o que necessariamente exigirá desgaste dental suficiente à correção da porção vestibularizada, além de espaço para acomodar a faceta pré-fabricada.

11. **Ausência de sensibilidade pós-operatória:** por demandar pouco espaço para sua acomodação e consequente mínimo desgaste da estrutura dental, esta proposta de transformação do sorriso não promove sensibilidade pós-operatória. Vale lembrar, no entanto, que esta vantagem somente se fará presente quando respeitadas as técnicas de utilização das facetas e hibridização dos tecidos dentais, além da manutenção dos preparos em esmalte.

12. **Dispensa enceramento diagnóstico prévio:** o enceramento diagnóstico, neste caso, não se fará necessário, já que as facetas pré-fabricadas se encontram disponíveis em formatos e tamanhos variados, que serão selecionados de acordo com o caso clínico em questão.

13. **Retenção micromecânica:** as facetas pré-fabricadas em resina apresentam uma superfície interna microrretentiva ($2\ \mu m$), o que garante uma resistência de união adesiva de 23 Mpa.[12]

14. **Alta resistência mecânica em relação às resinas compostas diretas:** as facetas pré-fabricadas apresentam resistência mecânica quatro vezes superior quando comparadas às resinas compostas de aplicação direta.

LIMITAÇÕES

1. **Casos unitários:** uma das limitações vinculadas às facetas pré-fabricadas relaciona-se com os casos unitários. Na presença de caracterizações e bordos incisais translúcidos, a confecção de um laminado personalizado em cerâmica trará resultados mais satisfatórios do ponto de vista estético.

2. **Propensão ao manchamento quando comparados aos laminados cerâmicos:** mesmo sendo superiores às resinas compostas de uso direto, no aspecto de lisura e brilho superficial, as facetas pré-fabricadas em resina composta são passíveis de sofrerem acúmulo de pigmentos de origem exógena, como tabaco, bebidas, alimentos com corante etc. O repolimento de sua superfície não necessariamente devolverá uma homogeneidade de cor. Esta limitação se torna mais forte quando se compara aos resultados de longevidade dos laminados cerâmicos

3. **Perda de brilho quando comparados aos laminados cerâmicos:** Perda de brilho ao longo do tempo poderá ser observada no caso das facetas pré-fabricadas em resina composta, apresentando desempenho inferior aos laminados cerâmicos.

4. **Menor resistência ao desgaste:** ainda em um comparativo às restaurações cerâmicas, as resinas pré-fabricadas são mais suscetíveis ao desgaste, seja ao longo do tempo, seja por algum desajuste oclusal.

INDICAÇÕES

Os sistemas de facetas pré-fabricadas apresentam algumas indicações, dependentes da seleção do caso, que se resumem a alguma necessidade de restauração dos dentes anteriores, que comprometam a estética e a harmonia dental, de um ou mais dentes. Sendo assim, a indicação está direcionada para:

- Fechamentos de diastemas.
- Correção de alguma descoloração dentária.
- Reanatomização dental.
- Dentes fraturados.
- Correção de dentes mal posicionados.
- Substituição de restaurações antigas defeituosas.
- Dentes conoides.

Em resumo, as facetas pré-fabricadas estão bem indicadas para todos aqueles casos que necessitariam de uma faceta convencional com resina ou cerâmica, sendo possível, então, optar-se por esta técnica, utilizando todas as vantagens que o sistema pode oferecer para cada caso.

Em casos com indicações mais específicas, que exigem formatos e texturização individualizados, o profissional ainda tem a possibilidade de caracterizar as facetas, com pontas diamantadas e discos abrasivos, similarmente a uma restauração de resina composta convencional.

Já em situações clínicas onde a indicação foi para correção cromática, pelo fato de as facetas serem translúcidas, ajustes de opacidade podem ser feitos usando resinas compostas de cores e opacidades diferentes para a fixação/cimentação e correção cromática para harmonização dental.

SISTEMAS DE FACETAS PRÉ-FABRICADAS

Brilliant NG Componeer® – Coltène

O material mais conhecido e disponível atualmente para a realização de facetas pré-fabricadas recebe o nome de Componeer® (Brilliant NG Componeer® – Coltène). Trata-se de uma faceta pré-fabricada de resina composta, nano-híbrida, com grande quantidade de carga (cerca de 80% em peso e 65% em volume), radiopaca (radiopacidade 2 mmAl), com características de esmalte que lhe conferem uma naturalidade parecida com a estrutura dental. É uma faceta extremamente fina (0,3-1,0 mm), o que permite um tratamento mais conservador, pois exige pouco ou nenhum desgaste.[7] Em função de uma superfície interna microrretentiva, com alta energia superficial, a adesão é facilitada pela sua boa capacidade de molhamento a resinas fluidas e compatibilidade com os compósitos fotopolimerizáveis.

O Componeer® foi o primeiro sistema de restauração com facetas pré-polimerizadas e pré-moldadas em resina composta, disponível em diversos tamanhos para cimentação. O diferencial da utilização desse produto está nos detalhes e na agilidade do procedimento que atinge um resultado satisfatório com maior facilidade. Por serem extremamente finas e harmonizadas, tornam as restaurações complexas muito mais simples e eficientes, com uma anatomia de superfície bem próximo do natural.

O Componeer® disponibiliza um *kit* individualizado de lâminas de esmalte em resina pré-polimerizadas e pré-moldadas, ou um *kit* completo que também tem a opção de uma resina composta nano-híbrida convencional, de alta carga, utilizada na cimentação das peças. O sistema apresenta uma guia de forma anatômica vestibular, utilizada para identificar o tamanho e forma mais adequados para as facetas pré-fabricadas, de acordo com a mensuração prévia.

Com relação à tonalidade e tamanho, no sistema Componeer® são apresentados em proporções e cores diferentes. Dentre as tonalidades disponíveis apresentam-se duas: Esmalte Universal, que é mais translúcido, com uma tonalidade mais natural, e uma segunda opção que é o Esmalte Branco Opalescente, que é indicado para dentes clareados.

Em relação à forma e tamanho, as facetas estão disponíveis em quatro tamanhos para a arcada superior: pequeno (S), médio (M), grande (L) e extragrande (XL), e dois tamanhos estão disponíveis para a arcada inferior, pequeno (S) e médio (M).

Veneer® Direct System – Edelweiss

O sistema chamado Veneer Direct System® (Edelweiss Dentistry, Hoerbranz, Áustria) é muito semelhante ao conceito convencional das facetas pré-fabricadas em resina. Ele é composto por uma resina nano-híbrida, com tecnologia adicional de sinterização a *laser*, que confere aos laminados uma superfície rígida e brilhante, com textura semelhante à dentição natural. O sistema tem como objetivo oferecer uma alternativa às facetas diretas de resina composta.

Com base em um estudo de todas as formas e variações de tamanho da anatomia natural do dente, as facetas pré-fabricadas Edelweiss estão disponíveis em diferentes tamanhos, para os arcos superior e inferior, desenvolvidas nas seguintes dimensões: para os dentes inferiores, até o segundo pré-molar, nos tamanhos pequeno e médio; para os superiores, também até segundo pré-molar, nos tamanhos pequeno, médio e grande; tendo ainda uma opção de canino a canino, para dentes de tamanho muito pequeno. A escolha do melhor formato e tamanho a ser utilizado pode ser realizada com um guia de dimensão disponível pelo próprio sistema. O guia é posicionado sobre os dentes a serem restaurados, em que a visualização do perfil permite uma seleção adequada da melhor faceta Edelweiss, sendo que os ajustes podem ser realizados com discos abrasivos.

Lumineers® – DenMat

Já o conceito do Lumineers®, além da composição de as facetas serem diferentes, em cerâmica, diferencia-se das pré-fabricadas em resina pelo fato de as facetas não estarem disponíveis prontas para uso, necessitando de moldagem pelo profissional e ainda o envio do molde ao laboratório da empresa Cerinate – DenMat (EUA), para confecção das peças. Os Lumineers® são facetas cerâmicas individuais, ultrafinas (aproximadamente 0,3 mm), altamente translúcidas, que permitem reproduzir a aparência natural do esmalte dental, exigindo pouco ou nenhum desgaste dos dentes. Além disso, a composição cerâmica permite que eles resistam ao desgaste e permaneçam resistentes com uma boa previsibilidade de durabilidade.

SELEÇÃO DE CASOS

Diante da indicação das facetas pré-fabricadas em resina composta, inicialmente, um exame clínico minucioso, além do exame radiográfico, deverá ser providenciado. No exame clínico, lesões cariosas preexistentes e restaurações diretas em resina composta comprometidas por recidiva de lesão cariosa deverão ser tratadas previamente. Além dos tecidos dentais, os tecidos moles circunjacentes também deverão ser inspecionados. A gengiva deverá mostrar-se saudável, previamente à instalação dos laminados. No exame radiográfico, além da inspeção dental, os tecidos de suporte periodontal também deverão estar íntegros. Dentes com apinhamento severo, vestibularização acentuada, muito escuros ou demasiadamente restaurados devem ser repensados para a técnica de facetas pré-fabricadas.

Em casos com indicação relacionada com a correção cromática, visto que as facetas são translúcidas, ajustes de opacidade terão de ser realizados usando resinas compostas de cores e opacidades diferentes, para a mimetização, correção cromática e harmonização dental. Sendo assim, a seleção do caso torna-se fundamental para obtenção dos resultados esperados.

PREPARO DENTAL

Para o preparo dental, basicamente, serão empregadas brocas e pontas diamantadas esféricas e tronco-cônicas de extremo arredondado, de variadas granulações. Segue aqui relacionada a especificação das mesmas:

- Ponta diamantada esférica #1012 (KG Sorensen).
- Pontas diamantadas tronco-cônicas:
  - #959 KRD/314/018 (Komet).
  - #847 KR/314/014 (Komet).
  - #868/314/012 (Komet).
  - #868/314/016 (Komet).
  - #868 B/314/018 (Komet).
  - #8959 KR/314/018 (Komet).
  - #8847 KR/314/014 (Komet).
  - #8868/314/012 (Komet).
  - #8868/314/016 (Komet).
  - #868 B/314/020 (Komet).
- Pontas diamantadas tronco-cônicas, extremo arredondado:
  - #2135 (KG Sorensen).
  - #2135F (KG Sorensen).
  - #2135FF (KG Sorensen).

Um desgaste dental em esmalte condizente com a espessura cervical dos laminados e com o volume das áreas convexas deve ser realizado. Áreas irregulares e de maior volume devem ser corrigidas para não prejudicar a adaptação das facetas. Os contatos proximais não necessitam ser abertos, além de não haver necessidade de redução incisal.

PROTOCOLO CLÍNICO

Profilaxia

Inicialmente, uma profilaxia com pasta de pedra-pomes extrafina e água deverá ser realizada, para a limpeza da superfície dental, removendo qualquer resíduo de origem extrínseca ou placa bacteriana (biofilme).

Seleção da Cor das Facetas Pré-Fabricadas

A cor das lâminas deverá ser realizada em duas etapas, caso haja possibilidade de escolha de cor do esmalte e dentina, separadamente. A forma de condução desta etapa dependerá da proposta do fabricante. Os dentes devem estar hidratados e sob iluminação natural, preferencialmente.

No caso das facetas Brillhant NG Componeer® (Coltène), para o esmalte, há duas opções: uma condição neutra, classificada como "*Universal*"; e outra "*White Opalescent*", mais indicada aos pacientes mais jovens e também para dentes clareados. Já para a dentina, as diversas opções relacionadas com o matiz e croma viabilizam combinações que abrangem variadas circunstâncias (resina para cimentação). Ao conjugar as cores dessas duas camadas, disponibilizadas no *Kit* de seleção de cor de outros fabricantes também, será possível prever a cor final do trabalho, em concordância com aquela dos dentes naturais do paciente.

Seleção da Forma e Dimensões das Facetas

A fim de estabelecer a forma e dimensões ideais das facetas pré-fabricadas, o fabricante poderá disponibilizar um guia de contornos, onde formatos e tamanhos distintos são oferecidos. A partir deste guia, é possível estabelecer a opção mais indicada a cada caso. No caso das facetas Brillhant NG Componeer® (Coltène), há disponível, para maxila, os tamanhos P, M, G, e XG, para caninos e incisivos, e para pré-molares, os tamanhos P e M. No caso da mandíbula, estão disponíveis os tamanhos P e M para caninos e incisivos. Sendo assim, a seleção da forma se torna otimizada, já que o guia de contornos apresenta a forma e tamanhos idênticos às facetas, além de ser translúcido, o que favorece a melhor escolha. Por este motivo, a embalagem vem com uma etiqueta adesiva que deverá ser fixada à ficha do paciente, no caso de se necessitar desta informação no futuro.

Anestesia

Por se tratar de preparos minimamente invasivos, muitas vezes não haverá necessidade de administração de anestésico local.

Preparos Dentais

A fim de não criar qualquer tipo de sobrecontorno no trabalho final, um desgaste mínimo do esmalte poderá ser realizado, por meio de pontas diamantadas, condizentes com a espessura cervical dos laminados e com o volume das áreas convexas. Por meio de uma ponta esférica diamantada (#1012), o contorno do preparo é definido. Este desgaste acompanha o contorno cervical, no nível gengival. Isto permitirá uma camada de resina composta, que promoverá a união do laminado ao dente, uniformemente distribuída. Na sequência, as áreas convexas devem ser eliminadas, podendo-se fazer uso de pontas diamantadas tronco-cônicas, extremo arredondado, por exemplo, as numerações #2.135, #2.135F, #2.135FF. Estas convexidades impedirão a correta adaptação dos laminados. Os contatos proximais não necessitam ser abertos, além de não haver necessidade de redução incisal, a não ser para os casos de redução do comprimento da coroa clínica. Em seguida à definição do preparo, suas margens devem ser acabadas por meio de recortadores de margem gengival. E para finalizar o acabamento do preparo, as mesmas pontas anteriormente citadas são utilizadas, no entanto, em baixa rotação e granulação fina, a fim de criar uma superfície lisa e uniforme. Por se tratar de um desgaste em mínimas dimensões, todo o preparo poderá ser realizado em ponta multiplicadora, de tal forma que o desgaste dental possa ser mais bem controlado.

Isolamento do Campo Operatório

O isolamento do campo operatório é necessário, para melhor controle da umidade dos fluidos orais. O uso da técnica do isolamento absoluto, absoluto modificado ou relativo combinado com fios retratores pode ser indicado.

Prova e Ajuste das Facetas

Cada um dos laminados deve ser provado, e pequenos excessos que impeçam sua perfeita adaptação individual devem ser suavizados com pontas de borracha abrasiva/discos, que podem vir incluídas no *kit*. Alcançada a adaptação individual, a adaptação simultânea dos laminados deverá ser checada e constatada.

Preparo dos Substratos

Substrato Dental

Visto que os laminados devem ser cimentados um a um, o preparo do substrato natural também o será. Vale lembrar, que no caso de se envolver os incisivos centrais, a cimentação deverá ser iniciada pelos mesmos, simultaneamente, mas sempre de forma atenta, evitando assim que o laminado de um lado não invada o espaço do outro. Matriz de poliéster adaptada nos espaços interproximais ou fita de *teflon* deverão ser utilizadas para proteger os dentes adjacentes na cimentação.

O esmalte deverá ser condicionado com ácido fosfórico a 35-37% por 30 segundos e se houver exposição de dentina, esta deverá ser condicionada por 15 segundos. Após os tempos de condicionamento, as superfícies devem ser lavadas abundantemente e secas. Uma fina camada de adesivo, que normalmente poderá acompanhar o *kit* (One Coat Bond, para o caso das facetas Brillhant NG Componeer® – Coltène), será aplicada por meio de um pincel do tipo *microbrush*. A fotoativação deverá ser realizada por 20 segundos.

Facetas Pré-Fabricadas em Resina Composta

As facetas pré-fabricadas em resina apresentam uma superfície interna microrretentiva (2 μm), o que garante uma resistência de união adesiva de 23 MPa,[12] conforme informações do fabricante. O tratamento deste substrato, portanto, dispensa o prévio condicionamento ácido, necessitando apenas de uma camada de adesivo; no entanto, o condicionamento com ácido fosfórico da peça pode ser empregado com objetivo de limpeza da mesma após contaminação com saliva. A fotoativação do adesivo nesse momento é opcional.

Seleção da Resina Composta para União das Facetas ao Substrato Dental

Importante se faz lembrar que o resultado final de cor para as facetas minimamente invasivas sofre influência da cor do cimento resinoso/resina composta. E no caso das facetas pré-fabricadas, isto também não é diferente. Nesta situação, a resina composta utilizada deverá ser escolhida com cautela, em função da fina espessura e alta translucidez dos laminados. O conjunto final laminado/resina deverá estar de acordo com a cor final almejada. Dessa forma, sua cor deverá ser selecionada previamente. Importante se faz saber que essa fina espessura também torna necessário o uso de resinas fotoativadas, e não duais ou quimicamente ativadas, pois o ativador químico da polimerização destes materiais, normalmente uma amina terciária, degrada-se com o tempo, tornando o material mais amarelado e alterando a cor final da faceta.[7] Em se tratando do agente fornecido para cimentação das facetas pré-fabricadas aqui descritas, trata-se de uma resina composta fotopolimerizável.

Cimentação das Facetas Pré-Fabricadas em Resina

A cimentação das facetas para os casos múltiplos deverá ser iniciada pelos incisivos centrais, simultaneamente.

Após a seleção da resina composta para a cimentação, uma camada deste material, de espessura condizente com o espaço a ser preenchido, deverá ser adaptada à superfície vestibular do dente e também poderá ser inserida na face interna de cada uma das facetas. Estas são adaptadas, de forma a garantir o correto alinhamento axial. Previamente à fotoativação, excessos interproximais devem ser removidos por meio de fio dental, e excessos vestibulares, removidos com o auxílio de um pincel e/ou sonda exploradora. A ativação por luz deverá ser realizada, por 60 segundos, em cada uma das faces, vestibular e palatina/lingual. Em seguida à polimerização inicial dos laminados, adequadamente posicionados, o acabamento e a remoção de excessos são realizados por meio de uma lâmina 12 de bisturi. Se outros dentes estiverem incluídos na reabilitação, estes deverão seguir o mesmo protocolo de cimentação, um a um.

Acabamento e Polimento das Margens

A fim de garantir a total remoção dos excessos do agente cimentante, tiras de lixa interproximais, pontas de borracha abrasivas e lâmina de bisturi número 12 poderão ser utilizadas. Os formatos dos dentes pós-cimentação são bem naturais e estéticos, apesar de a superfície vestibular ser bastante lisa, sem nenhuma texturização. Caso o profissional queira texturizar as facetas, em alguma situação que exija esta condição, pode-se fazer com pontas diamantadas, brocas multilaminadas, pontas de silicone ou discos abrasivos, similarmente a qualquer acabamento de resina composta direta.

A partir do planejamento e terapia propostos, podem-se alcançar excelentes resultados, tanto do ponto de vista estético quanto funcional.

DESCRIÇÃO DO CASO CLÍNICO

A técnica de facetas pré-fabricadas é demonstrada e ilustrada em um caso de uma paciente do sexo feminino, de 21 anos, que se encontrava insatisfeita com a estética de seu sorriso, pois o mesmo se apresentava amarelado e com a presença de pequenos espaços interproximais, que lhe causavam alguma desarmonia (Fig. 7-2). A técnica selecionada foi o sistema Componeer® (Coltène). O caso exigiu um desgaste mínimo, pouco invasivo, apenas com a criação de pequenos espaços interproximais para obtenção de uma melhor simetria, para posicionamento das facetas (Figs. 7-2F e G). Pelo fato de a paciente ter como queixa a coloração dos seus dentes, neste caso, optou-se pelas facetas *white opalescent*, que possuem maior luminosidade, com possibilidade de ajustes quanto à opacidade da restauração, de acordo com a resina composta utilizada para fixação e união das peças, que no caso foi a resina na cor A1 de dentina, utilizando para tanto a resina composta Amelogen® (Ultradent) (Fig. 7-2M).

Após o tratamento das peças (Fig. 7-2I e J) e do substrato dental (Fig. 7-2K e L), a faceta pré-fabricada foi posicionada e cimentada com resina composta (Fig. 7-2N). O resultado final foi imediato (Fig. 7-2O), e a estética do sorriso foi recuperada logo após a finalização do protocolo clínico para utilização de facetas pré-fabricadas, com dentes mais claros e maiores, correspondendo às queixas iniciais da paciente, atendendo suas expectativas.

Facetas Pré-Fabricadas

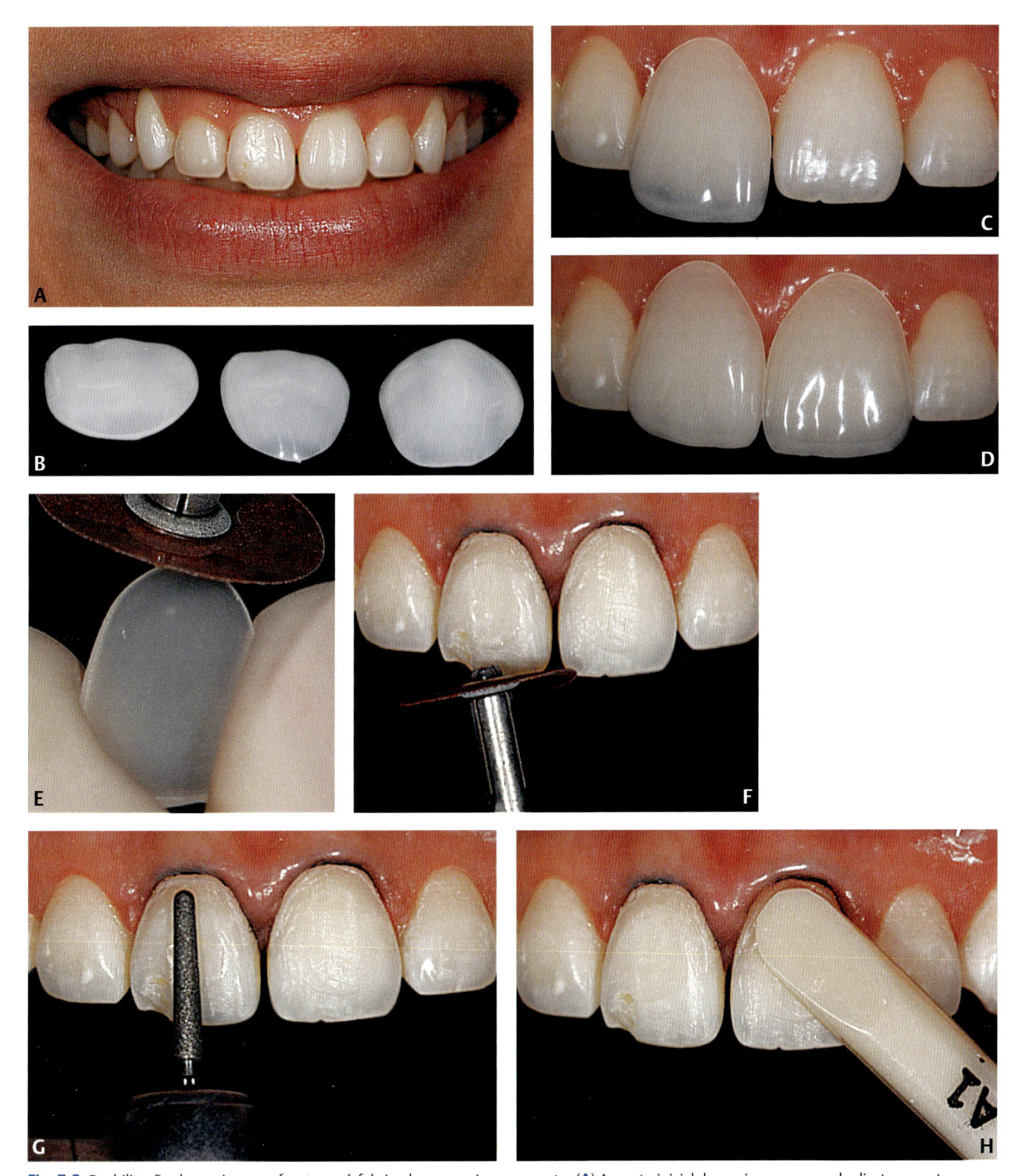

Fig. 7-2. Reabilitação do sorriso com facetas pré-fabricadas em resina composta. (**A**) Aspecto inicial do sorriso, presença de diastema entre os incisivos centrais e os laterais, além de fratura da borda incisal do dente 11. (**B**) Facetas pré-fabricadas em resina composta Componeer® (Coltène). (**C**) Faceta sendo provada sobre o dente 11. (**D**) Facetas sendo provadas sobre os dentes 11 e 21. É interessante mostrar previamente ao paciente o tamanho e forma do dente, além de testar o melhor formato e tamanho para restauração do caso. (**E**) Ajuste das facetas com disco Sof-Lex® (3M ESPE). Os ajustes são importantes para favorecer a adaptação das facetas. (**F**) Inserção de fio retrator Ultrapack® 0 (Ultradent), leve preparo das bordas incisais com discos abrasivos. (**G**) Leve abrasionamento nas faces vestibulares dos incisivos centrais com ponta diamantada para melhor adaptação das facetas Componeer®. (**H**) Tomada de cor a fim de selecionar a melhor cor de resina composta para a cimentação das peças. *(Continua)*

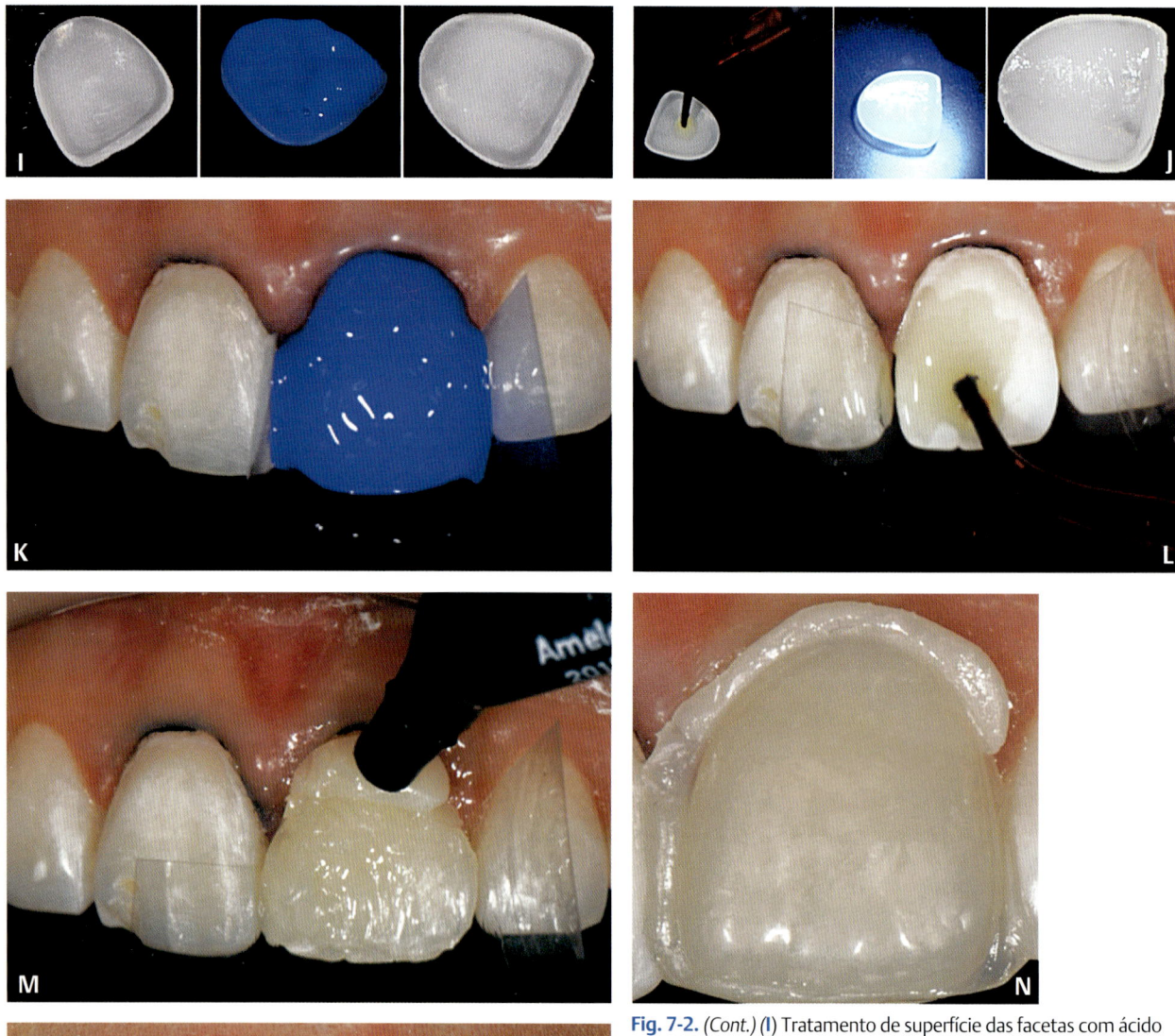

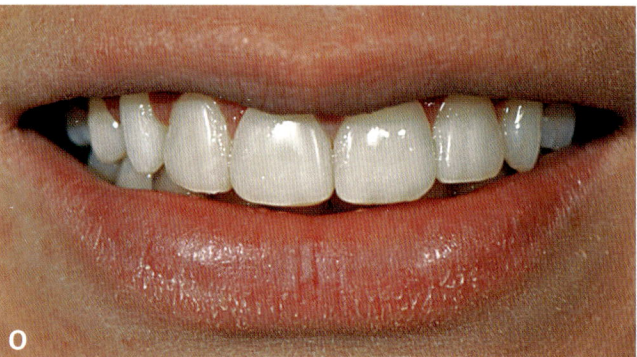

Fig. 7-2. *(Cont.)* **(I)** Tratamento de superfície das facetas com ácido fosfórico 35% por 10 segundos, seguido de lavagem com água e secagem com jatos de ar. **(J)** Aplicação de uma camada de adesivo Peak® Universal Bond (Ultradent) e fotopolimerização por 10 segundos. **(K)** Condicionamento ácido do esmalte por 30 segundos, seguido de lavagem e secagem com jatos de ar. **(L)** Aplicação do sistema adesivo Peak® Universal Bond na superfície dentária, com ponta pincel fornecida pelo fabricante, seguido de fotopolimerização por 10 segundos. **(M)** Inserção de resina composta A1 na face vestibular (Amelogen® – Ultradent). **(N)** Posicionamento da faceta, observando o extravasamento dos excessos de resina composta, que devem ser removidos antes da fotopolimerização final da resina (fotopolimerização por 40 segundos). **(O)** Aspecto final do sorriso da paciente após a cimentação das facetas *Componeer®* de 12-22.

CONSIDERAÇÕES FINAIS

Para se obter sucesso por meio das facetas pré-fabricadas em resina composta, torna-se imprescindível uma minuciosa avaliação e planejamento de cada caso.

Quando da não possibilidade de utilização de laminados cerâmicos convencionais, facetas pré-fabricadas em resina composta tornam-se uma boa alternativa, inclusive às facetas diretas em resina composta, visto ainda que estas últimas apresentam como principais desvantagens questões como a habilidade técnica do profissional, já que são construídas à mão livre, além da menor durabilidade de brilho e lisura superficial ao longo do tempo.[13]

Entre todas as considerações, pode-se concluir que quando realizadas as facetas pré-fabricadas, de forma criteriosa, respeitando todos os requisitos que envolvem a indicação, planejamento e execução da técnica, é possível alcançar sucesso clínico com preservação da estrutura dental, excelência estética e custo relativamente baixo. No entanto, por se tratar de um material recentemente introduzido, acompanhamentos em longo prazo tornam-se necessários, a fim de atestar a durabilidade do seu uso na clínica diária.

REFERÊNCIAS BIBLIOGRÁFICAS

1. Alencar MS, Araújo DF, Maenosono RM et al. Reestablishment of esthetics with minimum thickness veneers: a one-year follow-up case report. *Quintessence Int* 2014;45:593-7.
2. Batalha-Silva S, de Andrada MA, Maia HP, Magne P. Fatigue resistance and crack propensity of large MOD composite resin restorations: direct versus CAD/CAM inlays. *Dent Mater* 2013;29:324-31.
3. Dietschi D. Optimizing smile composition and esthetics with resin composites and other conservative esthetic procedures. *Eur J Esthet Dent* 2008;3:14-29.
4. Dietschi D, Devigus A. Prefabricated composite veneers: historical perspectives, indications and clinical application. *Eur J Esthet Dent* 2011;6:178-187.
5. Ferracane JL. Resin composite—state of the art. *Dent Mater* 2011;27:29-38.
6. Ge C, Green CC, Sederstrom D et al. Effect of porcelain and enamel thickness on porcelain veneer failure loads in vitro. *J Prosthet Dent* 2014;111:380-7.
7. Gomes G, Perdigão J. Prefabricated composite resin veneers—a clinical review. *J Esthet Restor Denti* 2014;26:302-13.
8. Haas BR. Mastique veneers: a cosmetic and financial alternative in post-periodontal care. *J N J Dent Assoc* 1982;53:25-7.
9. Hoffding J. Mastique laminate veneers: results after 4 and 10 years of service. *Acta Odontol Scand* 1995;53:283-6.
10. Chain MC. Facetas estéticas pré-fabricadas como procedimento restaurador – um caso clínico. *Full Dent Sci* 2014;5:338-44.
11. Novelli C. Esthetic treatment of a periodontal patient with prefabricated composite veneers and fiber-reinforced composite: clinical considerations and technique. *J Esthet Restor Dent* 2015;27:4-12.
12. Perdigao J, Sezinando A, Munoz MA et al. Prefabricated veneers - bond strengths and ultramorphological analyses. *J Adhes Dent* 2014;16:137-46.
13. Wirsching E. Contemporary options for restoration of anterior teeth with composite. *Quintessence Int* 2015;46:457-63.

Capítulo 8

Laminados Cerâmicos

Juliana Nunes Rolla
Fábio Herrmann Coelho-de-Souza
Ewerton Nocchi Conceição
Rafael Melara

INTRODUÇÃO   94
CONCEITO   94
VANTAGENS E DESVANTAGENS   94
INDICAÇÕES   94
CONTRAINDICAÇÕES   95
SELEÇÃO DE CASOS   95
SISTEMAS CERÂMICOS PARA LAMINADOS   96
Cerâmicas Vítreas   96
Cerâmicas Vítreas Reforçadas por Partículas   96
PREPARO DENTAL   97
MOLDAGEM   100
Scanner Intraoral   100
RESTAURAÇÕES PROVISÓRIAS (TEMPORIZAÇÃO)   101
Resinas Compostas   101
Resina Bisacrílica   101
CIMENTAÇÃO DOS LAMINADOS   101
PROTOCOLO TÉCNICO   103

Etapas iniciais: Diagnóstico e Planejamento   103
Exame Clínico   103
Moldagem e Fotografia   103
Mock-up   103
Preparo Dental   103
Seleção de Cor   103
Pré-Hibridização (Selamento Imediato da Dentina)   104
Moldagem   104
Temporização   104
Prova da Cerâmica   105
Isolamento do Campo Operatório   105
Cimentação dos Laminados   105
Acabamento das Margens   105
Ajuste Oclusal   105
Orientações ao Paciente e Reavaliação   105
CONSIDERAÇÕES FINAIS   115
REFERÊNCIAS BIBLIOGRÁFICAS   115

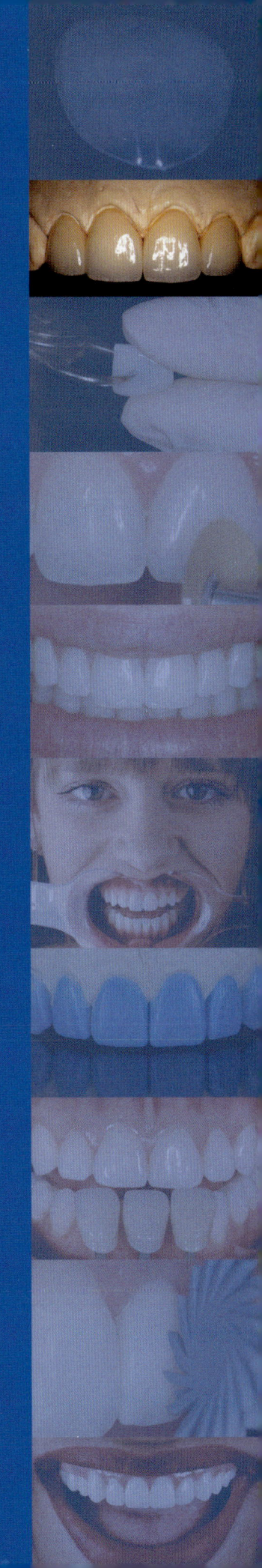

INTRODUÇÃO

A demanda por tratamentos odontológicos que proporcionem excelência estética cresce a cada dia. Os dentes anteriores têm um papel decisivo na estética facial e, por isso, são extremamente valorizados pelos pacientes. Entretanto, não podemos mais pensar em estética sem um criterioso planejamento que priorize a máxima preservação tecidual, uma vez que entendamos a importância dos tecidos dentais (esmalte e dentina) para a manutenção da saúde e longevidade dos tratamentos realizados. Atualmente existem diferentes tratamentos que visam a melhorar a aparência estética dos dentes anteriores, desde procedimentos extremamente conservadores, como o clareamento dental, as restaurações diretas de resina composta, até tratamentos mais invasivos, como as coroas cerâmicas.[16,17,39]

Esta busca por tratamentos estéticos, aliada à evolução dos sistemas cerâmicos e sistemas adesivos, possibilitou o desenvolvimento de técnicas capazes de proporcionar excelência estética de forma funcional, conservativa e duradoura, utilizando restaurações totalmente cerâmicas.[11,17]

Os laminados cerâmicos representam um marco na construção das restaurações estéticas adesivas, inseridas em um conceito de máxima preservação tecidual. Ao optarmos por devolver estética e função dos dentes anteriores com laminados cerâmicos, estamos preservando de forma significativa a estrutura dental.[11] Enquanto para as coroas totais a remoção de tecido dental é em média de 63 a 72% do dente, para os laminados cerâmicos esta redução pode ser de 3 a 30%.[19]

Os laminados cerâmicos foram desenvolvidos por Charles Pincus, na década de 1930, que cimentava as facetas temporariamente nos atores de Hollywood com um pó adesivo para dentaduras durante as filmagens. Esta forma de tratamento ficou limitada por muito tempo em decorrência da impossibilidade de "colar" de forma definitiva estes laminados aos dentes, uma vez que os procedimentos de adesão aos tecidos dentários ainda não haviam sido desenvolvidos.[38]

O desenvolvimento dos sistemas adesivos e dos cimentos resinosos, associado à possibilidade de tratar a superfície da cerâmica com ácido fluorídrico e silano, e com isso criar uma interface adesiva na cimentação, unindo de forma efetiva a cerâmica aos tecidos dentários, serviu de base para a confecção dos laminados cerâmicos.[13,16]

Atualmente, as restaurações parciais de cerâmica podem ser trabalhadas de diversas formas, desde os laminados cerâmicos com preparo dental tradicional, que exigem redução vestibular, proximal e incisal, até as lentes de contato dentais e os fragmentos cerâmicos, que preconizam o uso de lâminas de cerâmica muito finas com mínimo ou nenhum desgaste e fortemente unidas ao esmalte dental (ver Capítulo 9).

Com base na importância de um correto planejamento, bem como uma criteriosa execução destes trabalhos, a fim de obter resultados estéticos satisfatórios e previsibilidade destes tratamentos, é fundamental que o clínico conheça todas as etapas que devem ser seguidas, desde o planejamento até a cimentação dos laminados cerâmicos.[17,21] Portanto, este capítulo tem como objetivo apresentar os princípios básicos para a indicação e confecção dos laminados cerâmicos, detalhando suas indicações, vantagens, limitações, preparo dental, sistemas cerâmicos utilizados e protocolo clínico.

CONCEITO

Os laminados cerâmicos (facetas indiretas, facetas laminadas, laminados de porcelana) são restaurações parciais de cerâmica pura que recobrem a face vestibular dos dentes anteriores, tendo como objetivo modificar a aparência estética (cor, forma, tamanho ou posição). Os laminados podem ser restritos à face vestibular, ou podem envolver as faces proximais e bordo incisal, dependendo da necessidade de cada caso (Fig. 8-1). O desenvolvimento da cimentação adesiva foi fator primordial para prover retenção, resistência e permitir a realização dessa técnica.

VANTAGENS E DESVANTAGENS

Os laminados cerâmicos apresentam vantagens e desvantagens quando comparados às técnicas de facetas diretas de resina composta e coroas totais cerâmicas, são elas:

1. Vantagens:
   - Excelente resultado estético, com extrema naturalidade.
   - Maior previsibilidade do resultado estético quando comparado às resinas compostas.
   - Estabilidade de cor proporcionada pela inércia química das cerâmicas.
   - Elevada resistência ao desgaste.
   - Elevada resistência à fratura (após cimentada).[15]
   - Preparo dental conservador (comparado às coroas totais).
   - Biocompatibilidade com o periodonto.[37]
   - Maior longevidade clínica quando comparadas às facetas diretas de resina composta.[11,21]
   - Menor manchamento superficial (comparado às resinas compostas).
2. Desvantagens:
   - Custo: uma desvantagem dos laminados cerâmicos quando comparados às facetas diretas de resina composta é seu custo mais elevado.
   - Preparo dental invasivo (comparado às facetas diretas de resina composta, especialmente quando realizado preparo dental tradicional com recobrimento incisal).[33]

INDICAÇÕES

Os laminados cerâmicos podem ser indicados para reabilitação estética nas seguintes situações:[38]

1. **Dentes com alterações de forma:** os laminados cerâmicos podem corrigir as alterações de forma da face vestibu-

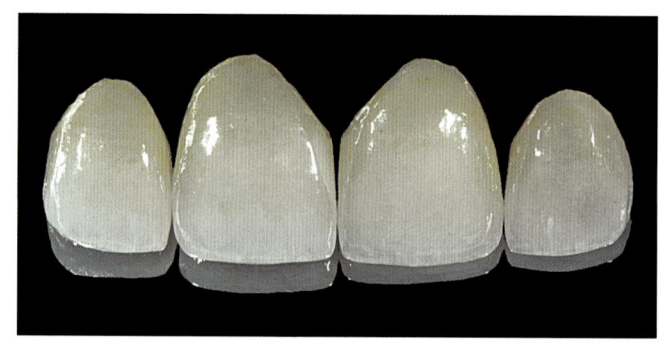

Fig. 8-1. Laminados cerâmicos: reabilitação estética da face vestibular dos dentes.

lar de um ou mais dentes, incluindo transformações anatômicas, como, por exemplo, de canino em incisivo lateral para casos de agenesia.

2. **Dentes com alterações de cor:** dentes escurecidos levam a uma aparência estética desagradável, causando insegurança e desconforto psicológico nos pacientes. Laminados são alternativas efetivas para a correção estética de dentes com escurecimento leve e moderado, com resultados mais previsíveis do que as facetas diretas de resina composta.
3. **Dentes conoides:** a reanatomização de dentes conoides pode ser realizada por laminados cerâmicos e/ou lentes de contato (Capítulo 9), estando na dependência do volume da coroa dental e da espessura da lâmina.
4. **Fechamento de diastemas:** diastemas podem ser fechados por laminados cerâmicos (dentre outras técnicas), aumentando o tamanho das coroas. Estes estão bem indicados especialmente nos casos em que existem outras necessidades estéticas associadas aos diastemas.
5. **Alterações de posição:** pequenas alterações no posicionamento dentário e alinhamento, seja por diferentes angulações mesiodistais, inclinações vestibulopalatinas ou apinhamentos discretos, podem ser corrigidas por laminados cerâmicos (especialmente quando o tratamento ortodôntico não puder ser realizado).
6. **Dentes curtos ou com desgaste incisal:** o alongamento ou reabilitação do bordo incisal pode ser realizado por laminados cerâmicos, que, além de aumentar o dente, vão harmonizar com a superfície vestibular. Cabe salientar que, em casos de desgaste incisal associado à perda de suporte posterior, o restabelecimento funcional e de dimensão vertical deve anteceder à confecção dos laminados.
7. **Dentes com restaurações deficientes:** dentes anteriores que apresentem restaurações deficientes envolvendo a face vestibular podem ser harmonizados por laminados cerâmicos.
8. **Defeitos estruturais do esmalte:** dentes malformados, como amelogênese imperfeita, por exemplo, que costumam acometer múltiplos dentes, podem ser reabilitados esteticamente por laminados de porcelana.
9. **Fraturas amplas:** dentes com fraturas extensas de terço médio ou incisal podem receber laminados para harmonização da face vestibular.
10. **Lesões de cárie na face vestibular:** em casos de grandes lesões de cárie comprometendo a face vestibular, um laminado pode ser indicado para harmonização estética.
11. **Amplas lesões não cariosas:** dentes com lesões não cariosas, como erosão e abrasão, por exemplo, que desgastem o esmalte da face vestibular podem ser reabilitados por laminados cerâmicos.
12. **Facetas de resina composta deficientes:** quando não se conseguiu um resultado estético satisfatório com facetas de resina composta ou quando estas necessitem de constantes intervenções por manchamento de superfície e pequenas fraturas, os laminados podem oferecer resultados mais previsíveis e estáveis.
13. **Dentes manchados por tetraciclina:** o manchamento por tetraciclina, em especial os graus mais severos, são resistentes ao clareamento e podem necessitar de laminados cerâmicos para a sua reabilitação estética.

CONTRAINDICAÇÕES

Os laminados cerâmicos não devem ser indicados nas seguintes situações:[38]

1. **Dentes escurecidos com tratamento endodôntico:** escurecimentos severos em dentes desvitalizados não estão indicados para laminados cerâmicos por causa da dificuldade de bloquear o fundo escuro somente com a lâmina (sem infraestrutura) e pelo remanescente dental comprometido.[3] Nestes casos, a realização de uma coroa total com infraestrutura opaca pode ser o tratamento de escolha.
2. **Dentes vestibularizados:** esta condição limitará significativamente a indicação dos laminados em função da necessidade de realizar um desgaste excessivo da estrutura dental.
3. **Dentes com severo apinhamento ou giroversão:** alterações maiores de posição ou do espaço mesiodistal podem necessitar de um amplo desgaste durante o preparo, contraindicando a técnica.
4. **Dentes com múltiplas restaurações:** dentes que apresentem pouca estrutura dental remanescente em decorrência de restaurações extensas (menos da metade da estrutura coronária presente) estão contraindicados para laminados cerâmicos.
5. **Desarranjo oclusal:** pacientes com oclusão problemática, sobrecarga anterior e/ou com bruxismo descontrolado não estão aptos a receberem laminados cerâmicos.
6. **Ausência de esmalte:** dentes em que o esmalte vestibular foi completamente removido, inclusive das margens do preparo, podem comprometer a adesão e a retenção em longo prazo.

SELEÇÃO DE CASOS

O sucesso do tratamento restaurador estético está diretamente relacionado com o correto diagnóstico, planejamento, indicação e execução técnica, além de outros fatores, como a qualidade dos materiais empregados.

As indicações e limitações da técnica de laminados cerâmicos devem ser bem observadas para garantir um bom resultado final. Em linhas gerais, o profissional deve avaliar e definir quem são os pacientes candidatos ao tratamento com facetas indiretas, identificando os casos compatíveis com estética e longevidade. Além das características relativas à estrutura dental em si, também é importante a presença de uma oclusão equilibrada e de uma arquitetura gengival compatível com harmonia estética.[16,38]

Ao mesmo tempo, o profissional deve avaliar e evitar a indicação de laminados cerâmicos em situações de apinhamento severo, mordida cruzada ou em topo, dentes que apresentem muitas restaurações, ausência de esmalte para adesão, bruxismo severo, disfunções articulares e para aqueles pacientes com perfil psicológico complicado e com expectativa não realista.[16,38]

A correta seleção de casos aptos para receberem laminados cerâmicos é uma das chaves para o sucesso do tratamento, contribuindo para que o resultado seja exitoso.

SISTEMAS CERÂMICOS PARA LAMINADOS

As cerâmicas são muito bem indicadas para a confecção de laminados, uma vez que sua utilização ideal se dá para a substituição de esmalte perdido. Estas se tornaram o material de eleição para a confecção deste tipo de restauração em razão de suas excelentes propriedades, como: biocompatibilidade, estabilidade de cor, resistência ao desgaste, aparência semelhante à dos dentes e previsibilidade dos resultados.[5,20,29]

Entretanto, a escolha bem-sucedida do tipo de sistema cerâmico a ser utilizado depende do conhecimento do profissional no que diz respeito às propriedades mecânicas e estéticas do material, protocolo de cimentação (indispensável a cimentação adesiva), bem como uma previsão dos resultados e sua longevidade com base em evidências.[2] Para isso, é primordial que o sistema cerâmico seja condicionável (ácido-sensível), ou seja, passível de tratamento de superfície com ácido fluorídrico e silano, permitindo, assim, uma união adesiva ao substrato.[13,16]

Uma vez que a estética seja a principal preocupação na reabilitação dos dentes anteriores com laminados, o sistema cerâmico ideal deve apresentar uma relativa translucidez, para permitir que o ceramista trabalhe características semelhantes ao esmalte. Para isto, as cerâmicas vítreas reforçadas por leucita ou dissilicato de lítio e as feldspáticas convencionais são as melhores opções para a confecção das facetas laminadas.[13,21]

A seguir, será feita uma breve descrição dos sistemas cerâmicos indicados para confecção dos laminados, destacando as suas principais características:

Cerâmicas Vítreas

De acordo com Cardoso et al. (2015),[13] as cerâmicas feldspáticas convencionais (porcelana odontológica) são essencialmente uma mistura de feldspato de potássio ($K_2O.AL_2O_3.6SiO_2$) ou feldspato de sódio ($Na_2O.AL_2O_3.6SiO_2$) com quartzo (SiO_2). Esses componentes são aquecidos a altas temperaturas (1.200° C a 1.250° C), e a fusão do feldspato leva à formação de um vidro líquido e de cristais de leucita. A massa fundida é resfriada bruscamente para a manutenção do estado vítreo, que é constituído basicamente por uma rede de sílica. Após o resfriamento, a massa é moída, e obtém-se um pó. A cerâmica feldspática contém duas fases: uma vítrea, responsável pela translucidez do material, e uma cristalina que confere resistência. Alguns óxidos metálicos também são acrescentados à composição, para a obtenção de pigmentos, que fornecem diversas cores para a reprodução das características dos dentes naturais.[4,42]

Land introduziu as coroas cerâmicas, em 1903, mas o material era pouco resistente, a técnica de fabricação era complicada, e a escolha dos agentes de cimentação limitada.[32] Embora as cerâmicas feldspáticas sejam materiais quimicamente estáveis e proporcionem excelente estética, são materiais essencialmente frágeis.[13] A cerâmica, sendo primariamente um vidro, apresenta baixa resistência à fratura. Diminutas imperfeições e trincas na superfície do material agem como locais de iniciação de falhas catastróficas. A resistência desses materiais à compressão é alta (350 MPa a 450 MPa), porém sua resistência à tração é baixa (20 MPa a 60 MPa), o que é típico dos materiais friáveis.[28] Entretanto, a possibilidade de condicionar sua superfície e permitir uma cimentação adesiva faz com que a cerâmica tenha sua resistência elevada a níveis seguros, permitindo exibir sua incomparável capacidade de reprodução das propriedades ópticas do dente, com uma imensa variedade de cores, pigmentos e características de translucidez.

As cerâmicas feldspáticas podem ser confeccionadas pela técnica tradicional por troquel refratário, bem como pela tecnologia CAD/CAM (*computer-aided-design/computer-aided-manufacturing*).

Cerâmicas Vítreas Reforçadas por Partículas

No intuito de melhorar as propriedades mecânicas, os fabricantes acrescentaram partículas à composição básica das cerâmicas. Estas partículas são geralmente cristalinas, mas podem também ser partículas de vidro de alta fusão, que são estáveis na temperatura de queima da cerâmica. As cerâmicas de vidro reforçadas têm cerca de 55% mais peso de cristais de leucita incorporados à matriz de vidro, aumentando a resistência do material e possibilitando o seu uso sem uma infraestrutura opaca, favorecendo, assim, a mimetização da translucidez natural dos dentes.[13]

Em evolução às cerâmicas reforçadas por Leucita, surgiu a cerâmica à base de dissilicato de lítio. Com maior gama de características estéticas, como translucidez/opacidade e aperfeiçoamento no processo de confecção laboratorial, a incorporação de dissilicato de lítio triplicou a resistência flexural do material, fazendo com que a mesma possa ser usada como cerâmica de cobertura sem prejuízo à reprodução das propriedades ópticas, mas também como infraestrutura.[13]

Dentre os sistemas cerâmicos disponíveis, podemos destacar:

- *Cerâmica reforçada por leucita:* IPS Empress®, IPS Empress® Esthetic e IPS Empress® CAD (Ivoclar Vivadent), com resistência flexural de 160 MPa.
- *Cerâmica à base de dissilicato de lítio:* IPS Empress II, IPS e.max® Press e IPS e.max® CAD (Ivoclar Vivadent), com resistência flexural de 360 MPa.

Como uma evolução do sistema IPS Empress, e, principalmente voltado para a confecção de laminados cerâmicos e coroas anteriores, foi desenvolvido o sistema IPS Empress Esthetic, que é um sistema semelhante ao IPS Empress, porém contém maior quantidade de cristais de leucita na sua composição. O diferencial deste sistema é a possibilidade de estratificação parcial, fazendo com que a restauração possa ser totalmente maquiada, ou parcialmente estratificada.[22]

O IPS Empress II melhorou de forma significativa a resistência flexural da cerâmica quando comparado aos seus antecessores, o IPS Empress e o IPS Empress Esthetic. Já o sistema IPS e.max Press proporcionou uma grande melhora nas características estéticas, pois por causa de uma diferença no seu processo de confecção, suas propriedades ópticas e translucidez foram aperfeiçoadas.[6] Seu alto padrão estético se dá em razão do índice de refração de luz semelhante ao esmalte dental, permitindo a reprodução das características naturais da estrutura dentária. Além disso, o tamanho e a disposição dos cristais favorecem maior resistência mecânica e um desgaste da restauração mais próximo ao esmalte natural.[30]

Estes sistemas cerâmicos podem ser fabricados por dois métodos: Injeção por calor e pressão (injetada/prensada) e

CAD/CAM (computer-aided-design/computer-aided-manufacturing – usinada/fresada). Quando fabricadas pela técnica da cera perdida e injeção por calor e pressão, um bloco cerâmico da cor desejada é plasticizado a 920 °C e injetado em um molde de revestimento sob pressão e vácuo (Fig. 8-2).

Os sistemas cerâmicos, reforçados por leucita ou dissilicato de lítio (IPS Empress e IPS e.max®), apresentam alta estética e maior resistência, permitindo a confecção de lâminas cerâmicas extremamente finas sobre estrutura dental com mínimo ou nenhum desgaste, com espessuras de até 0,3 mm. Além disso, por serem condicionáveis e possibilitarem uma cimentação adesiva, são muito bem indicadas para as situações em que os preparos não apresentam características autorretentivas, como nos casos dos laminados. Em função das características estéticas favoráveis e a superioridade de resistência, os sistemas à base de dissilicato de lítio (IPS e.max®) são substitutos naturais às cerâmicas feldspáticas e às reforçadas por leucita, sendo, atualmente, os mais utilizados para a confecção de laminados.

O sistema IPS e.max® Press trabalha com os matizes A, B, C, D (seguindo a escala *Vitapan Classical*) e *Bleach* para dentes clareados, em três níveis de translucidez: alta (HT), média (MT), baixa (LT) (Fig. 8-3). Possui ainda pastilhas de média opacidade (MO) e alta opacidade (HO), além das pastilhas *Impulse* e *Multi*. Em dentes que não apresentam alteração de cor, o uso de uma cerâmica de alta translucidez (HT) produz um bom biomimetismo. Para remanescentes dentários com pequena alteração de cor, necessitamos de cerâmicas de média ou baixa translucidez (MT ou LT). Para alongamento dentário, as cerâmicas de média translucidez (MT) e de baixa translucidez (LT) também são indicadas.

As facetas de e.max® podem ser confeccionadas por três técnicas: faceta maquiada/monolítica (pastilha única, caracterizada pelos pigmentos *stains* e *essences* – técnica mais utilizada para lentes de contato dentais); *cut-back* (pastilha única acrescida de desgaste incisal simulando mamelos e aplicação da cerâmica IPS e.max® Ceram na incisal para caracterizar bordo – técnica mais utilizada para laminados – Fig. 8-4); e estratificada (pastilha opaca para infraestrutura seguida da aplicação de cerâmica de cobertura IPS e.max® Ceram na cor selecionada – técnica mais utilizada para coroas). A cerâmica de cobertura IPS e.max® Ceram é uma cerâmica vítrea de baixa fusão com nanofluorapatita.

PREPARO DENTAL

O caráter conservativo dos laminados cerâmicos foi propulsor para o sucesso deste tratamento restaurador. A informação de que o desgaste coronário necessário para a confecção de uma coroa total é aproximadamente 150% maior do que aquele requerido para a confecção de um laminado cerâmico leva a uma ponderação cada vez mais importante no momento de decidir entre um e outro tratamento.[19]

Elevadas taxas de sucesso clínico de laminados cerâmicos foram observadas durante períodos de 12 a 20 anos (93,5 e 82,9%, respectivamente).[9] Esse sucesso está diretamente ligado à adesão obtida entre a cerâmica e o substrato dental, sobretudo ao esmalte, o que explica a necessidade de preservar esse tecido,[10] exibindo idealmente um mínimo de 70% de esmalte na superfície, especialmente nas margens do preparo.[34]

Quando existe uma alteração estética que exige preparos mais profundos, como em dentes vestibularizados ou desalinhados, ou ainda dentes escurecidos, a redução vestibular precisa ser maior, podendo atingir a dentina. Nesses casos, uma adesão mais instável e menos durável é obtida.[18]

Na literatura, três tipos de preparo dental para laminados têm sido descritos: o preparo tipo **"janela"** limitado ao des-

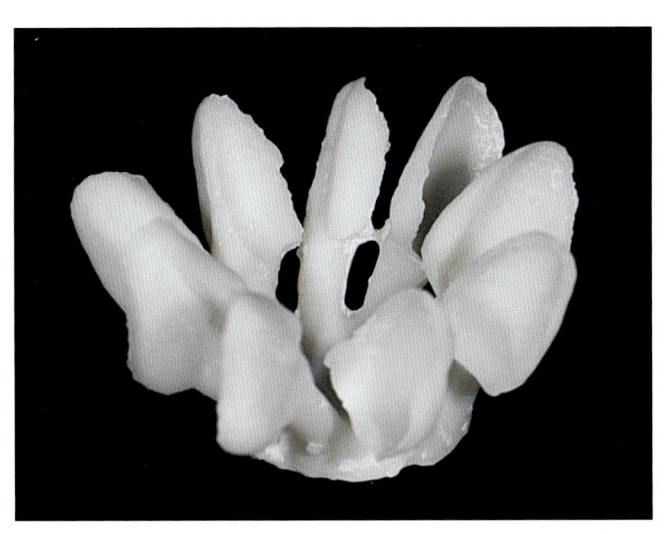

Fig. 8-2. Injeção de nove laminados cerâmicos do sistema IPS e.max® Press (Ivoclar Vivadent) (ceramista Dra. Camila Brandalise – fotografia do Prof. Giovanne Chiossi).

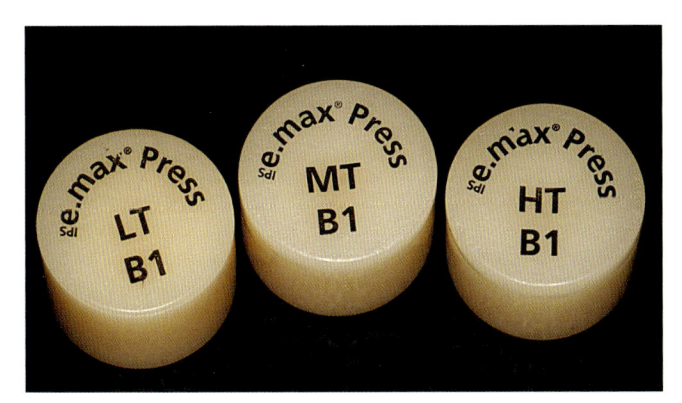

Fig. 8-3. Pastilhas cerâmicas do sistema IPS e.max® Press (Ivoclar Vivadent) em três níveis de translucidez.

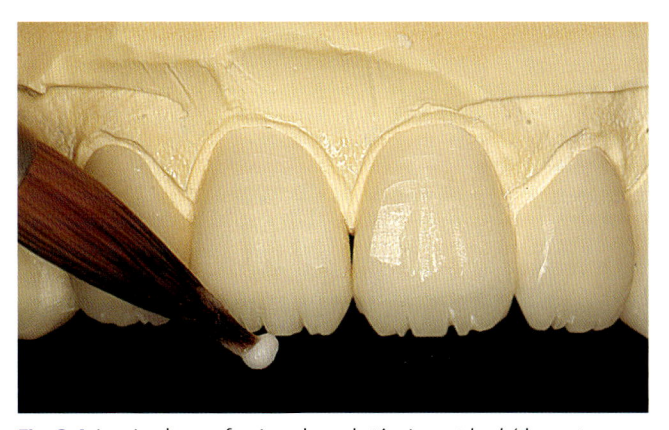

Fig. 8-4. Laminados confeccionados pela técnica *cut-back* (desgaste e aplicação incisal) (ceramista Dra. Camila Brandalise).

gaste da superfície vestibular, deixando o bordo incisal em esmalte intacto; o preparo com redução incisal em **bordo reto**, estendendo-se à margem incisal e reduzindo-a com término reto; e o preparo com redução incisal **envelopado**, em que o término se sobrepõe à incisal, apresentando um chanfro palatino.[43]

Os preparos tipo "**janela**" permitem minimizar o desgaste de tecido dental hígido e preservam as funções incisal e palatina e têm apresentado valores de resistência à fratura semelhantes a dentes sem nenhum preparo.[43] Porém, esse tipo de preparo pode resultar em um bordo fino, tanto do laminado quanto do esmalte,[40] além de apresentar uma limitação estética maior por causa da impossibilidade de trabalhar a translucidez na região incisal.

O preparo com redução incisal em **bordo reto** permite um plano de inserção facilitado com correto posicionamento do laminado, proporcionando ao ceramista espessura suficiente para aplicação da cerâmica.[31] Esse tipo de preparo está indicado nas situações em que um defeito na região incisal está presente, quando houver necessidade de realizar alongamento dental ou quando for necessário reproduzir a opalescência e o policromatismo normalmente presentes na borda incisal dos dentes naturais jovens.[16] Esse preparo suporta favoravelmente o estresse quando comparado ao preparo envelopado, pois protege a restauração do contato direto com o antagonista e proporciona menor desgaste da estrutura dentária.

Os preparos **envelopados** (com chanfro palatino) dificultam significativamente a inserção e adaptação da peça cerâmica durante sua confecção e cimentação, além de geralmente localizar o término do preparo em uma área de alta concentração de estresse. Os dados de resistência mecânica dos dentes restaurados com laminados cerâmicos em preparos com e sem chanfro palatino não mostram diferenças.[43] Portanto, diante das dificuldades técnicas de se trabalhar com preparos com chanfro palatino associadas à semelhança no comportamento mecânico, a escolha atual recai sobre os preparos com redução incisal em bordo reto, sem chanfro palatino.

A seguir, apresentaremos uma sequência de preparo dental para laminado cerâmico, considerando um preparo tradicional com espessura de 0,7-1 mm (Fig. 8-5):

As facetas indiretas podem ser realizadas com mínimo desgaste dental; todavia, os preparos clássicos para laminados cerâmicos devem seguir uma sequência ordenada de desgastes:

1. **Canaleta de orientação cervical:** com ponta diamantada esférica 1.012 ou 1.014, profundidade de meia-ponta ativa, delimitar o contorno e o limite do preparo.
2. **Canaleta de orientação central:** com ponta diamantada tronco-cônica de extremidade arredondada (2.135 ou 4.138) realizamos uma canaleta verticalmente na face vestibular. Para o preparo "janela" podemos seguir a orientação de inclinação da face, com sua convexidade nos terços cervical, médio e incisal; já para o preparo com redução incisal,

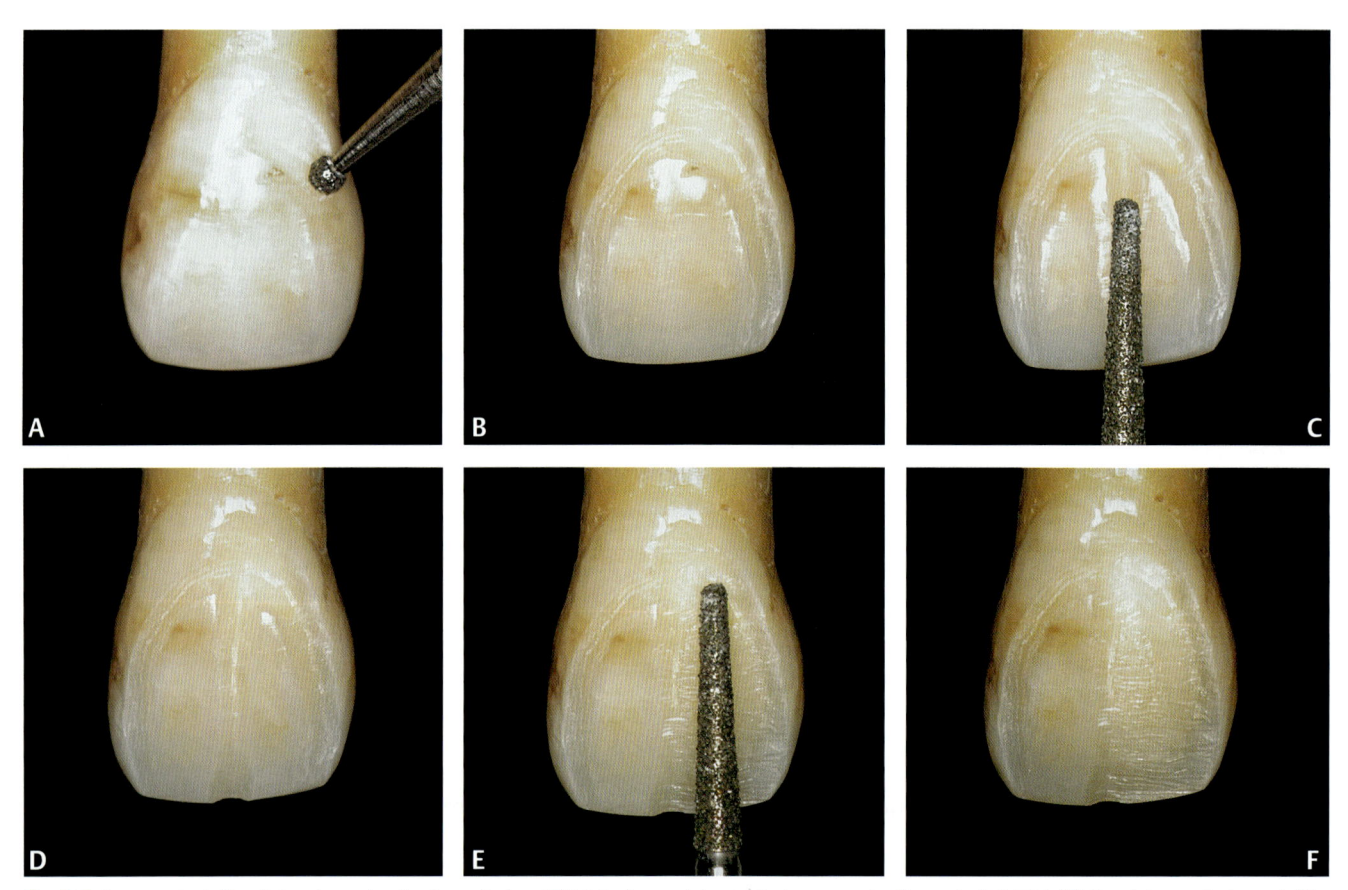

Fig. 8-5. Preparo dental tradicional para laminado cerâmico. (**A**) Início da canaleta cervical com ponta diamantada 1.014. (**B**) Canaleta cervical concluída ("ferradura"). (**C**) Canaleta central com ponta diamantada 2.135. (**D**) Canaleta central concluída. (**E**) Desgaste das ilhas de esmalte com ponta diamantada 2.135. (**F**) Primeira metade desgastada (silhueta). *(Continua)*

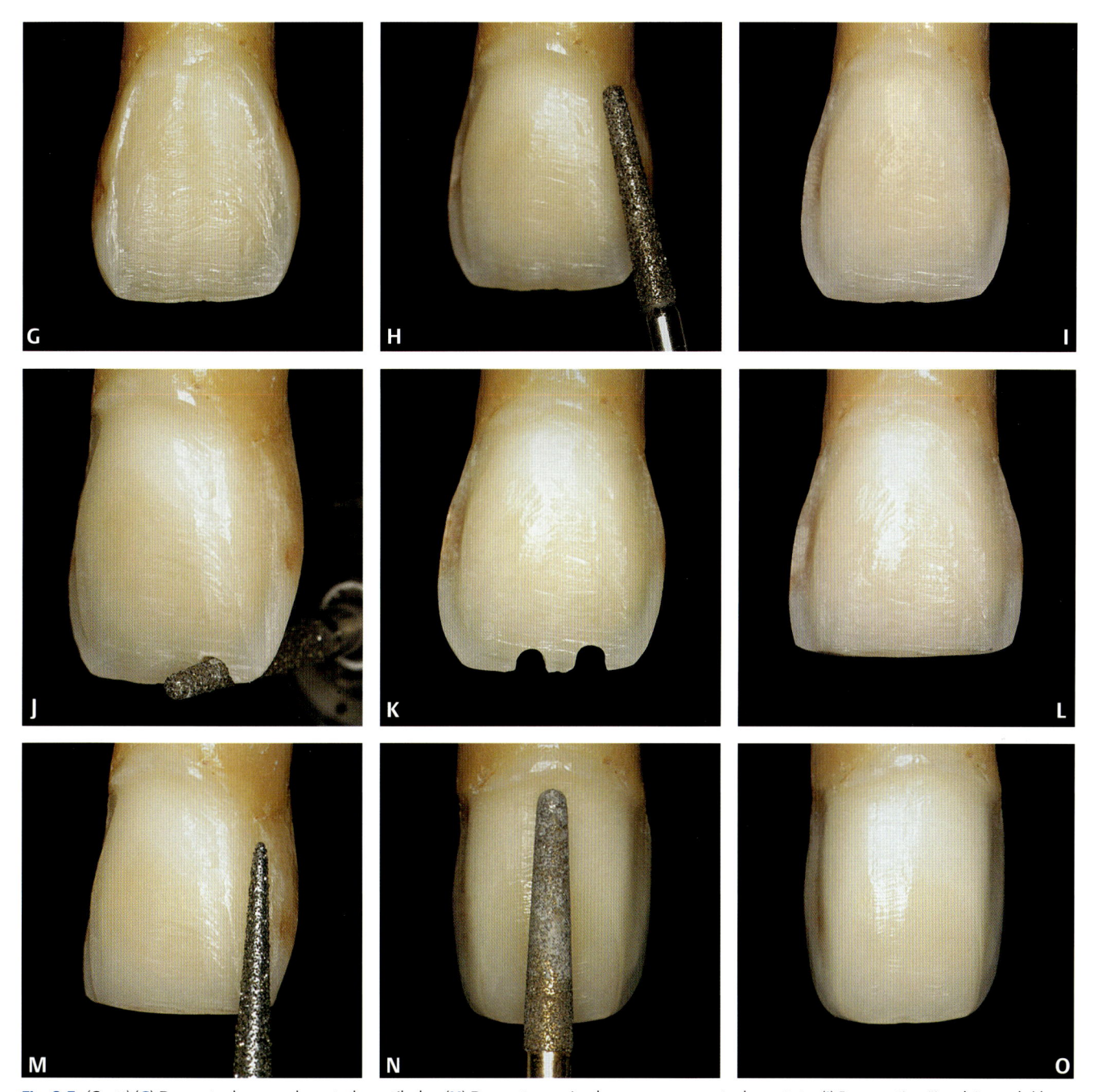

Fig. 8-5. *(Cont.)* (**G**) Desgaste da segunda metade vestibular. (**H**) Desgaste proximal para romper ponto de contato. (**I**) Preparo tipo "janela" concluído. (**J**) Canaleta incisal com ponta diamantada 2.135. (**K**) Canaletas incisais concluídas. (**L**) Redução incisal em bordo reto. (**M**) Desgaste e expulsividade proximal (guia de inserção incisal). (**N**) Acabamento do preparo (ângulos arredondados). (**O**) Preparo dental com redução incisal concluído.

trabalhamos em 2 planos: cervical/médio e incisal (por causa da guia de inserção da peça por incisal).

3. **Desgaste das ilhas de esmalte:** com a mesma ponta 2.135 ou 4.138, desgastamos as áreas de esmalte localizadas entre as canaletas, uma por vez, para que possamos visualizar a espessura e uniformidade do preparo (silhueta).
4. **Remover ponto de contato interproximal:** para esconder a transição faceta-dente junto às faces proximais, permitir a moldagem e favorecer a adaptação da faceta, devemos invadir e romper o ponto de contato (opcionalmente podemos auxiliar essa etapa com lixa metálica e ponta fina 2.200 ou 3.195).
5. **Definir término cervical:** o término cervical do preparo de facetas deve ser preferencialmente supragengival (em forma de ombro ou chanfro); contudo, por razões estéticas, especialmente em dentes escurecidos, o término é levado 0,5 mm intrassulcularmente. Todo preparo dental para facetas deve ser realizado sem isolamento do campo, para visualizarmos a extensão intrassulcular (nessa etapa o preparo tipo "janela" está pronto).

6. **Redução incisal:** esta etapa do preparo deve ser realizada para recobrimento incisal. Para isso, o bordo é reduzido em 2 mm, reto (atualmente, para a maioria dos casos, temos utilizado o bordo reto em vez do tradicional envelopado).
7. **Acabamento do preparo:** para conferir lisura de superfície e definição de paredes devemos realizar um acabamento do preparo dental, que favorece a moldagem e a adaptação das peças. O acabamento pode ser realizado com pontas diamantadas F, FF ou broca multilaminada no mesmo formato troncocônico com extremidade arredondada. Nesta etapa devemos arredondar os ângulos vestibuloincisal e proximoincisais.

MOLDAGEM

A comunicação com o ceramista é uma etapa de extrema importância nos tratamentos com laminados cerâmicos. Os profissionais precisam ter todos os detalhes e informações do caso compartilhados para que se tenha uma maior previsibilidade do resultado estético final. Uma das etapas de comunicação entre os dois profissionais é a moldagem. É por este momento que o ceramista consegue ter em mãos uma perfeita reprodução dos preparos que o cirurgião-dentista executou no paciente.

A qualidade do molde final está diretamente ligada à seleção adequada dos materiais, ao domínio do periodonto e a execução da técnica de forma criteriosa.[13] O primeiro passo é selecionar o material para a realização da etapa de moldagem. Os materiais de moldagem indicados são: silicona de adição, poliéster e silicona de condensação. A silicona de adição apresenta vantagens em relação aos demais que fazem dela o material de escolha para a realização desta etapa. São vantagens da silicona de adição: facilidade de manipulação, resistência à ruptura, tempo de trabalho adequado, rápida recuperação elástica, insípida e inodora, estável em soluções desinfetantes, desprezível contração de polimerização que confere alta fidelidade ao molde, estabilidade dimensional e tempo para vazar de até 7-14 dias.[25]

Quanto à seleção da moldeira, é importante que a escolha recaia sobre uma moldeira total rígida (de aço inoxidável ou plástico rígido), para evitar possíveis deformações causadas pela flexibilidade da moldeira.[14] Uma vez que nos casos de laminados cerâmicos estamos buscando alterações estéticas significativas, torna-se importante incluir na moldagem toda a região de rebordo alveolar, levando o material de moldagem até o fundo de sulco vestibular.

Em relação à técnica de moldagem (simultânea ou de dois passos), não há um consenso na literatura. Quando as duas técnicas são comparadas, não parece haver superioridade de uma sobre a outra; portanto, o profissional pode optar pela técnica que estiver mais familiarizado. Em um estudo *in vitro*, Neelam & Parkhedkar (2013) observaram que a diferença na reprodução de detalhes entre a técnica simultânea e de dois passos não é de magnitude significativa para justificar a indicação de uma técnica sobre a outra.[36]

Na técnica de impressão simultânea, o material de alta viscosidade é dosado, manipulado e colocado na moldeira ao mesmo tempo em que o material de baixa viscosidade é inserido nos preparos. Na técnica de dois passos (dois tempos), o material de alta viscosidade é dosado, manipulado e inserido na moldeira e, então, a primeira etapa da moldagem é executada. Após 5 minutos, o conjunto moldeira/silicona é removido da boca, e é realizado um alívio do molde. O segundo passo consiste na inserção do material leve nos preparos e recolocação do conjunto moldeira/silicona, funcionando como uma moldeira individual.

A fim de permitir uma adequada reprodução da margem cervical dos preparos, um afastamento mecânico da gengiva marginal com fio retrator deve ser realizado. O calibre do fio estará diretamente relacionado com as características do sulco gengival. Margens finas exigem um fio com diâmetro menor (#000 e #00), enquanto sulcos profundos e margens espessas permitem o uso de fios com diâmetros maiores (#0 e #1).[13] A técnica de fio duplo para o afastamento gengival no momento da moldagem é também bastante utilizada. Inicialmente, um fio de fino calibre é inserido no fundo do sulco gengival, e, então, um segundo fio, de calibre maior, é inserido na entrada do sulco. Este deve permanecer por 4-5 minutos, a fim de promover o afastamento gengival absorvendo água e fazendo compressão tecidual. No momento da inserção do material de moldagem de densidade leve, este segundo fio deve ser removido do interior do sulco, e o primeiro deve permanecer, selando o interior do sulco e evitando o fluxo de fluido crevicular. Opcionalmente, o afastamento gengival para a moldagem pode ser realizado utilizando fio único, removendo-o ou não previamente à moldagem.

A obtenção de um molde de boa qualidade da arcada antagonista e um registro de mordida em MIH (máxima intercuspidação habitual) é necessária para que o ceramista tenha uma perfeita relação entre as arcadas e, desta forma, possa confeccionar laminados com precisão funcional, minimizando a etapa de ajuste após a cimentação.

Scanner Intraoral

Uma alternativa à etapa de moldagem tradicional é a realização de um escaneamento dos preparos, quando vinculado a um sistema CAD/CAM. O *scanner* intraoral captura imagem em 3D dos dentes preparados, das arcadas dentárias e ainda permite a realização de registro da oclusão. Existem várias marcas comerciais no mercado e atualmente muitos deles permitem um registro das imagens de modo ágil, com imagem colorida e sem a necessidade de utilizar *spray* para contraste (Fig. 8-6).

Após a captura da imagem do dente preparado e das arcadas dentárias é possível construir a restauração indireta realizando ajustes em forma, adaptação marginal, ponto de contato interproximal e oclusal pelo uso de *software* específico de acordo com a marca comercial do equipamento.

Concluída esta etapa de projeto ou *design* da restauração, as informações são transferidas para uma unidade fresadora que reproduz a partir de um bloco de cerâmica ou resina a forma em 3D projetada. O tempo de fresagem varia entre 8 a 15 minutos em média, dependendo do tamanho da restauração e tipo de material empregado.

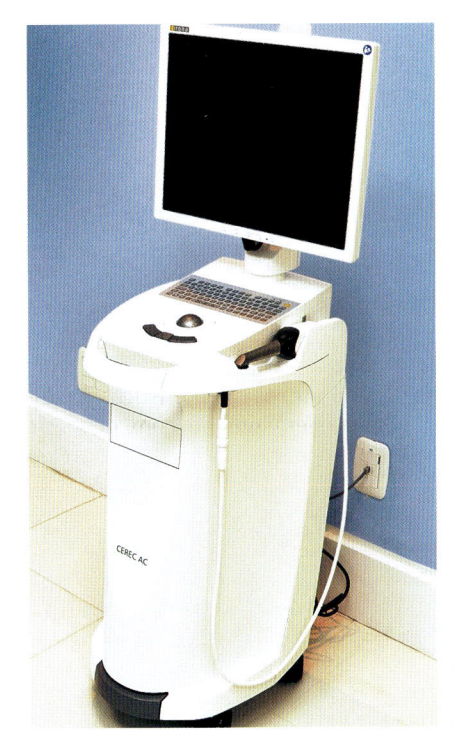

Fig. 8-6. Scanner Omnicom (CEREC® - Dentsply Sirona).

RESTAURAÇÕES PROVISÓRIAS (TEMPORIZAÇÃO)

A confecção de provisórios é uma etapa de extrema importância e imprescindível nos casos de laminados cerâmicos tradicionais com preparo dental. Os provisórios têm como objetivos proteger o remanescente de alterações térmicas e infiltrações bacterianas, manter a posição dental idêntica ao momento da obtenção do molde, impedindo que ocorram interferências e movimentações que impossibilitem o correto assentamento das peças e, ainda, permitem uma previsão da função e estética planejadas durante o enceramento diagnóstico. Esta etapa permite uma comunicação direta com o paciente, a fim de melhorar detalhes importantes que podem determinar o resultado final do tratamento.

Os provisórios para laminados cerâmicos podem ser confeccionados com **resinas compostas ou resina bisacrílica.**

Resinas Compostas

Os provisórios com **resina composta** direta são mais utilizados nos casos unitários. Para isso, realiza-se um ponto de condicionamento ácido na face vestibular dos dentes envolvidos, seguido de enxágue, secagem e aplicação do adesivo (ponto). Em seguida, um incremento único de resina composta deve ser posicionado, adaptado e alisado com a ajuda de um pincel, e então fotoativado. Os excessos podem ser removidos com uma lâmina de bisturi n.12, e o acabamento e polimento executados com pontas diamantadas, discos de lixa e/ou pontas de borracha abrasiva.[13]

Resina Bisacrílica

Os provisórios com resina **bisacrílica** são confeccionados da mesma maneira que realizamos o ensaio restaurador (*mock-up*). Com uma guia de silicona obtida sobre o enceramento diagnóstico tem-se uma matriz para a confecção destes provisórios. A resina bisacrílica é inserida na guia/matriz, e então o conjunto é posicionado em boca, assentando sobre os dentes preparados e aguardando a polimerização completa. Ao final do tempo de polimerização, remove-se a guia, e então os excessos são removidos com uma lâmina de bisturi n.12 e/ou pontas diamantadas de acabamento. O polimento pode ser auxiliado por uma gaze com álcool. Uma atenção especial deve ser dada ao acabamento da região cervical e área de ameias gengivais, uma vez que o provisório confeccionado dessa forma seja uma peça única, com todos os dentes unidos e, portanto, há uma dificuldade de utilização de fio dental para higienização da região interproximal.

CIMENTAÇÃO DOS LAMINADOS

Os sistemas adesivos atuais e os cimentos resinosos permitem uma interação efetiva entre as cerâmicas e a estrutura dental.[26,41] A adesão proporcionada pelos cimentos resinosos é a base para a utilização de facetas cerâmicas, mesmo quando os preparos não apresentem retenção mecânica friccional. Além de uma adesão confiável aos substratos dentários, também se torna necessária a união da cerâmica aos cimentos resinosos, e por isso é imprescindível que sejam utilizadas cerâmicas condicionáveis (ácido-sensíveis). As cerâmicas condicionáveis, quando tratadas com ácido fluorídrico em concentrações entre 5 e 12%, por um tempo que varia de acordo com o tipo de cerâmica, têm sua topografia da parte vítrea alterada, criando microrretenções, aumentando a área de união e energia livre de superfície.[23] Esta soma de fatores facilita o molhamento da superfície da cerâmica e a infiltração do adesivo e do cimento resinoso que, após a polimerização, produz uma união químico-mecânica com a cerâmica e um embricamento micromecânico com o substrato dental.

De acordo com Cardoso et al (2015),[13] a cimentação dos laminados é considerada a etapa clínica mais crítica e minuciosa, por causa do tempo de trabalho e das inúmeras variáveis envolvidas.[24] Em decorrência da pequena espessura dos laminados cerâmicos e das características de translucidez da porcelana, os cimentos resinosos utilizados para a cimentação exercem grande influência no resultado estético final da restauração. A escolha recai sobre os **cimentos resinosos fotopolimerizáveis.** Esses apresentam maior estabilidade de cor quando comparados aos cimentos de cura dual. A amina terciária presente na reação de dupla cura dos cimentos duais promove uma alteração na cor do cimento em médio prazo, comprometendo o resultado estético dos laminados, principalmente quando cerâmicas com pequenas espessuras são utilizadas.[35] Outro aspecto determinante para a escolha dos cimentos resinosos fotopolimerizáveis é a sua ampla gama de cores e características de translucidez e opacidade, favorecendo a uniformização entre os substratos dentários e as restaurações cerâmicas.[13] Cabe salientar que outros cimentos, como os autoadesivos, são contraindicados para cimentação de laminados, por causa de sua baixa resistência de união.

As características de cor do cimento desempenham um papel decisivo no resultado final, principalmente quando a cerâmica de eleição apresenta alta translucidez.[27] Diz-se que a cor final de um laminado é resultante da interação de 4 fatores: cor do dente (fundo), cor e translucidez da cerâmica, espessura da peça e cor do cimento. Os cimentos resinosos fotopolimerizáveis atuais são comercializados em conjunto com pastas de prova à base de glicerina (*try-in*) que correspondem às cores dos cimentos após a sua polimerização, favorecendo o processo de seleção da cor do cimento.[1] Portanto, visando a aperfeiçoar o resultado estético final dos tratamentos com laminados cerâmicos, devemos realizar, previamente à cimentação das peças, a prova das mesmas juntamente com as pastas de prova (*try-In*).[12]

Outro aspecto importante e positivo para os cimentos fotopolimerizáveis é o seu tempo de trabalho, que é determinado pelo profissional, garantindo assim maior conforto e controle do processo de cimentação. Além disso, os cimentos fotopolimerizáveis possibilitam espessuras de película adequadas na linha de cimentação e possuem facilidade na remoção de excessos.

Opcionalmente, resinas compostas de baixa viscosidade (*flow*) e resinas compostas convencionais aquecidas também podem ser empregadas para a cimentação dos laminados, uma vez que não exista diferença entre a estabilidade de cor desses e dos cimentos fotopolimerizáveis.[7,8] Todavia, a preferência pelo cimento resinoso se dá pela existência das pastas de prova e, com isso, a possibilidade de realizar pequenos ajustes na cor final do laminado, de acordo com a cor do cimento selecionado.

A cimentação dos laminados cerâmicos deve seguir a sequência abaixo:

A) Preparo da peça (tratamento de superfície da cerâmica):
- *Jateamento com óxido de alumínio:* a superfície interna dos laminados deve ser jateada com óxido de alumínio (realizada usualmente pelo laboratório de prótese), para aumentar a retenção mecânica.
- *Condicionamento com ácido fluorídrico:* aplicação do ácido fluorídrico (hidrofluorídrico) de 5 a 12% na superfície interna da cerâmica. Cerâmica Feldspática: 2 minutos; Leucita: 1 minuto; Dissilicato de lítio: 20 segundos. Após esse tempo o ácido deve ser removido por lavagem com água, e a superfície seca com jatos de ar. Um aspecto branco opaco vai ser observado neste momento.
- *Silano:* o agente silano deve ser aplicado em 2 camadas e mantido na superfície por 1 minuto, seguido de secagem. O silano é um agente de ligação que une a parte inorgânica (cerâmica) com a parte orgânica (adesivo).
- *Adesivo:* uma fina camada de adesivo deve ser aplicada de forma cuidadosa a fim de evitar acúmulo. A fotopolimerização desse adesivo é opcional nesse momento (peça pronta para cimentação).

B) Preparo do dente (sistema adesivo):
- *Condicionamento ácido:* a escolha de um sistema adesivo convencional (*total-etch*) se dá pela maior resistência de união ao esmalte. O condicionamento do esmalte com ácido fosfórico a 37% será realizado durante 30 segundos, seguido de lavagem e secagem. Quando houver envolvimento de dentina, esta deve ser condicionada por 15 segundos.
- *Aplicação do sistema adesivo:* o sistema adesivo selecionado pode ser universal, convencional de dois passos ou convencional de três passos, sendo esse último a nossa preferência, por apresentar uma camada hidrofóbica separada, além de, muitas vezes, em preparos somente em esmalte podermos dispensar o *primer*. Quando os preparos envolverem dentina, o *primer* deve ser aplicado de forma vigorosa por 20 segundos, seguido de um leve jato de ar para a volatilização do solvente e, então, o adesivo deve ser aplicado em uma fina camada (a fotoativação desse adesivo é opcional nesse momento).

C) Cimentação do laminado:
- Estando a peça e o dente prontos, então o cimento resinoso fotopolimerizável deve ser aplicado na superfície interna da peça cerâmica de maneira uniforme (evitando a incorporação de bolhas), levando-a em posição. O posicionamento deve seguir o plano/guia de inserção estabelecido durante a execução do preparo, geralmente sendo de incisal para cervical (preparos com redução incisal) ou de vestibular para palatino (preparos "janela"). Com o escoamento do agente cimentante, a adaptação da peça e a remoção dos excessos de cimento são favorecidas. Após o correto posicionamento da faceta e remoção dos excessos de cimento, devemos fotopolimerizar cada face por 60 segundos (preferencialmente com aparelho de alta potência).

Quando múltiplos laminados estão sendo confeccionados, uma sequência de cimentação deve ser planejada pelo profissional, e as peças devem estar dispostas sobre a bancada de forma organizada, de tal modo que não ocorra troca das peças no momento da cimentação. Recomenda-se iniciar a cimentação dos casos múltiplos pelos incisivos centrais, devendo os dois serem cimentados simultaneamente.[38] Isto busca evitar qualquer possível alteração de posicionamento no assentamento dessas peças, o que poderia causar um importante defeito estético e ainda impedir o correto assentamento das peças adjacentes. No momento da cimentação, o fio dental deve ser utilizado antes da fotoativação do cimento para evitar possíveis excessos proximais que impeçam a adaptação dos laminados adjacentes, e os excessos de cimento junto à região cervical são removidos com o auxílio de uma sonda exploradora e/ou pincel. Para profissionais mais experientes, a cimentação de mais laminados (ou até de todos) pode ser realizada ao mesmo tempo, com atenção especial para o correto posicionamento das peças e remoção de excessos.

PROTOCOLO TÉCNICO
Etapas iniciais: Diagnóstico e Planejamento
O tratamento com laminados cerâmicos deve sempre ser precedido por um minucioso planejamento que permita ao profissional e ao paciente prever o resultado estético final, bem como as etapas clínicas e o tempo que farão parte do tratamento. É interessante que o profissional apresente ao paciente todas as alternativas restauradoras estéticas disponíveis e discuta as vantagens e limitações de cada procedimento, uma vez que as suas indicações muitas vezes se sobreponham.

Exame Clínico
Uma anamnese completa que defina bem a queixa principal do paciente e suas expectativas deve ser realizada juntamente com um exame físico minucioso, visando a identificar processos de doença e analisar a condição dentária. Radiografias podem ser indicadas para avaliar dentes restaurados ou com lesões.

Moldagem e Fotografia
Uma moldagem de estudo das arcadas deve ser realizada com alginato, com objetivo de facilitar o planejamento do tratamento. O modelo de gesso obtido a partir dessa moldagem serve como base para a construção do enceramento diagnóstico (*wax-up* – modelo duplicado).

O registro fotográfico inicial deve ser realizado, associado a uma minuciosa análise estética, que deve levar em conta aspectos faciais, dentais e gengivais. *Softwares* de planejamento digital do sorriso (ver Capítulo 2) podem ser utilizados para complementar o diagnóstico e planejamento do caso.

Mock-up
A partir do enceramento diagnóstico é possível visualizar a forma planejada dos laminados cerâmicos. Sobre o modelo encerado deve ser confeccionada uma guia de silicona (matriz), pela moldagem desse enceramento com silicona de adição. Uma resina bisacrílica deve ser inserida no interior da guia de silicona, que é posicionada na boca. Após a polimerização da resina bisacrílica, a guia/matriz de silicona é removida. Neste momento, tem-se a confecção do *mock-up* (ensaio restaurador), com a reprodução em boca da forma, tamanho e posição dos futuros laminados. Enfatizamos a importância do *mock-up*, que facilita o planejamento do profissional e permite que o paciente visualize o resultado estético final, principalmente em relação à forma e tamanho dos dentes (ver Capítulo 3). O *mock-up* também deve ser fotografado, fazendo-se um comparativo às fotos iniciais.

Preparo Dental
1. Anestesia.
2. Verificação dos contatos oclusais: contatos em máxima intercuspidação habitual (MIH) e nos movimentos excursivos de protrusão e lateralidade devem ser avaliados. Esta etapa permite observar se há concentração de esforço em algum bordo incisal, principalmente quando um preparo com redução incisal é confeccionado, e a guia anterior de desoclusão será reproduzida.
3. Tipo de preparo dental: o tipo de preparo a ser confeccionado (janela, com redução incisal em bordo reto ou envelopado) deve ter sido previamente planejado e decidido pelo profissional, com base nas questões já discutidas anteriormente.
4. Guias de preparo: previamente à etapa de confecção dos preparos propriamente dita, guias de preparo em silicona devem ser confeccionadas sobre o enceramento diagnóstico, visando a uma melhor visualização das espessuras dos desgastes dentários: A) guia fatiada: corta-se a silicona no sentido vertical na área referente ao centro de cada dente que receberá preparo. Essa guia tem como objetivo mostrar numa visão de perfil o espaço existente para a cerâmica e a profundidade de desgaste que precisa ser realizada em cada região, bem como a redução incisal necessária; B) guia Vestibular: uma segunda guia cortada na linha incisal pode ser confeccionada com os mesmos objetivos descritos anteriormente, porém em uma visão incisal (Fig. 8-7).
5. Desgaste dental: o preparo dental para laminado cerâmico vai seguir a sequência e os princípios demonstrados na Figura 8-5. Embora a busca pela máxima preservação tecidual guie os procedimentos restauradores atualmente, é importante compreender que todo o procedimento indireto requer uma guia de inserção, expulsividade e espaço para a peça cerâmica, gerando um adequado modelo de trabalho que possibilite a confecção de uma restauração com qualidades de adaptação e estética. Salientamos aqui a importância do rompimento dos pontos de contato interproximais em preparos tradicionais, para favorecer a etapa de moldagem e posterior construção da restauração. Outro aspecto importante na região proximal é a necessidade de esconder a interface dente/restauração, especialmente quando o dente a ser facetado apresenta alguma alteração de cor.

Quando a redução incisal estiver indicada, o desgaste deve ter de 1,5-2 mm e deve ser realizado com a ponta diamantada inclinada para palatino.

O limite gengival deve apresentar a forma de chanfro arredondado ou ombro e ser localizado, sempre que possível, supragengival ou na margem gengival. Quando dentes com alteração de cor estiverem sendo tratados, este término pode ser levado até 0,5 mm intrassulcular, com o objetivo de mascarar a interface. Nesta etapa do preparo, opcionalmente, o profissional pode inserir um fio retrator de pequeno calibre (#000) com o intuito de promover um pequeno afastamento da margem gengival.

Discos de lixa abrasivos podem ser utilizados para complementar o acabamento do preparo (juntamente com pontas diamantadas de granulações fina (F) e extrafina (FF). Nesta etapa de acabamento, busca-se a lisura de superfície, definição de paredes e arredondamento de ângulos, em especial o vestibuloincisal e proximoincisais.

Seleção de Cor
O processo de seleção de cor visa à harmonização da cor das facetas com os demais dentes naturais do paciente, e está detalhado no Capítulo 4. Nesta etapa, o profissional deve empregar uma escala de cores (p. ex., *Vitapan classical* – Vita) como um referencial de cor. É importante informar ao ceramista os detalhes ópticos observados, como área de opalescência, halo opaco, se o valor da cor é alto ou baixo etc. A cor do remanescente dental (fundo) também deve ser informada, principalmente

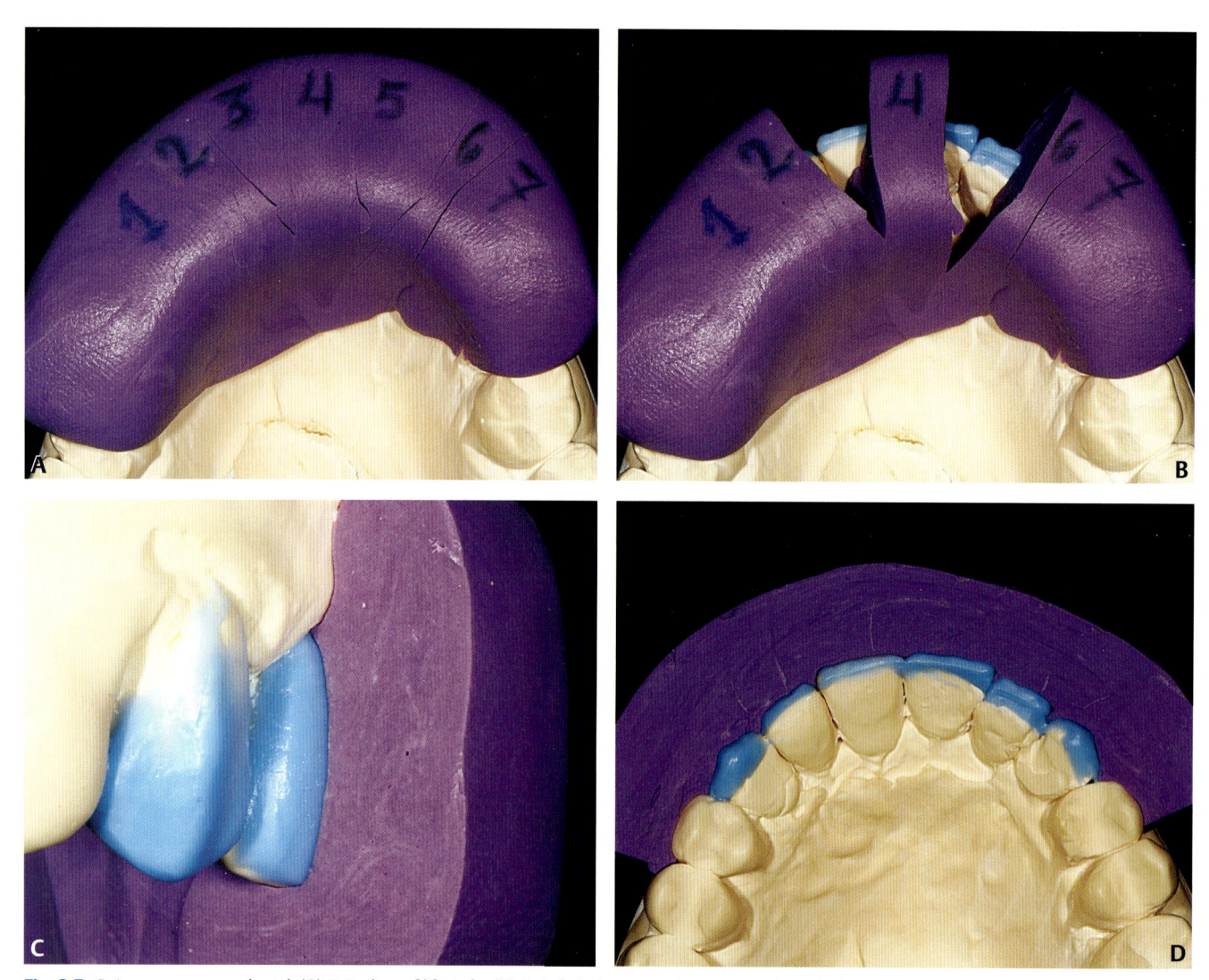

Fig. 8-7. Guias para preparo dental. (**A**) Guia de perfil fatiada. (**B**) Guia fatiada recortada no centro de cada dente a ser preparado. (**C**) Visão de perfil, guia fatiada copiando o enceramento. (**D**) Guia vestibular, referencial do enceramento por visão incisal.

quando um fundo escurecido estiver presente. O ceramista, nesse momento, pode vir ao consultório/clínica para ter contato visual direto com o paciente. Outra maneira de melhorar a comunicação entre o cirurgião-dentista e o ceramista é o uso de imagens fotográficas de boa qualidade (ver Capítulo 4).

Pré-Hibridização (Selamento Imediato da Dentina)

Sempre que possível, o preparo para laminado cerâmico deve ficar limitado ao esmalte. Quando houver envolvimento de dentina, há risco de contaminação bacteriana e sensibilidade dentinária durante a fase de temporização. Para amenizar isso, pode ser realizado o selamento imediato da dentina com sistema adesivo, imediatamente após a conclusão do preparo. Pode ser utilizado um sistema adesivo convencional (*total-etch*), bem como um adesivo autocondicionante. Deve-se tomar cuidado para evitar a presença de excesso de adesivo, principalmente na margem cervical. Se a pré-hibridização for realizada, os monômeros superficiais não reagidos devem ser removidos previamente à moldagem ou provisórios (escova Robinson com pasta de pedra-pomes).

Moldagem

Conforme já discutido anteriormente, a silicona de adição é o material de escolha. A primeira etapa é a inserção dos fios retratores no sulco gengival. O profissional deve inserir os fios retratores #000 e/ou #00 individualmente em cada dente. O material pesado deve ser manipulado e carregado na moldeira, enquanto o material leve é levado diretamente sobre os preparos. Imediatamente antes da colocação do material leve no preparo, o fio retrator de maior calibre deve ser removido do interior do sulco, e, então, uma quantidade expressiva de material leve deve ser inserida junto às margens cervical e proximal, até cobrir os preparos. Então, a moldeira carregada com o material pesado é levada em posição, aguardando-se a presa final. O molde removido deve apresentar uma "pestana", que é a cópia da porção intrassulcular. Além do modelo antagonista, também é necessária a obtenção do registro de mordida do paciente.

Temporização

Os provisórios podem ser confeccionados com resina composta ou com resina bisacrílica, como já descrito anteriormente.

Para laminados múltiplos, a confecção de provisórios se torna mais fácil com o emprego da resina bisacrílica.

Prova da Cerâmica

A etapa de prova dos laminados cerâmicos é precedida pela análise minuciosa das restaurações sobre o modelo de gesso, quanto à adaptação marginal, forma anatômica e contatos interproximais. Ao retirar as peças do modelo, o profissional deve observar se as mesmas estão livres de trincas ou defeitos superficiais e também se a sua superfície interna se apresenta limpa. Então, o provisório deve ser removido, e o profissional deve estar seguro de que não restaram resíduos junto aos dentes preparados, que poderiam prejudicar o correto assentamento da peça. Uma limpeza da superfície dental deve ser realizada com o auxílio de uma taça de borracha ou escova no intuito de remover qualquer resíduo.

A) **Prova e ajuste:** os laminados devem ser posicionados e primeiramente deve ser realizada avaliação dos pontos de contato interproximais, com auxílio de um fio dental. Após, a adaptação marginal é verificada com o auxílio de uma sonda exploradora. Se houver necessidade de ajuste, o mesmo pode ser feito com uma ponta diamantada de granulação fina sob refrigeração. Vale ressaltar que geralmente o laminado já vem pronto do laboratório, com glaze; opcionalmente pode haver uma etapa de prova antes de a cerâmica receber o glaze.

B) **Prova estética (prova seca):** com as peças bem adaptadas, a prova seca consiste na avaliação das características ópticas, cor, forma, tamanho e posição dos laminados.

C) **Prova estética com *try-in* (prova molhada):** o profissional deve realizar a seleção da cor do cimento resinoso que será empregado e, então, utilizar uma pasta de prova (*try-in*) com o objetivo de reproduzir o efeito do cimento resinoso na cor final dos laminados.

Isolamento do Campo Operatório

Para a etapa de cimentação, o profissional pode utilizar o isolamento absoluto do campo operatório ou o isolamento relativo combinado, com emprego de fio retrator intrassulcular.

Cimentação dos Laminados

Conforme discutido anteriormente, o processo de cimentação adesiva dos laminados cerâmicos requer o tratamento de superfície da cerâmica (ácido fluorídrico, silano e adesivo), a aplicação do sistema adesivo nos dentes preparados, e a cimentação propriamente dita com emprego de cimento resinoso fotopolimerizável. A fotopolimerização do sistema adesivo no dente e na peça previamente à cimentação é opcional (laminados de fina espessura), ou seja, pode ser realizada individualmente (com cuidado para não empoçar adesivo) ou pode ser feita juntamente com o cimento resinoso após a inserção das facetas.

Acabamento das Margens

Após a cimentação, o acabamento da interface deve iniciar pela remoção dos excessos de cimento resinoso e adesivo na região cervical, tanto vestibular quanto proximal, com uma lâmina de bisturi n.12. A utilização do fio retrator durante a etapa de cimentação reduz o acúmulo de resíduos de cimento resinoso no interior do sulco gengival. A linha de cimentação que estiver supragengival também pode receber acabamento com pontas de borracha abrasiva.

Ajuste Oclusal

O ajuste oclusal deve ser realizado somente após finalizada a etapa de cimentação dos laminados cerâmicos. Com auxílio de um papel articular, devemos avaliar os contatos dentários em máxima intercuspidação habitual (MIH), protrusão e movimentos de lateralidade. Caso haja necessidade, ajustes podem ser feitos com pontas diamantadas de granulação fina, seguida de pontas de borracha abrasiva para porcelana e pasta de polimento para devolver o brilho. Esta etapa é fundamental, quando preparos com redução incisal forem confeccionados.

Orientações ao Paciente e Reavaliação

Após a finalização dos laminados, devemos orientar o paciente quanto aos procedimentos de higiene bucal, manutenção e agendarmos uma consulta de reavaliação para conferir o resultado final, avaliar resposta gengival, checar fio dental, conferir remoção de excessos e rever oclusão (Figs. 8-8 e 8-9).[38]

Observações: nos casos clínicos abaixo, os preparos dentais foram realizados de forma convencional/tradicional, com envolvimento e desgaste proximal, e com recobrimento incisal em bordo reto. Onde havia restauração prévia de resina composta, esta foi envolvida no preparo para conferir uma interface cerâmica-esmalte. Preparos dentais conservativos serão vistos no Capítulo 9.

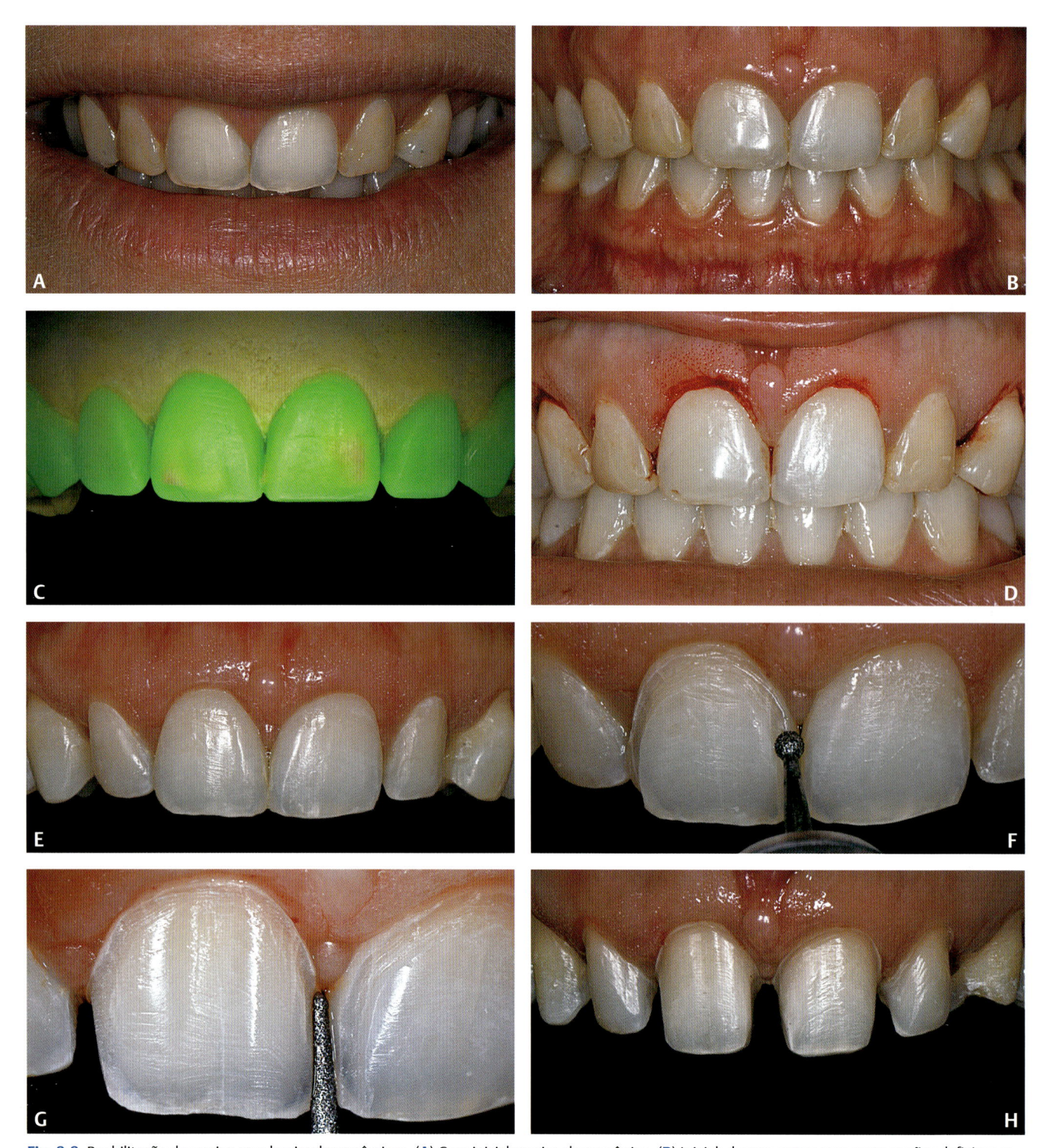

Fig. 8-8. Reabilitação do sorriso com laminados cerâmicos. (**A**) Caso inicial: sorriso desarmônico. (**B**) Inicial: dentes curtos com restaurações deficientes nos incisivos laterais. (**C**) Modelo com enceramento diagnóstico para planejamento (dentes anterossuperiores com reanatomização de um pré-molar em canino). (**D**) Cirurgia estética de aumento de coroa clínica. (**E**) Cicatrização pós-cirúrgica. (**F**) Início dos preparos para laminados cerâmicos: canaleta cervical. (**G**) Preparos vestibular e proximal. (**H**) Preparos dentais prontos para moldagem. *(Continua)*

Laminados Cerâmicos

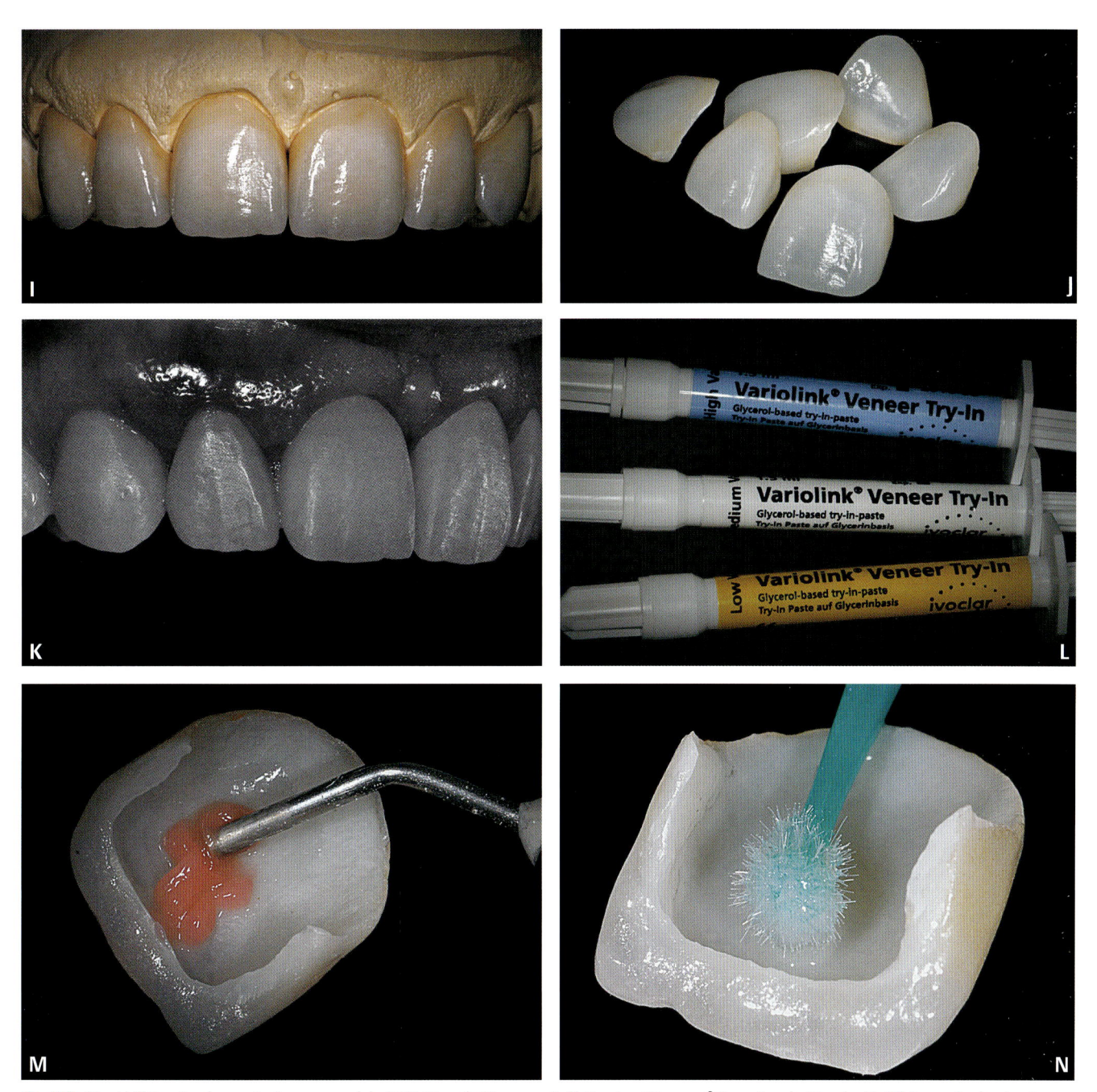

Fig. 8-8. *(Cont.)* (**I**) Laminados cerâmicos no modelo (TPD Marcelo Mezzomo). (**J**) Facetas IPS e.max® Press (Ivoclar Vivadent). (**K**) Prova dos laminados em boca com *try-in* (fotografia em P&B para visualizar o valor da cor. (**L**) *Try-in* Variolink® Veneer (Ivoclar Vivadent). (**M**) Condicionamento da cerâmica com ácido fluorídrico (20 s) Seguido de lavagem do ácido e secagem. (**N**) Aplicação de silano + secagem + aplicação de adesivo. *(Continua)*

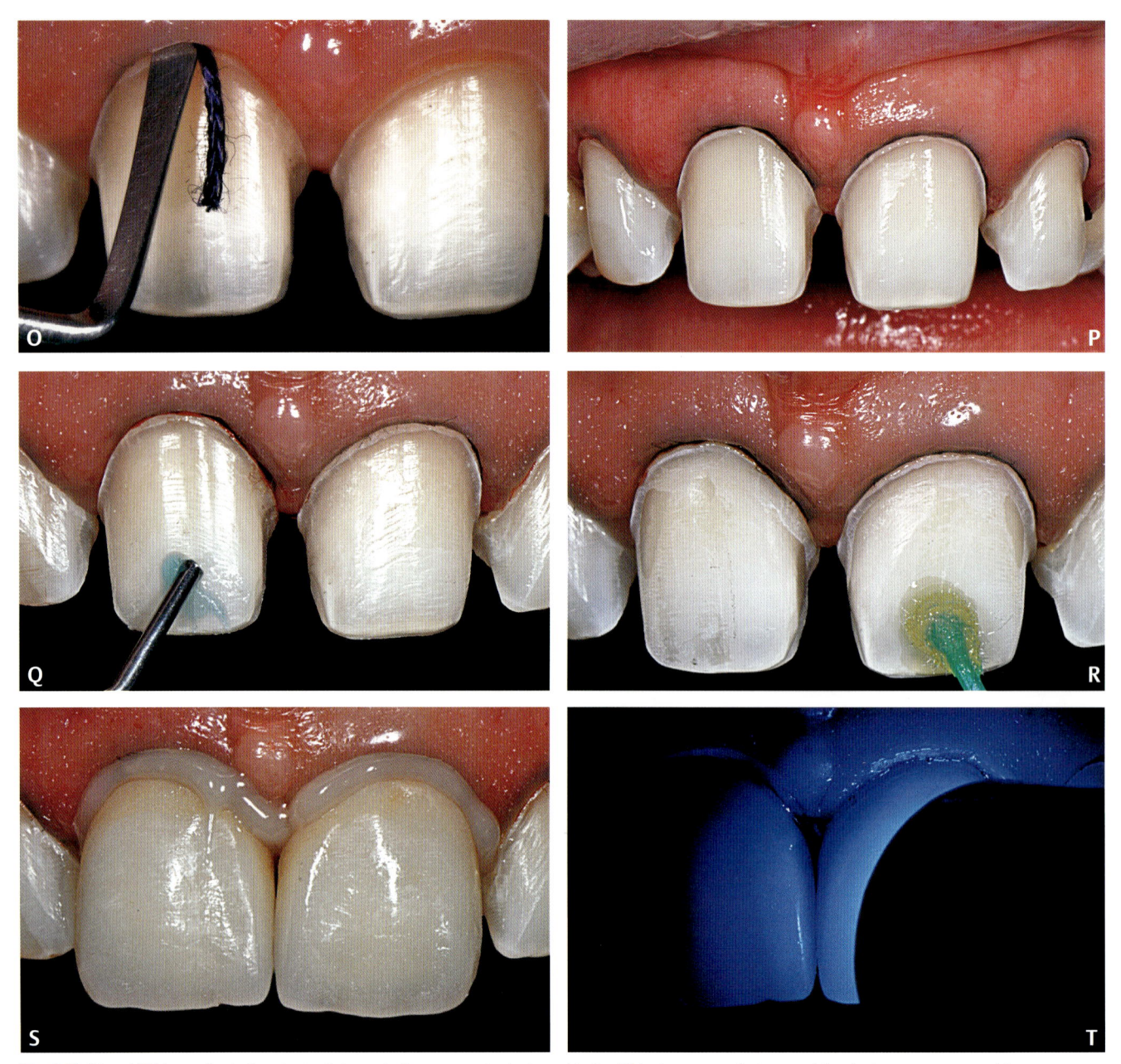

Fig. 8-8. *(Cont.)* (**O**) Inserção de fio retrator intrassulcular para controle da umidade. (**P**) Isolamento relativo combinado do campo operatório. (**Q**) Condicionamento dental com ácido fosfórico (seguido de lavagem + secagem). (**R**) Aplicação do sistema adesivo. (**S**) Cimentação dos dois incisivos centrais simultaneamente com cimento resinoso fotopolimerizável. (**T**) Fotopolimerização por todas as faces (após a remoção dos excessos de cimento). *(Continua)*

Laminados Cerâmicos

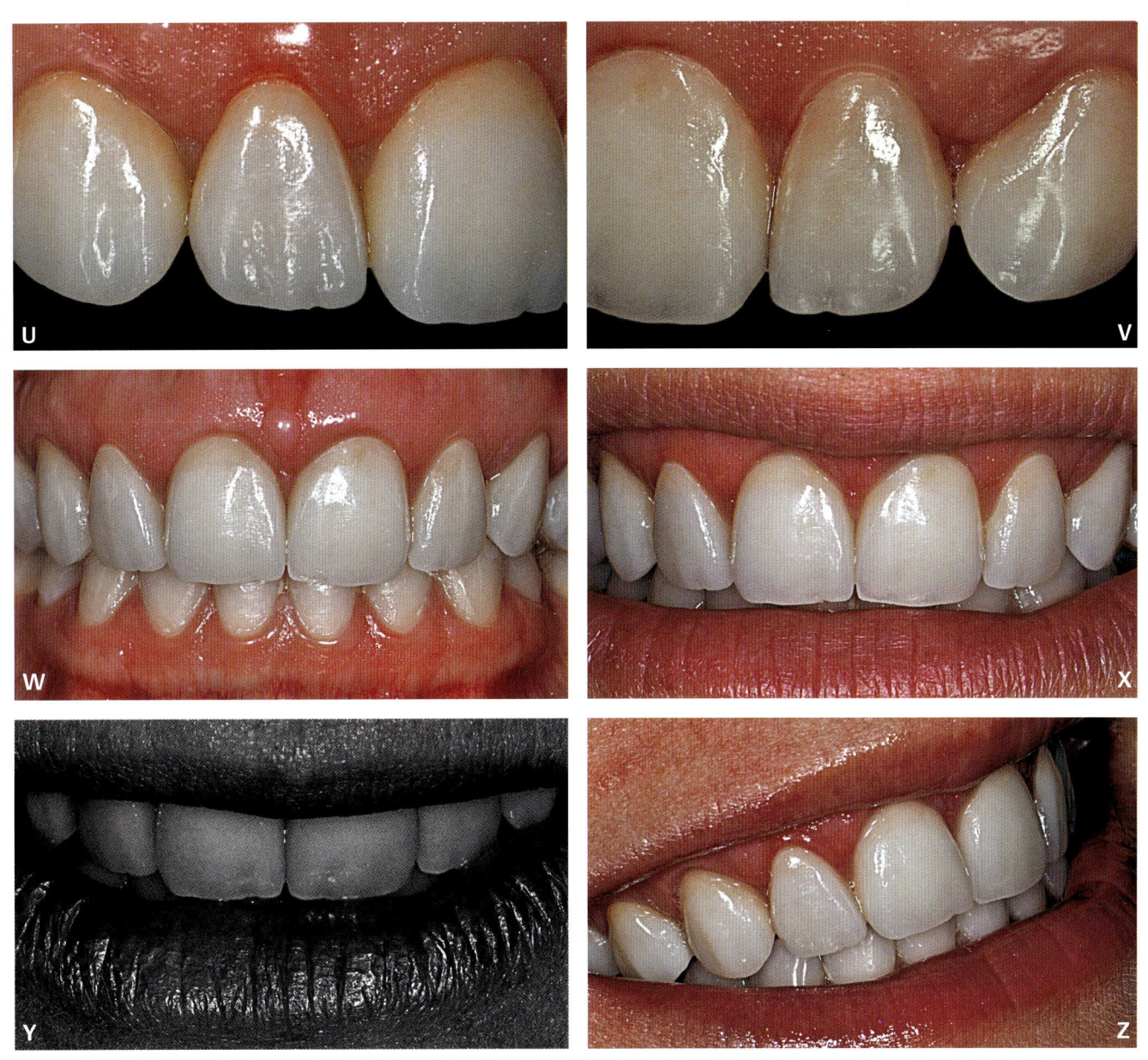

Fig. 8-8. *(Cont.)* **(U)** Laminados cimentados: visão do lado direito. **(V)** Laminados cimentados: visão do lado esquerdo. **(W)** Caso finalizado após o acabamento das margens. **(X)** Sorriso final harmônico. **(Y)** Fotografia em P&B final com lábios em repouso. **(Z)** Sorriso final de viés: harmonia com lábios e demais dentes.

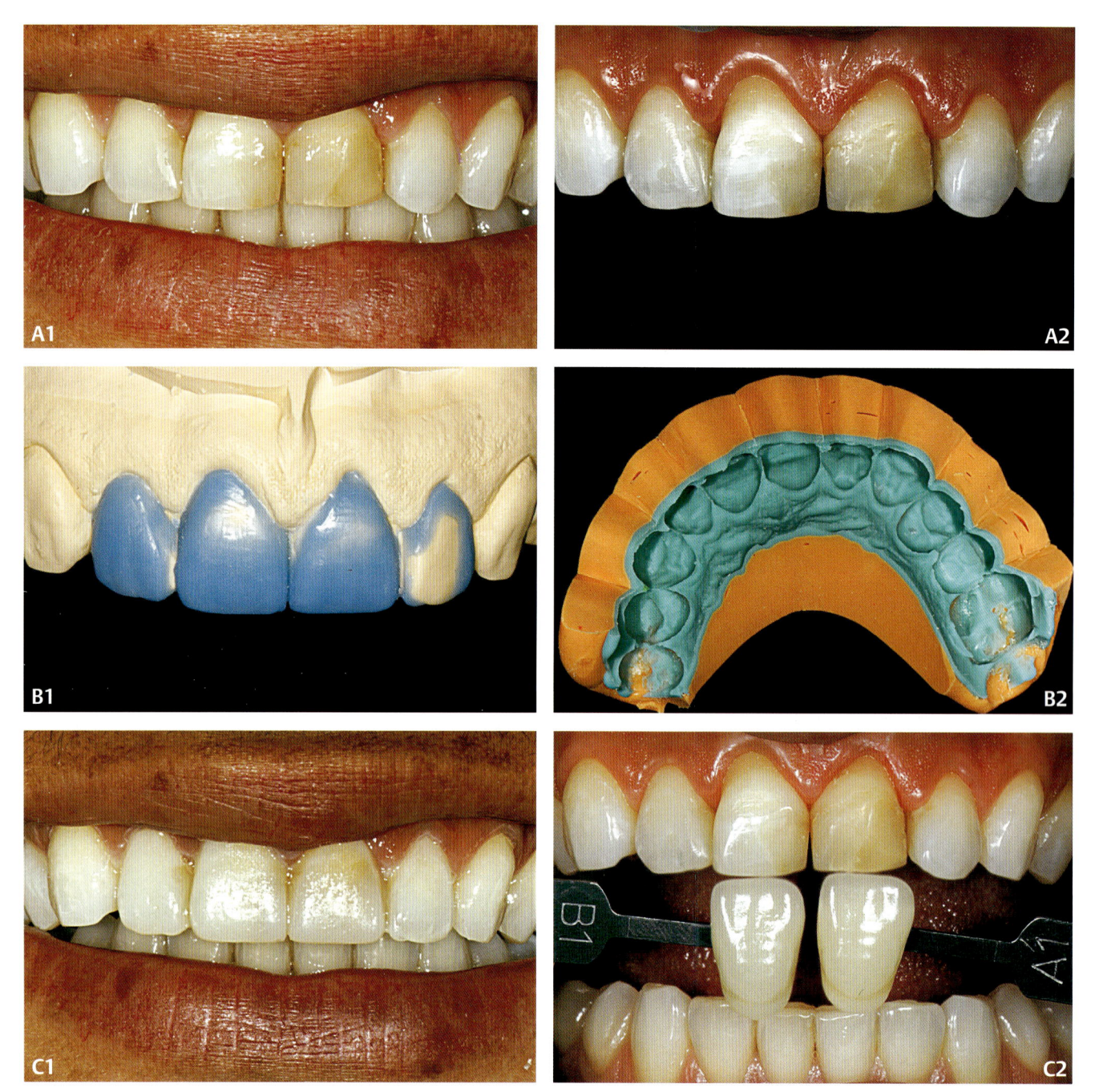

Fig. 8-9. Reabilitação estética com laminados cerâmicos. (**A1**) Sorriso inicial desarmônico. (**A2**) Inicial: restaurações defeituosas e desarmonia de forma. (**B1**) Enceramento diagnóstico dos 4 incisivos. (**B2**) Molde/matriz de silicona para realizar o *mock-up*. (**C1**) *Mock-up* em bisacril (Structur 3 – VOCO). (**C2**) Seleção de cores para os laminados. *(Continua)*

Laminados Cerâmicos

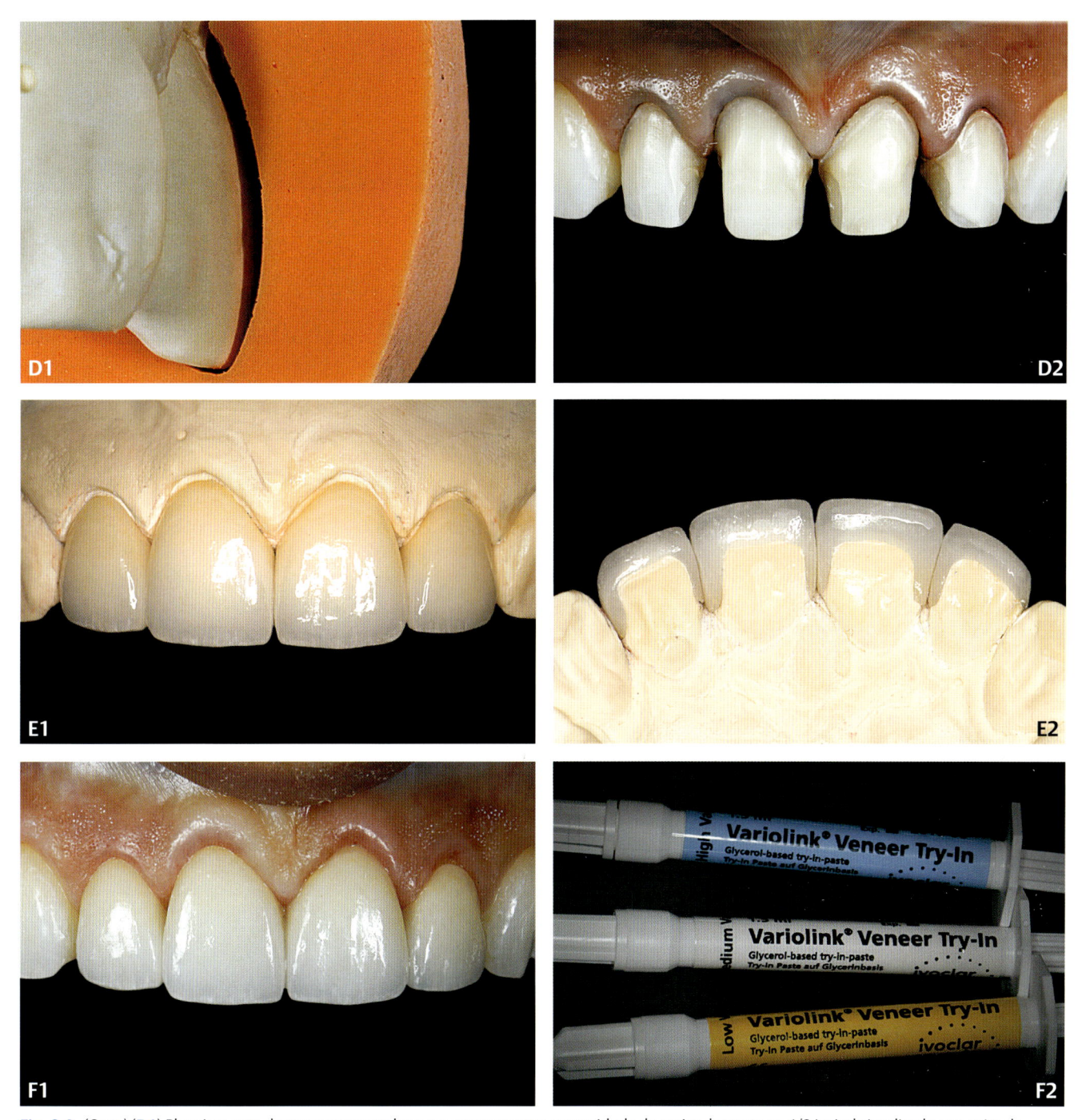

Fig. 8-9. *(Cont.)* (**D1**) Planejamento dos preparos com base no enceramento: necessidade de maior desgaste no 1/3 incisal visualizado nas guias de preparo em silicona. (**D2**) Preparos tradicionais para laminados cerâmicos com fio retrator, seguido de moldagem com silicona de adição. (**E1**) Laminados cerâmicos sobre o modelo (IPS e.max® Press – Ivoclar Vivadent). (**E2**) Vista palatina dos laminados no modelo (ceramista Dra. Camila Brandalise). (**F1**) Prova das facetas em boca com pastas *try-in*. (**F2**) *Try-in* Variolink® Veneer (Ivoclar Vivadent). *(Continua)*

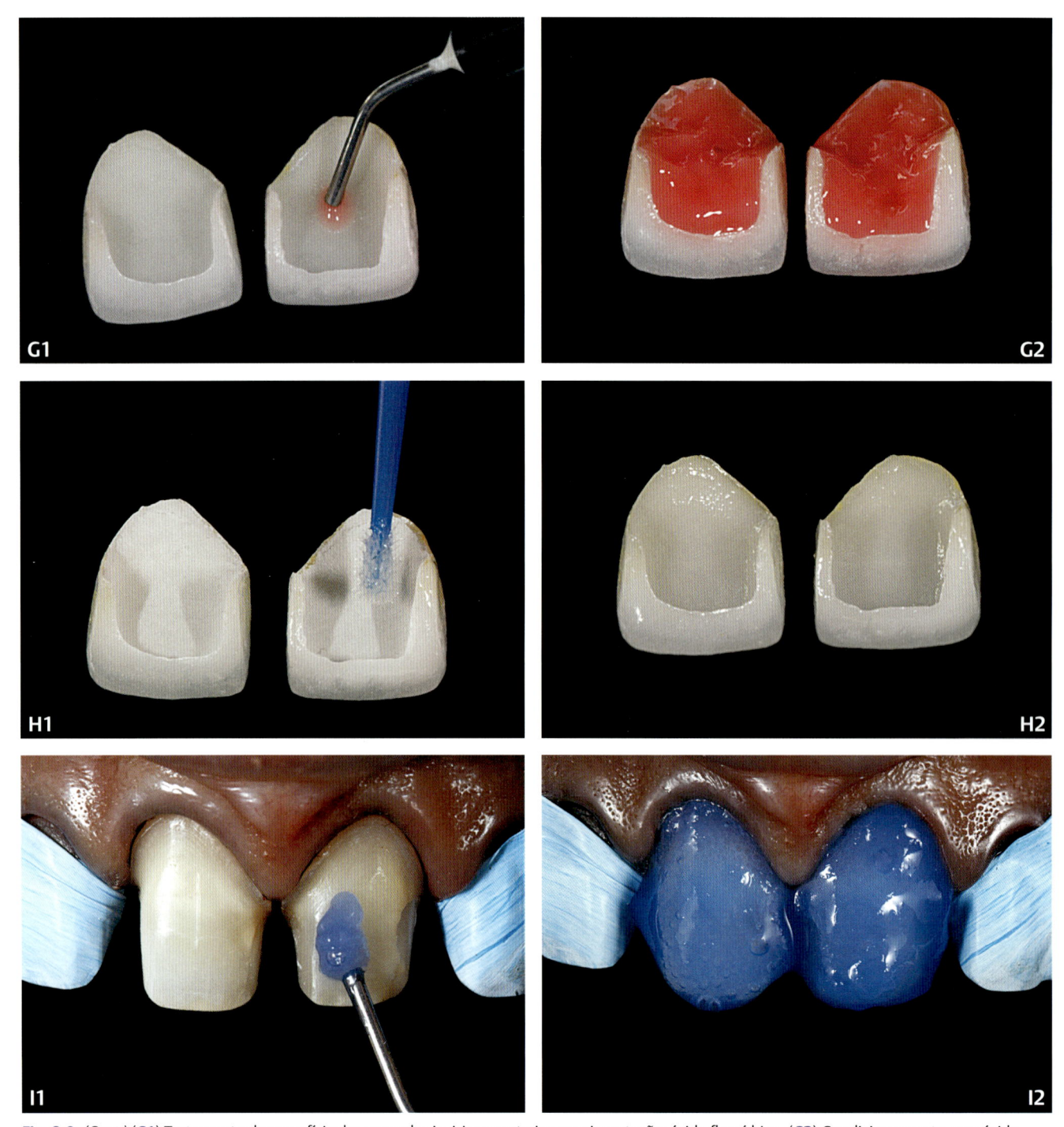

Fig. 8-9. *(Cont.)* (**G1**) Tratamento de superfície das peças dos incisivos centrais para cimentação: ácido fluorídrico. (**G2**) Condicionamento com ácido fluorídrico por 20 s + lavagem + secagem. (**H1**) Aplicação de silano + secagem. (**H2**) Aplicação do sistema adesivo (sem fotopolimerizar). (**I1**) Condicionamento ácido dental para cimentação (incisivos centrais). (**I2**) Ácido fosfórico a 37%. *(Continua)*

Laminados Cerâmicos

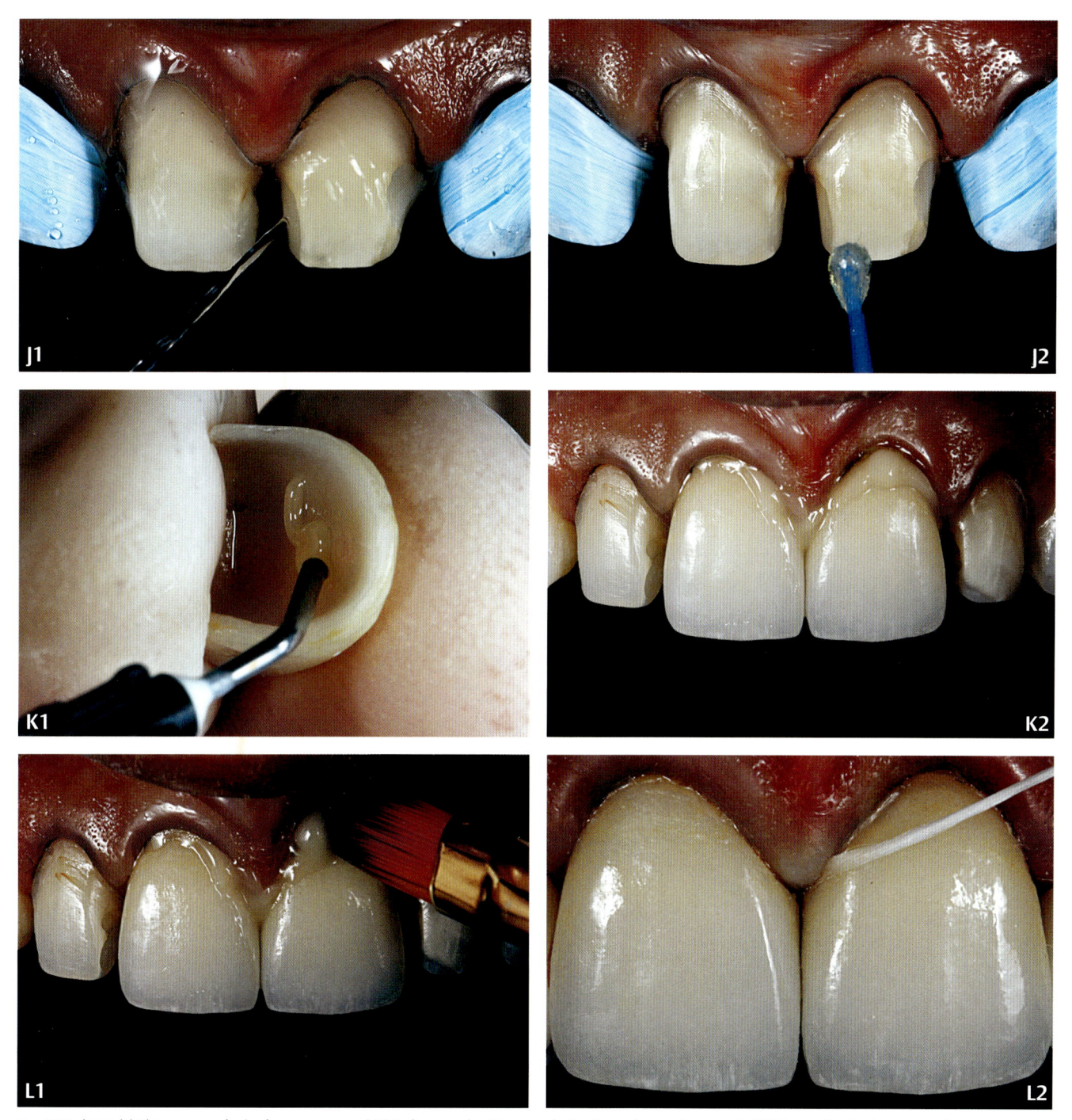

Fig. 8-9. *(Cont.)* (**J1**) Lavagem do ácido + secagem. (**J2**) Aplicação do sistema adesivo (sem fotopolimerizar). (**K1**) Inserção do cimento resinoso fotopolimerizável nas peças; (**K2**) Cimentação dos 2 incisivos centrais simultaneamente. (**L1**) Remoção dos excessos de cimento com pincel. (**L2**) fio dental para remoção de excessos de cimento proximal. *(Continua)*

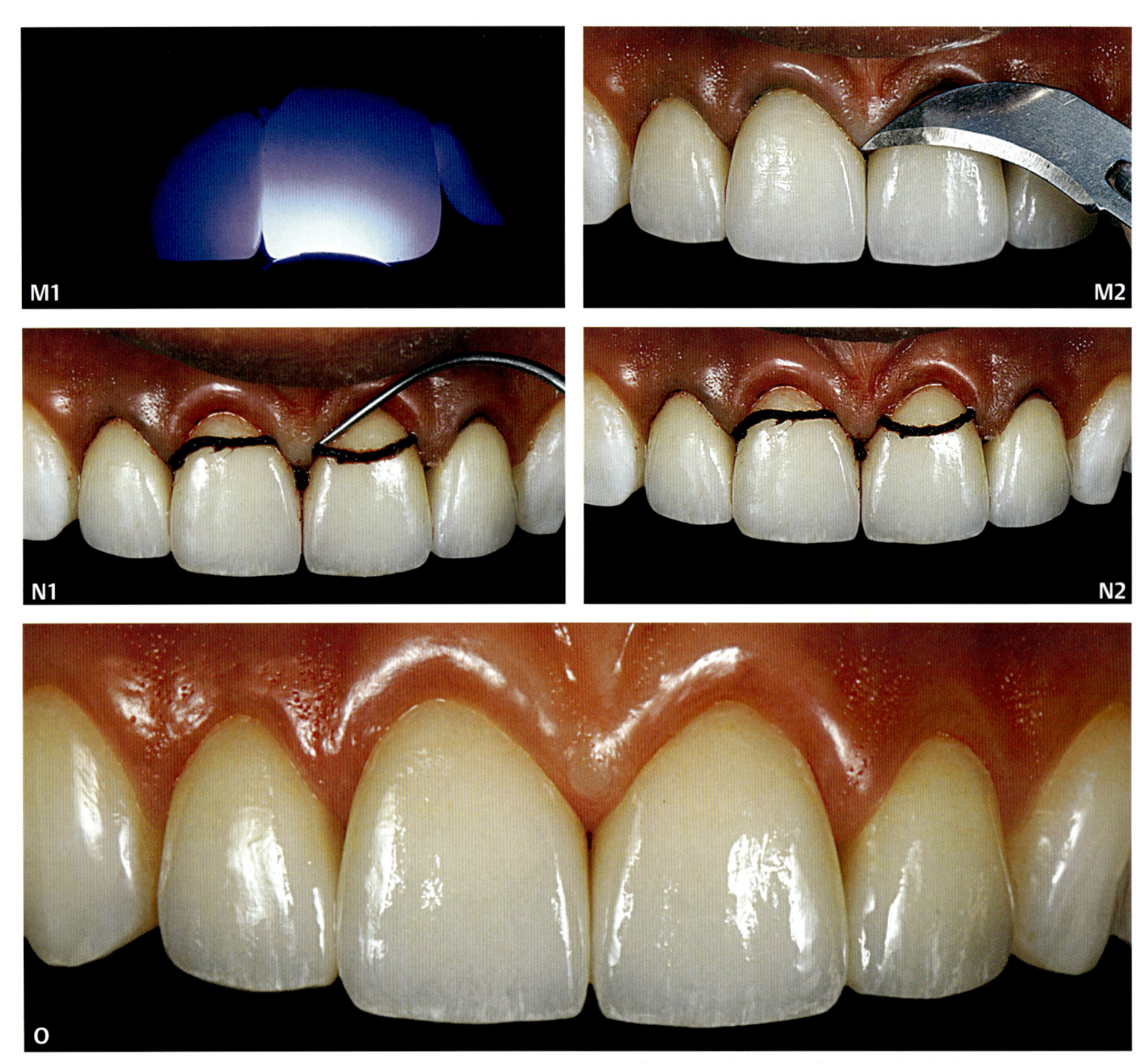

Fig. 8-9. *(Cont.)* **(M1)** Fotopolimerização em todas as faces. **(M2)** Após a cimentação dos incisivos laterais, acabamento da linha de cimentação com lâmina de bisturi. **(N1)** Remoção do fio retrator com sonda. **(N2)** Fio retrator sendo removido. **(O)** Laminados cimentados: resultado final. *(Continua)*

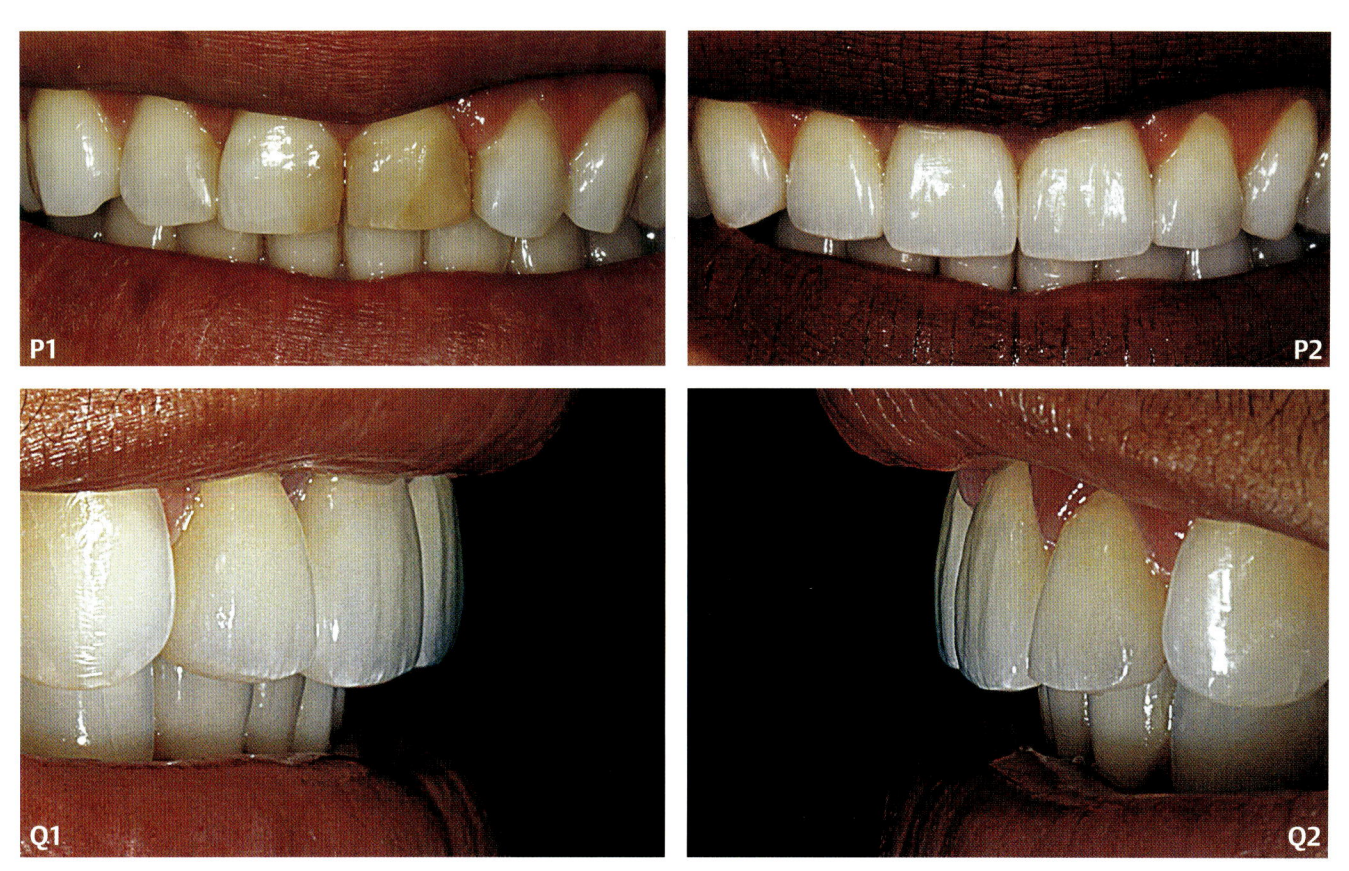

Fig. 8-9. *(Cont.)* **(P1)** Sorriso inicial antes do tratamento. **(P2)** Sorriso final com laminados cerâmicos. **(Q1)** Caso finalizado: visão de perfil lado direito. **(Q2)** Caso finalizado: visão de perfil lado esquerdo. Caso realizado pelos Professores do Curso de Especialização em Dentística da UFRGS, com participação das alunas C.D. Francesca Teche e C.D. Raquel Guterres.

CONSIDERAÇÕES FINAIS

O tratamento com laminados cerâmicos possibilita importantes mudanças estéticas, respeitando os conceitos de uma Odontologia atual, apoiada na máxima preservação tecidual. Para que o profissional atinja excelência com esse tipo de tratamento, um criterioso planejamento deve ser realizado, com base em uma análise estética acurada, modelos de estudo, enceramento diagnóstico e *mock-up*, para que se obtenha previsibilidade no resultado final.

Salientamos a importância do conhecimento do sistema cerâmico selecionado, suas cores e técnicas, e a parceria entre cirurgião-dentista e ceramista para otimizar os resultados. Da mesma forma, a necessidade de a cerâmica ser condicionável e permitir uma cimentação adesiva com cimento resinoso fotopolimerizável é imprescindível para a confecção de laminados. Todas as técnicas descritas neste capítulo também são aplicáveis em casos de facetas indiretas de resina (que são pouco utilizadas atualmente), variando apenas a fase laboratorial e tratamento de superfície para cimentação.

REFERÊNCIAS BIBLIOGRÁFICAS

1. ALGhazali N, Laukner J, Burnside G *et al*. An investigation to the effect of try-in pastes, uncured and cured resin cements on the overall color of ceramic veneer restorations: An in vitro study. *J Dent* 2010;38(suppl 2):78-86.
2. Almeida e Silva JS, Rolla JN. Sistemas cerâmicos. In: Cardoso P, Decurcio R, *et al*. *Facetas: lentes de contato e fragmentos cerâmicos*. Florianópolis: Editora Ponto, 2015.
3. Almeida e Silva JS, Rolla JN, Edelhoff D *et al*. All-ceramic crowns and extended veneers in anterior dentition: a case report with critical discussion. *Am J Esthet Dent* 2011,4(1):60-81.
4. Almeida e Silva J, Rolla JN, Lima FC, Baratieri LN. Cerâmicas odontológicas. In: LIMA FC. *Prótese dentária, fundamentos e técnicas, reabilitação oral para todos*. Florianópolis: Editora Ponto, 2010. p.253-76.
5. Aquino APT, Cardoso PC, Rodrigues MB *et al*. Facetas de porcelana: Solução estética e funcional. *Clin Int J of Braz Dent* 2009;5(2):142-52.
6. Araújo E. Coroas cerâmicas em dentes anteriores/Sistema IPS e.max: uma nova alternativa para dentes com alteração de cor. *Clin Int J Braz Dent* 2006;2(4):332-67.
7. Archegas LR, Freire A, Vieira S *et al*. Color stability and opacity of resin cements and flowable composites for ceramic veneer luting after accelerated aging. *J Dent* 2011;39(11):804-10.
8. Barceleiro MO, De Miranda MS, Dias KR, Sekito T jr. Shear bond strength of porcelain laminate veneer bonded with flowable composite. *Oper Dent* 2003;28(4):423-8.
9. Beier US *et al*. Clinical performance of porcelain laminate veneers for up to 20 years. *Int J Prosthdont* 2012;25(1):79-86.
10. Burke FJT. Survival rates for porcelain laminate veneers with special reference to the effect of preparation in dentin: a literature review. *J Esthet Restor Dent* 2012;24(4):257-65.

11. Cardoso PC, Cardoso LC, Decurcio RA, Monteiro LJE. Restabelecimento Estético Funcional com laminados cerâmicos. *Rev Odontol Bras Central* 2011;20(52).
12. Cardoso PC, Decurcio RA, Lopes LG, Souza JB. Importância da pasta de prova (Try-In) na cimentação de facetas cerâmicas-relato de caso. *Rev Odontol Bras Central* 2011;20(53):166-71.
13. Cardoso PC, Decurcio RA, Machado RG, Baratieri LN. Restaurações cerâmicas parciais- Facetas. In: Baratieri LN, Monteiro Junior S et al. *Odontologia Restauradora: Fundamentos e possibilidades*. 2.ed. São Paulo: Santos, 2015. p.593-638.
14. Carrote PV, Johnson A, Winstanley RB. The influence of the impression tray on the accuracy of impressions for crown and bridge work-an investigation and review. *Br Dent J* 1998;185(11-12):580-5.
15. Castelnuevo J, Tjan AH, Phillips K et al. Fracture load and mode of failure of ceramic veneers with different preparations. *J Prosthet Dent* 2000;83:171-80.
16. Conceição EN. Laminado cerâmico. In: Conceição EN et al. *Dentística- Saúde e estética*. 2.ed. Porto Alegre: Artmed, 2007.
17. Dellabona A, Kelly JR. The clinical success of all-ceramic restorations. *J Am Dent Assoc* 2008;139:8s-13s.
18. De Munck J, Van Landuyt K, Peumans M et al. A critical review of the durability of adhesion to tooth tissue: methods and results. *J Dent Res* 2005;84(2):118.
19. Edelhoff D, Sorensen JA. Tooth structure removal associated with various preparation designs for anterior teeth. *J Prosthet Dent* 2002;87:503-9.
20. Fradeani M, Redemagni M, Corrado M. Porcelain laminate veneers: 6-to12-year clinical evaluation- a Retrospective study. *Int J Periodontics Restorative Dent* 2005;25(1):9-17.
21. Guess PC, Stappert CFJ. Mid-term results of a 5-year prospective clinical investigation of extended ceramic veneers. *Dent Mater* 2008;24:804-13.
22. Higashi C et al. Cerâmicas em dentes anteriores: Parte I – indicações clínicas dos sistemas cerâmicos. *Clínica- Int J of Braz Dent* 2006,2(1):22-31.
23. Hilgert LA. Influência da coloração do substrato, espessura e translucidez da cerâmica na cor de facetas laminadas produzidas com o sistema CEREC-InLab. [tese de doutorado]. Santa Catarina: Universidade Federal de Santa Catarina – UFSC; 2009.
24. Hilgert LA, Monteiro Junior S, Vieira LCC et al. A escolha do agente cimentante para restaurações cerâmicas. *Clin Int J Braz Dent* 2009,5(2):194-205.
25. Johnson GH, Craig RG. Accuracy of addition silicones as a function of technique. *J Prosthet Dent* 1986,55(2):197-203.
26. Kamada K, Yoshida K, Atsuta M. Effect of ceramic surface treatments on the bond of four resin luting agents to ceramic material. *J Prosthet Dent* 1998;79(5):508-13.
27. Karaagaclioglu L, Yilmaz B. Influence of cement shade and water storage on the final color of leucite-reinforced ceramics. *Oper Dent* 2008;22(4):286-91.
28. Kelly Jr, Benetti P. Ceramic materials in dentistry: historical, evolution and current practice. *Aust Dent J* 2011;Suppl 1:84-96.
29. Kelly Jr, Nishimura I, Campbell SD. Ceramic in dentistry: History and historical roots and currents perspectives. *J Prosthet Dent* 1996;75(1):18-32.
30. Kina S. Cerâmicas dentárias. *R Dental Press Estet* 2005,2:112-8.
31. Kina S, Rocha EP, Andrade OS, Celestrino M. Laminados cerâmicos. In: Miyashita E, Fonseca AS. *Odontologia estética: o estado da arte*. São Paulo: Artes Médicas, 2004. p.181-202.
32. Land CH. Porcelain dental art. *Dent Cosmos* 1903,65:615-20.
33. Machado A, Coelho-de-Souza FH, Rolla JN et al. Direct or indirect composite veneers in anterior teeth: which method causes higher tooth mass loss? An in vitro study. *Gen Dent* 2014;62(6):55-7.
34. Malamet KA, Socransky SS. Survival of Dicor glass-ceramic dental restorations over 14 years. Part II: effect of thickness of Dicor material and design of tooth preparation. *J Prosthet Dent* 1999;81(6):662-7.
35. Nathanson D, Banasr F. Color stability of resin cements: in vitro study. *Pract Proced Aesthet Dent* 2002,14(6):449-55.
36. Neelam A, Parkhedkar RD. An Evaluation of Dimensional Accuracy of One-Step and Two-Step Impression Technique Using Addition Silicone Impression Material: An In Vitro Study. *J Indian Prosthodont Soc* 2013,13(3):254-9.
37. Peumans M, Van Meerbeek B, Lambrechts P et al. Porcelain veneers: a review of the literature. *J Dent* 2000;28(3):163-77.
38. Radz GM. Minimum thickness anterior porcelain restorations. *Dent Clin North Am* 2011;55(2):353-70.
39. Sadowsky SJ. An overview of treatment considerations for esthetic restorations: a review of the literature. *J Prosthet Dent* 2006;96:433-42.
40. Schmidt KK, Chiayabutr Y, Phillips KM, Kois JC. Influence of preparation design and existing condition of tooth structure on load to failure of ceramic laminate veneers. *J Prosthet Dent* 2011;374-82.
41. Sensi L, Baratieri LN, Monteiro Junior S. Cimentos Resinosos. In: Kina S, Bruguera A. *Invisível: Restaurações estéticas cerâmicas*. Maringá: *Dental Press*, 2007. p.303-319.
42. Spohr AM, Conceição EN. Fundamentos dos sistemas cerâmicos. In: Conceição EN. *Restaurações estéticas: compósitos, cerâmicas e implantes*. Porto Alegre: Artmed, 2005, p.198-217.
43. Veleda BB. Influência do preparo dental e sistema cerâmico sobre a resistência à fratura e vedamento marginal de dentes tratados com facetas laminadas. [dissertação de mestrado]. Porto Alegre: Universidade Federal do Rio Grande do Sul – UFRGS, 2013.

Capítulo 9

Lentes de Contato Dentais

Cláudio Heliomar Vicente da Silva
Fábio Herrmann Coelho-de-Souza
Juliana Nunes Rolla
Aurélio Salaverry

INTRODUÇÃO 118
CONCEITO 118
INDICAÇÕES 118
VANTAGENS 118
LIMITAÇÕES 118
SELEÇÃO DE CASOS 119
PREPARO DENTAL (FAZER OU NÃO?) 119
SISTEMAS CERÂMICOS PARA LENTES DE CONTATO 121
MOLDAGEM 121
RESTAURAÇÕES PROVISÓRIAS (TEMPORIZAÇÃO) 122
CIMENTAÇÃO DAS LENTES DE CONTATO 122
PROTOCOLO TÉCNICO 123
CONSIDERAÇÕES FINAIS 131
REFERÊNCIAS BIBLIOGRÁFICAS 131

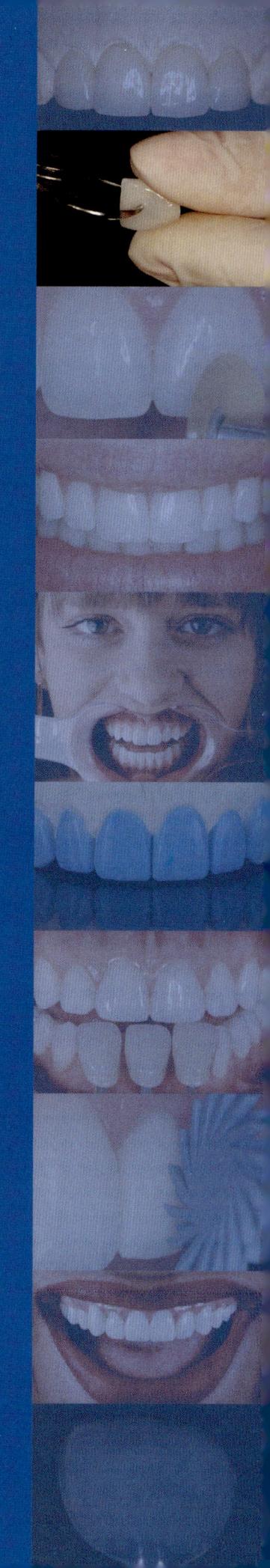

INTRODUÇÃO

A estética atingiu o seu êxtase! As pessoas ativas inseridas na cultura ocidental, influenciadas pelas mídias sociais e paradigmas de estética, buscam a perfeição e superação a todo instante. Na Odontologia não é diferente, a busca incessante pelo sorriso perfeito, com elevada exigência estética, vai ao encontro de técnicas que ofereçam beleza, naturalidade, previsibilidade e longevidade, associado ao conceito atual de máxima preservação biológica.[9,16]

As lentes de contato dentais consistem em laminados cerâmicos em espessuras finas, ou seja, são facetas indiretas cerâmicas delgadas utilizadas para reabilitação estética do sorriso com o máximo de preservação de estrutura dental. O termo "lente de contato" faz alusão às lentes de contato oculares. A evolução dos sistemas de cerâmica prensada/injetada e fresada/usinada (CAD/CAM), associada ao reforço por leucita e, principalmente, dissilicato de lítio permitiu o aprimoramento e refinamento técnico para confeccionar laminados extremamente finos, com até 0,3 mm. Certamente tamanha fragilidade só passa a adquirir resistência mecânica após a cimentação adesiva.[16]

As facetas do tipo lente de contato podem ser confeccionadas sobre dentes com preparos extremamente conservadores, superficiais em esmalte,[11] e em alguns casos até mesmo sem preparo dental ("*no prep.*").[20] Claro que a dispensa do desgaste está vinculada a casos pontuais, com espaço disponível e sem áreas de retenção, como, por exemplo, em alguns dentes com presença de diastemas e dentes retroinclinados. A técnica de lentes de contato vem ao encontro de uma Odontologia estética de excelência, inserida numa filosofia minimamente invasiva, com máxima preservação de estrutura dental.[16,20] Por outro lado, cabe salientar que lentes de contato têm uma indicação extremamente restrita, para dentes hígidos, com fundo claro (sem alteração significativa de cor) e que necessitem apenas de pequenas correções de forma ou tamanho.[20]

Apesar de encontrarmos na literatura estudos sobre laminados cerâmicos tradicionais com certa facilidade,[2,10] estudos de avaliação clínica sobre lentes de contato ainda são escassos. O estudo de Karagozoglu *et al.* (2016) demonstrou 100% de taxa de sobrevida para facetas do tipo lente de contato com preparo mínimo e sem preparo algum após um período de acompanhamento de 2 anos.[15]

Assim, o presente capítulo tem o objetivo de apresentar e detalhar a técnica de lentes de contato dentais, orientando o estudante ou o profissional para a realização desses procedimentos.

CONCEITO

As lentes de contato dentais (microlaminados) são laminados cerâmicos de espessuras diminutas, ou seja, são facetas indiretas cerâmicas extremamente finas, com até 0,3 mm (Fig. 9-1). Esta técnica foi possível graças ao desenvolvimento das cerâmicas prensadas/injetadas e fresadas/usinadas (CAD/CAM), seja reforçada por leucita ou dissilicato de lítio, permitindo o aprimoramento e refinamento técnico para confeccionar laminados nessas dimensões.

INDICAÇÕES

Em linhas gerais, as lentes de contato dentais estão indicadas em situações de agravos estéticos e/ou funcionais do sorriso,

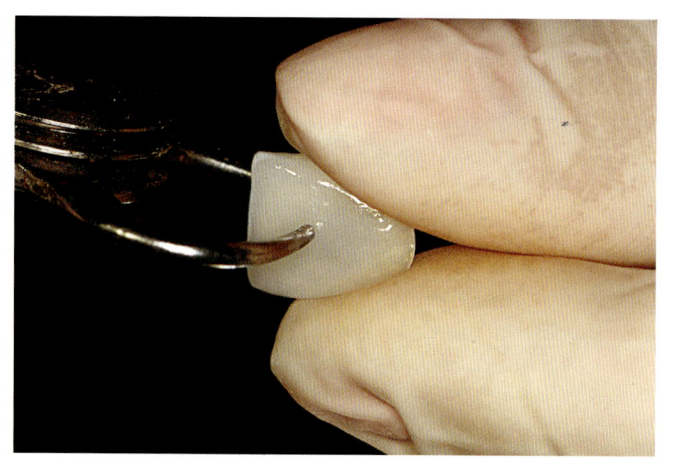

Fig. 9-1. Lente de contato dental (laminado cerâmico em fina espessura (0,3-0,5 mm).

em que a estrutura e/ou posição do(s) dente(s) permita(m) a reabilitação por acréscimo de material restaurador indireto. Assim, buscam-se harmonia de cor, forma (contornos/volumes) e o alinhamento dos dentes. Tudo em equilíbrio com a expressividade facial do indivíduo, obedecendo aos princípios de proporcionalidade, naturalidade, beleza, visagismo e biomimetismo.

As lentes de contato dentais estão indicadas nas seguintes situações:[1,3-5,8,12,18]

1. Dentes curtos.
2. Necessidade de aumento ou regularização de borda incisal.
3. Dentes lingualizados/retroinclinados.
4. Diastemas unitários ou generalizados.
5. Lesões extensas de erosão, abrasão, abfração e atrição.
6. Dentes com desgaste do esmalte vestibular.
7. Alterações congênitas de forma (p. ex., dentes conoides).
8. Giroversões ou desalinhamentos dentais leves.
9. Defeitos estruturais do esmalte (p. ex., amelogênese imperfeita).
10. Discreta alteração de cor.
11. Fraturas coronárias nos terços médio e incisal.
12. Restaurações esteticamente insatisfatórias em dentes anteriores.
13. Lesões de cárie que comprometam a superfície vestibular.
14. Uniformização de texturas e características ópticas dentais e do sorriso.

VANTAGENS

As facetas cerâmicas do tipo lente de contato apresentam as seguintes vantagens quando comparadas aos laminados tradicionais: menor desgaste dental; técnica reversível (quando não houver preparo dental); dispensa provisórios na maioria dos casos; adesão estável em esmalte e menor desconforto operatório para o paciente.

LIMITAÇÕES

As lentes de contato dentais devem ter seu emprego reavaliado e muitas vezes contraindicado quando não houver possibilidade do alcance do sorriso desejado ou quando a sua aplicação comprometer a função do sistema estomatognático.[8,17]

Escurecimentos dentais moderados ou severos devem ser tratados com técnicas de clareamento dental previamente à aplicação destes microlaminados.[1,8,17] Por causa da fina espessura da cerâmica, não é possível mascarar o fundo escurecido desses dentes com lentes de contato.[20]

Situações de vestibularização expressiva do dente em questão, apinhamento e problemas oclusais necessitam de correção funcional ortodôntica prévia, viabilizando um menor grau de desgaste dentário para o tratamento restaurador estético com microlaminados.

Hábitos deletérios parafuncionais (p. ex., bruxismo) devem ser controlados antes da indicação de lentes de contato dentais. Após a instalação das mesmas, o uso de uma placa protetora miorrelaxante se faz necessário.

Coroas clínicas volumosas (dentes grandes) também apresentam limitações para a indicação de lentes de contato, podendo gerar desadaptação, sobrecontorno e volume inadequado na ausência de um preparo dental tradicional.

Considerando que a adesão é parte fundamental na retenção de uma lente de contato, o substrato deve estar favorável ao processo de cimentação. O preparo dental deve ficar restrito ao esmalte para oferecer uma união mais estável e duradoura (além da preservação biológica), e dentes que apresentam previamente muitas restaurações devem ser reavaliados.[11]

Após a conclusão dos tratamentos estéticos, a manutenção periódica preventiva deve ser atribuída a todos os pacientes, visando ao acompanhamento dos trabalhos realizados, para manter a qualidade e promover longevidade aos mesmos (ver Capítulo 10).[1,8,17]

SELEÇÃO DE CASOS

O sucesso do tratamento restaurador estético está diretamente relacionado, dentre outros fatores, com o correto diagnóstico, planejamento, indicação e execução técnica, além da qualidade dos materiais empregados.

As indicações e limitações da técnica de lentes de contato dentais devem ser bem observadas para garantir um bom resultado final. Genericamente, a indicação de lentes de contato é restrita, se encaixando em um pequeno grupo de situações clínicas. Idealmente, devemos ter dentes hígidos, sem alteração significativa de cor, com pequenas necessidades de ajuste de forma, tamanho ou posição, e que possuam espaço suficiente para o microlaminado cerâmico a ponto de dispensarmos ou minimizarmos o desgaste dental.[16,20]

Salientamos também aquelas situações clínicas em que as lentes de contato não devem ser cogitadas: casos de escurecimento dental, apinhamento severo, desarranjo oclusal, bruxismo não controlado, vestibularização, dentes desvitalizados e amplamente restaurados, bem como pacientes cuja expectativa não seja realista.

A correta seleção de casos aptos para receberem lentes de contato dentais contribui para que o planejamento não seja equivocado, e o resultado seja bem-sucedido (Fig. 9-2).[17]

PREPARO DENTAL (FAZER OU NÃO?)

A técnica de facetas indiretas em espessura mínima (lentes de contato) está inserida no paradigma de uma Odontologia minimamente invasiva, permitindo a reabilitação estética do sorriso com mínimo ou nenhum desgaste dental e prejuízo biológico.[9]

Considerando que a tecnologia para confecção de lentes de contato cerâmicas permite trabalhar com espessuras de até 0,3 mm, os desgastes dentais também foram reduzidos a essas medidas (*ultra-thin preparation*). Realizar lentes de contato sem preparo dental algum (*no prep.*) também é possível em casos bem selecionados. Para isto, é necessário espaço disponível para a cerâmica, ausência de áreas de retenção ou irregularidades, condições de higiene e saúde periodontal. Assim sendo, a dispensa de preparo dental pode estar indicada para casos de dentes conoides, microdontia, dentes desgastados, alguns diastemas e dentes retroinclinados. Todavia, algum preparo (mesmo que bem fino e conservativo) é desejado para otimizar a adaptação marginal e perfil de emergência.[20] O estudo de Karagozoglu *et al.* (2016) encontrou melhor adaptação marginal para lentes de contato realizadas com preparo dental em comparação ao "*no prep.*".[15]

A confecção de lentes de contato sem preparo dental algum é um desafio maior para o cirurgião-dentista e para o cera-

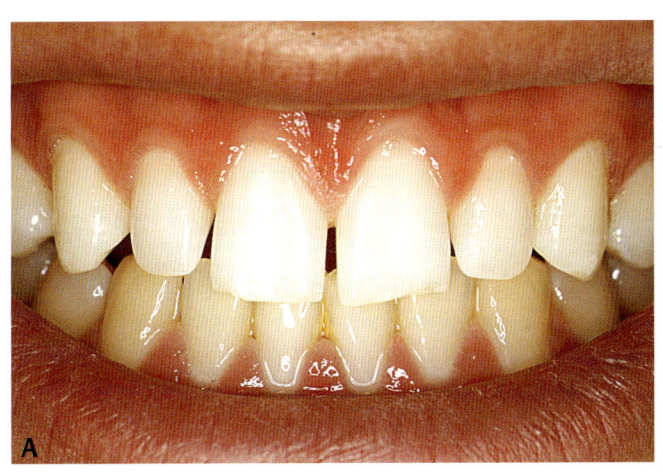

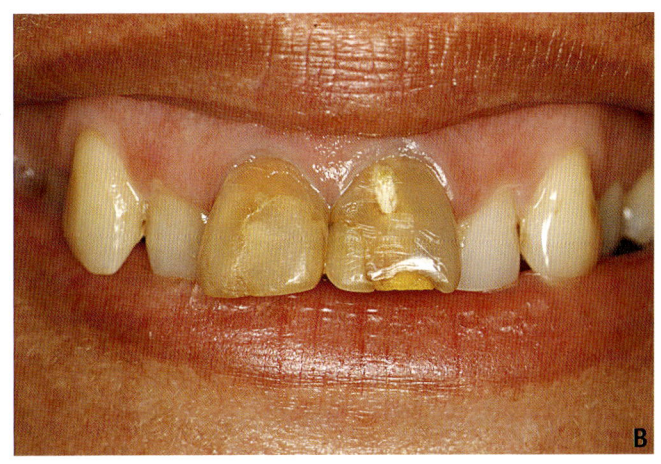

Fig. 9-2. (**A**) Indicação típica para lente de contato dental: dentes hígidos, claros, com espaço para cerâmica. (**B**) Contraindicação absoluta para lente de contato: dentes escuros, restaurados e vestibularizados.

mista, dificultando a adaptação marginal, a manipulação das peças e a conformação de um perfil de emergência adequado. Além disso, após a cimentação de lentes de contato sem desgaste algum, há a necessidade de refinar o acabamento das margens da cerâmica, visando a uma melhor adaptação e contorno. A guia de inserção das peças do tipo lente de contato deve ser preferencialmente por vestibular (horizontal), permitindo a manutenção do formato "triangular" dos incisivos, compatível com "*no prep.*" ou preparo mínimo.[16,20]

O preparo dental para lente de contato (quando este for necessário) deve ficar restrito ao esmalte, com profundidade de desgaste entre 0,3-0,5 mm, eliminando áreas de retenção e conformando uma via de inserção para a peça cerâmica.[16] Quando houver necessidade, o bordo incisal pode ser reduzido em 1 mm, reto,[20] ou ter os ângulos arredondados. Não há necessidade de preparo proximal com rompimento dos pontos de contato, pois as lentes podem obter o término nas ameias vestibulares; todavia, é interessante passarmos uma lixa metálica proximal com o objetivo de aliviar a pressão do contato para favorecer a moldagem (sem rasgamento do material).

Guias de preparo em silicona a partir do enceramento diagnóstico devem ser empregadas para auxiliar na visualização das espessuras dos desgastes (Fig. 9-3). Opcionalmente, o preparo dental pode ser guiado pelo *mock-up*, servindo esse como referencial de espessura (*mock-up-driven preparation*).[16]

Em resumo, quando o preparo dental para lente de contato for realizado, este deve ter as seguintes características (Fig. 9-4), e conformar uma via de inserção da peça:

A) Término cervical definido (0,3-0,5 mm).
B) Faces proximais expulsivas para vestibular (sem áreas de retenção).
C) Superfície vestibular uniforme (regularizada, lisa).
D) Ângulos incisais arredondados.

Embora "*no prep.*" seja preferível biologicamente, na maioria dos casos algum desgaste é necessário para garantir uma adequada via de inserção, adaptação marginal e espaço para a cerâmica. Margens com términos mesmo que finos (0,3-0,5 mm) favorecem a adaptação e saúde periodontal, podendo inclusive ficar supragengivais.[15,16]

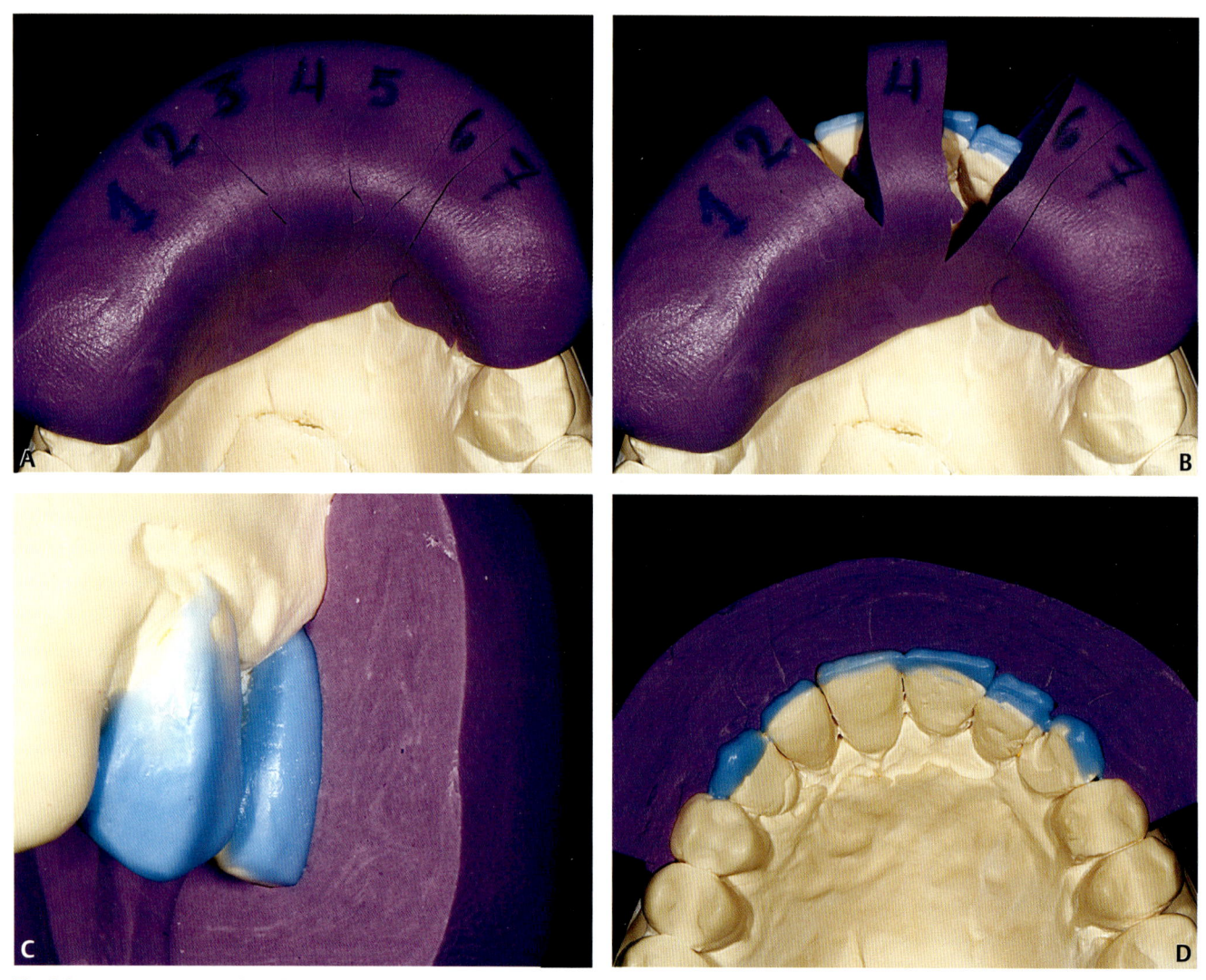

Fig. 9-3. Guias para preparo dental. (**A**) Guia de perfil fatiada. (**B**) Guia fatiada recortada no centro de cada dente a ser preparado. (**C**) Visão de perfil, guia fatiada copiando o enceramento. (**D**) Guia vestibular, referencial do enceramento por visão incisal.

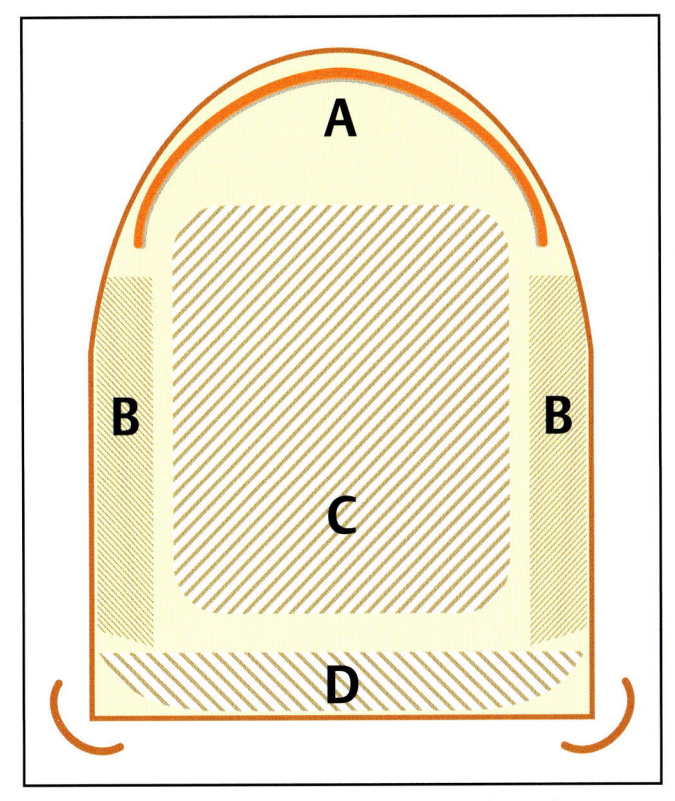

Fig. 9-4. Características do preparo conservativo para lentes de contato dentais (0,3-0,5 mm). (**A**) Término cervical; (**B**) faces proximais expulsivas; (**C**) face vestibular lisa; (**D**) borda incisal arredondada.

SISTEMAS CERÂMICOS PARA LENTES DE CONTATO

As cerâmicas são o material de escolha para a confecção de microlaminados, por causa de suas excelentes propriedades, como: biocompatibilidade, estabilidade de cor, resistência ao desgaste, aparência semelhante ao esmalte natural e maior previsibilidade dos resultados.

Um critério essencial para a escolha do sistema cerâmico para facetas é que essa cerâmica seja condicionável (ácido-sensível), ou seja, que o material seja suscetível ao efeito do condicionamento com ácido fluorídrico e do protocolo adesivo para permitir sua cimentação adesiva e adquirir resistência. Considerando o fato de que as lentes de contato dentais apresentam finas espessuras (de até 0,3 mm), necessitamos de cerâmicas reforçadas que possuam resistência para isso. Basicamente, podemos trabalhar com duas opções de cerâmica: reforçada por leucita (IPS Empress, IPS Empress Esthetic – Ivoclar Vivadent, por exemplo), ou dissilicato de lítio (IPS Empress® II, IPS e.max® Press – Ivoclar Vivadent, por exemplo). E dois métodos de confecção das facetas, conforme o sistema: injetadas/prensadas (similar à "técnica da cera perdida", IPS e.max® Press, por exemplo), ou usinadas/fresadas (sistema CAD/CAM – computer-aided-design/computer-aided-manufacturing – IPS e.max® CAD, por exemplo).

O sistema IPS e.max® Press é o mais empregado atualmente para confecção de lentes de contato. Esse trabalha com os matizes A, B, C, D (seguindo a escala *Vitapan Classical*) e *Bleach* para dentes clareados, em três níveis de translucidez: alta (HT), média (MT), baixa (LT). Possui ainda pastilhas *Impulse* e *Multi*.

As restaurações de e.max® podem ser confeccionadas por três técnicas: faceta maquiada/monolítica (pastilha única, caracterizada pelos pigmentos *stains* e *essences* – técnica mais utilizada para lentes de contato dentais); *cut-back* (pastilha única acrescida de desgaste incisal simulando mamelos e aplicação da cerâmica IPS e.max® Ceram na incisal para caracterizar o bordo – técnica mais utilizada para laminados tradicionais); e estratificada (pastilha opaca para infra-estrutura (MO ou HO) seguida da aplicação de cerâmica de cobertura IPS e.max® Ceram na cor selecionada – técnica mais utilizada para coroas). A cerâmica de cobertura IPS e.max® Ceram é uma cerâmica vítrea de baixa fusão com nanofluorapatita. Em razão da fina espessura das lentes de contato dentais, a técnica maquiada é a mais frequentemente empregada.

MOLDAGEM

A comunicação com o ceramista é uma etapa de extrema importância nos tratamentos com lentes de contato. Os profissionais precisam ter todos os detalhes e informações do caso compartilhados para que se tenha uma maior previsibilidade do resultado estético final. Uma das etapas de comunicação entre os dois profissionais é a moldagem. É através deste momento que o ceramista consegue ter em mãos uma perfeita reprodução dos dentes e preparos realizados no paciente.

A qualidade do molde final está diretamente ligada à seleção adequada dos materiais, ao domínio da gengiva marginal e à execução da técnica de forma criteriosa.[6] O primeiro passo é selecionar o material para a realização da etapa de moldagem. Os materiais de moldagem indicados são: silicona de adição, poliéster e silicona de condensação. A silicona de adição apresenta vantagens em relação aos demais que fazem dela o material de escolha para a realização desta etapa. São vantagens da silicona de adição: facilidade de manipulação, resistência à ruptura, tempo de trabalho adequado, rápida recuperação elástica, insípida e inodora, estável em soluções desinfetantes, desprezível contração de polimerização que confere alta fidelidade ao molde, estabilidade dimensional e tempo para vazar de até 7-14 dias.[13]

Quanto à seleção da moldeira, é importante que a escolha recaia sobre uma moldeira total rígida (de aço inoxidável ou plástico rígido), para evitar possíveis deformações.[7]

Em relação à técnica de moldagem (simultânea ou de dois tempos), não há um consenso na literatura. Quando as duas técnicas são comparadas, não parece haver superioridade de uma sobre a outra, portanto, o profissional pode optar pela técnica que estiver mais familiarizado. Na técnica de impressão simultânea, o material de alta viscosidade é dosado, manipulado e colocado na moldeira ao mesmo tempo em que o material de baixa viscosidade é inserido nos preparos. Na técnica de dois passos (dois tempos), o material de alta viscosidade é dosado, manipulado e inserido na moldeira, e, então, a primeira etapa da moldagem é executada. Após 5 minutos, o conjunto moldeira/silicona é removido da boca, e é realizado um alívio do molde. O segundo passo consiste na inserção do material leve nos preparos e recolocação do conjunto moldeira/silicona, funcionando como uma moldeira individual.

A fim de permitir uma adequada reprodução da margem cervical dos preparos dentais, um afastamento mecânico gengival com fio retrator deve ser realizado. O calibre do fio estará diretamente relacionado com as características do sulco gengival. Margens finas exigem um fio com diâmetro menor (#000 e #00), enquanto sulcos profundos e margens espessas permitem o uso de fios com diâmetros mais espessos (#0 e #1).[6] A técnica de fio duplo para o afastamento gengival no momento da moldagem é também bastante utilizada. Inicialmente, um fio de fino calibre é inserido no fundo do sulco gengival, e, então, um segundo fio de calibre maior é inserido na entrada do sulco. Este deve permanecer por 4-5 minutos, a fim de promover o afastamento gengival, absorvendo água e fazendo compressão tecidual. No momento da inserção do material de moldagem de densidade leve, o segundo fio deve ser removido do interior do sulco, e o primeiro deve permanecer, selando o interior do sulco e evitando o fluxo de fluido crevicular. Opcionalmente, o afastamento gengival para a moldagem pode ser realizado utilizando fio único, removendo-o ou não previamente à moldagem.

Nos casos de lentes de contato sem nenhum preparo dental, optamos pela moldagem sem fio retrator, para que o ceramista visualize o limite da margem gengival original, sem afastamento.

A obtenção de um molde de boa qualidade da arcada antagonista e um registro de mordida em MIH (máxima intercuspidação habitual) é necessária para que o ceramista tenha uma perfeita relação entre as arcadas e, desta forma, possa confeccionar facetas com precisão funcional, minimizando a etapa de ajuste após a cimentação.

Como alternativa à moldagem tradicional, o escaneamento dos preparos dentais pode ser realizado por um *scanner* intraoral quando associado a um sistema CAD/CAM, como visto no Capítulo 8.

RESTAURAÇÕES PROVISÓRIAS (TEMPORIZAÇÃO)

Os provisórios para lentes de contato dentais podem ser confeccionados em resina composta ou resina bisacrílica (a partir do enceramento diagnóstico), conforme visto no Capítulo 8. Entretanto, por causa do caráter conservativo dos preparos dentais, os provisórios podem ser dispensados em muitos casos.

CIMENTAÇÃO DAS LENTES DE CONTATO

Os sistemas adesivos atuais e os cimentos resinosos permitem uma interação efetiva entre as cerâmicas e a estrutura dental.[21] A adesão proporcionada pelos cimentos resinosos é a base para a utilização de facetas cerâmicas, mesmo quando os preparos não apresentem retenção mecânica friccional. Além de uma adesão confiável aos substratos dentários, também se torna necessária a união da cerâmica aos cimentos resinosos, e por isso é imprescindível que sejam utilizadas cerâmicas condicionáveis (ácido-sensíveis). As cerâmicas condicionáveis quando tratadas com ácido fluorídrico em concentrações entre 5 e 12%, por um tempo que varia de acordo com o tipo de cerâmica, têm sua topografia da parte vítrea alterada, criando microrretenções, aumentando a área de união e energia livre de superfície. Esta soma de fatores facilita o molhamento da superfície da cerâmica e a infiltração do adesivo e do cimento resinoso que, após a polimerização, produz uma união químico-mecânica com a cerâmica e um embricamento micromecânico com o substrato dental.

A cimentação das lentes de contato é considerada a etapa clínica mais crítica e minuciosa, em decorrência do tempo de trabalho e das inúmeras variáveis envolvidas.[21] Em razão da fina espessura dos microlaminados e das características de translucidez da cerâmica, os cimentos resinosos utilizados para a cimentação exercem grande influência no resultado estético final da restauração. A escolha recai sobre os **cimentos resinosos fotopolimerizáveis**. Estes apresentam maior estabilidade de cor quando comparados aos cimentos de cura dual. A amina terciária presente na reação de dupla cura dos cimentos duais promove uma alteração na cor do cimento em médio prazo, comprometendo o resultado estético das facetas, principalmente quando cerâmicas com pequenas espessuras são utilizadas.[19] Outro aspecto determinante para a escolha dos cimentos resinosos fotopolimerizáveis é a sua ampla gama de cores e características de translucidez e opacidade, favorecendo a uniformização entre os substratos dentários e as restaurações cerâmicas. Cabe salientar que outros cimentos, como os autoadesivos, são contraindicados para cimentação de lentes de contato, por causa de sua baixa resistência de união.

As características de cor do cimento desempenham um papel decisivo no resultado final, principalmente quando a cerâmica de eleição apresenta alta translucidez.[14] Diz-se que a cor final de uma faceta indireta é resultante da interação de quatro fatores: cor do dente (fundo), cor e translucidez da cerâmica, espessura da peça e cor do cimento. Os cimentos resinosos fotopolimerizáveis atuais são comercializados em conjunto com pastas de prova à base de glicerina (*try-in*) que correspondem às cores dos cimentos após a sua polimerização, favorecendo o processo de seleção da cor do cimento. Portanto, visando a aperfeiçoar o resultado estético final dos tratamentos com lentes de contato, devemos realizar, previamente à cimentação das peças, a prova das mesmas juntamente com as pastas de prova (*try-in*).[20]

Outro aspecto importante e positivo para os cimentos fotopolimerizáveis é o seu tempo de trabalho, que é determinado pelo profissional, garantindo, assim, maior conforto e controle do processo de cimentação. Além disso, os cimentos fotopolimerizáveis possibilitam espessuras de película adequadas na linha de cimentação e possuem facilidade na remoção de excessos.

Opcionalmente, resinas compostas de baixa viscosidade (*flow*) e resinas compostas convencionais aquecidas também podem ser empregadas para a cimentação de lentes de contato, uma vez que não exista diferença entre a estabilidade de cor desses e dos cimentos fotopolimerizáveis.[16] Todavia, a preferência pelo cimento resinoso se dá pela existência das pastas de prova e, com isso, a possibilidade de realizar pequenos ajustes na cor final da lente, de acordo com a cor do cimento selecionado.

A cimentação das lentes de contato dentais deve seguir a sequência a seguir:

A) Preparo da peça (tratamento de superfície da cerâmica):
   1. Jateamento com óxido de alumínio: a superfície interna da cerâmica deve ser jateada com óxido de alumínio (realizada geralmente pelo laboratório de prótese), para aumentar a retenção mecânica.
   2. Condicionamento com ácido fluorídrico: aplicação do ácido fluorídrico (hidrofluorídrico) de 5 a 12% na superfície interna da cerâmica. Leucita: 1 minuto; Dissilicato de lítio: 20 segundos. Após este tempo o ácido

deve ser removido por lavagem com água e a superfície seca com jatos de ar. Um aspecto branco opaco vai ser observado neste momento.
3. Silano: o agente silano deve ser aplicado em duas camadas e mantido na superfície por 1 minuto, seguido de secagem. O silano é um agente de ligação que une a parte inorgânica (cerâmica) com a parte orgânica (adesivo).
4. Adesivo: uma fina camada de adesivo deve ser aplicada de forma cuidadosa a fim de evitar acúmulo. A fotopolimerização desse adesivo é opcional nesse momento (peça pronta para cimentação).

B) Preparo do dente (sistema adesivo):
1. Condicionamento ácido: a escolha de um sistema adesivo convencional (*total-etch*) se dá pela maior resistência de união ao esmalte. O condicionamento do esmalte com ácido fosfórico a 37% será realizado durante 30 segundos, seguido de lavagem e secagem.
2. Aplicação do sistema adesivo: o sistema adesivo selecionado pode ser universal, convencional de dois passos ou convencional de três passos, sendo este último a nossa preferência, por apresentar uma camada hidrofóbica separada, além do fato de que em preparos somente em esmalte dispensamos o *primer*. O adesivo deve ser aplicado em uma fina camada (a fotoativação desse adesivo é opcional nesse momento).

C) Cimentação da lente de contato:
1. Estando a peça e o dente prontos, então o cimento resinoso fotopolimerizável deve ser aplicado na superfície interna da peça cerâmica de maneira uniforme (evitando a incorporação de bolhas), levando-a em posição. O posicionamento deve seguir o plano/via de inserção estabelecido durante a execução do preparo, sendo de incisal para cervical (preparos com redução incisal) ou de vestibular para palatino (preparos "janela" e lentes). Com o escoamento do agente cimentante, a adaptação da peça e a remoção dos excessos de cimento são favorecidas. Após o correto posicionamento da faceta e remoção dos excessos de cimento, devemos fotopolimerizar cada face por 60 segundos (preferencialmente com aparelho de alta potência).

Quando múltiplas facetas estão sendo confeccionadas, uma sequência de cimentação deve ser planejada pelo profissional, e as peças devem estar dispostas sobre a bancada de forma organizada, de tal modo que não ocorra troca das peças no momento da cimentação. Recomenda-se iniciar a cimentação dos casos múltiplos pelos incisivos centrais, devendo os dois serem cimentados simultaneamente.[20] Isto busca evitar qualquer possível alteração de posicionamento no assentamento dessas peças, o que poderia causar um importante defeito estético e ainda impedir o correto assentamento das peças adjacentes. No momento da cimentação, o fio dental deve ser utilizado antes da fotoativação do cimento para evitar possíveis excessos proximais que impeçam a adaptação das lentes adjacentes, e os excessos de cimento junto à região cervical são removidos com o auxílio de uma sonda exploradora e/ou pincel. Para profissionais mais experientes, a cimentação de mais peças (ou até de todas) pode ser realizada ao mesmo tempo, com atenção especial para o correto posicionamento e remoção de excessos de cimento.

PROTOCOLO TÉCNICO

O protocolo técnico básico para a realização de lentes de contato dentais deve seguir os passos abaixo (Figs. 9-5 e 9-6):

1. Diagnóstico:
   - Anamnese.
   - Exame clínico (físico).
   - Exame radiográfico periapical.
   - Autorização para o planejamento.
2. Planejamento:
   - Registros de imagem (protocolo fotográfico e/ou de vídeo).
   - Moldagem e obtenção dos modelos de estudo e registro de mordida.
   - Planejamento digital.
   - Enceramento diagnóstico (*wax-up*).
3. *Mock-up:*
   - Avaliação intrabucal e previsão do tratamento.
     - Demonstração e encantamento do paciente.
     - Registros de imagem do *mock-up* (protocolo fotográfico e/ou de vídeo).
     - Autorização do tratamento.
4. Preparo dental (minimamente invasivo – remover áreas de retenção para permitir via de inserção e adaptação da peça).
5. Moldagem (silicona de adição, preferencialmente).
6. Seleção de cor.
7. Provisório (quando necessário, resina bisacrílica – ver Capítulo 8).
8. Confecção das lentes de contato (fase laboratorial).
9. Prova e ajuste das lentes (ajuste reverso – ponto de contato interproximal e adaptação marginal).
10. Prova estética (prova seca – avaliação das características ópticas/cor, forma e tamanho).
11. Prova estética com *try-in* (prova molhada – avaliação estética com escolha das características ópticas do cimento resinoso – utilizar pastas *try-in* para conferência final de cor).
12. Isolamento do campo (isolamento absoluto ou relativo combinado com fio retrator intrassulcular).
13. Cimentação (tratamento adesivo na peça e no dente e cimentação com cimento resinoso fotopolimerizável). A fotopolimerização do sistema adesivo no dente e na peça previamente à cimentação é opcional, ou seja, pode ser realizada individualmente (com cuidado para não empoçar adesivo) ou pode ser feita juntamente com o cimento resinoso após a inserção das facetas (preferência).
14. Acabamento das margens (remover excessos de cimento e adesivo com lâmina de bisturi n.12. Pontas de borracha abrasiva podem ser empregadas na linha de cimento, quando supragengival).
15. Ajuste de oclusão funcional (a oclusão só deve ser checada após a cimentação das peças).
16. Orientações ao paciente (higiene e cuidados).
17. Consulta de reavaliação (avaliar resultado final, resposta gengival, checar fio dental, conferir remoção de excessos e rever oclusão).[20]

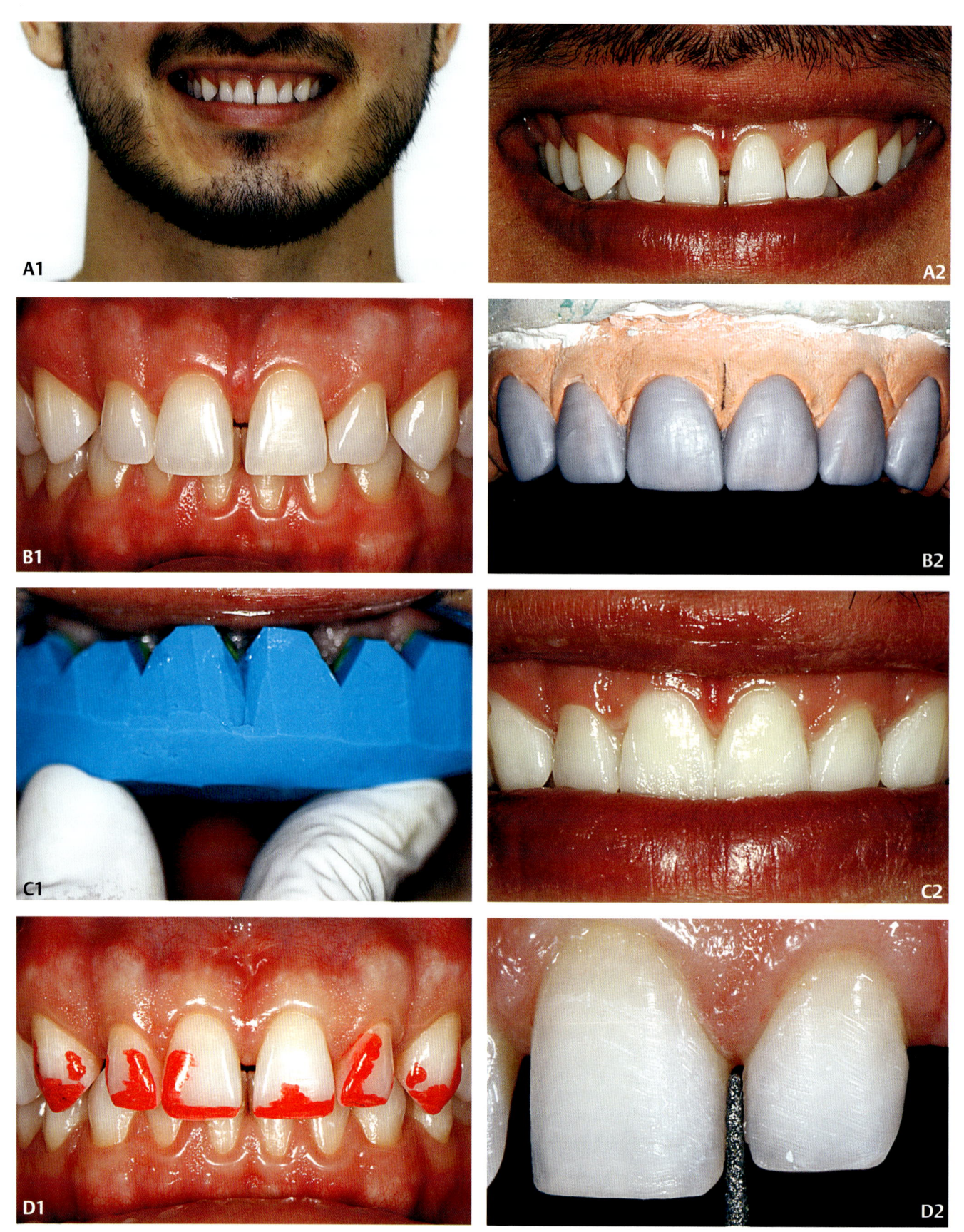

Fig. 9-5. Reabilitação do sorriso com lentes de contato. (**A1**) Caso inicial: sorriso desarmônico. (**A2**) Sorriso inicial: diastemas e dentes pequenos. (**B1**) Inicial: visão aproximada. (**B2**) Enceramento diagnóstico (*wax-up*). (**C1**) Molde de silicona para construção do *mock-up* a partir do enceramento. (**C2**) *Mock-up* em resina bisacrílica, sorriso. (**D1**) Planejamento dos desgastes em áreas de retenção e maior volume. (**D2**) Preparos dentais (minimamente invasivos). *(Continua)*

Lentes de Contato Dentais

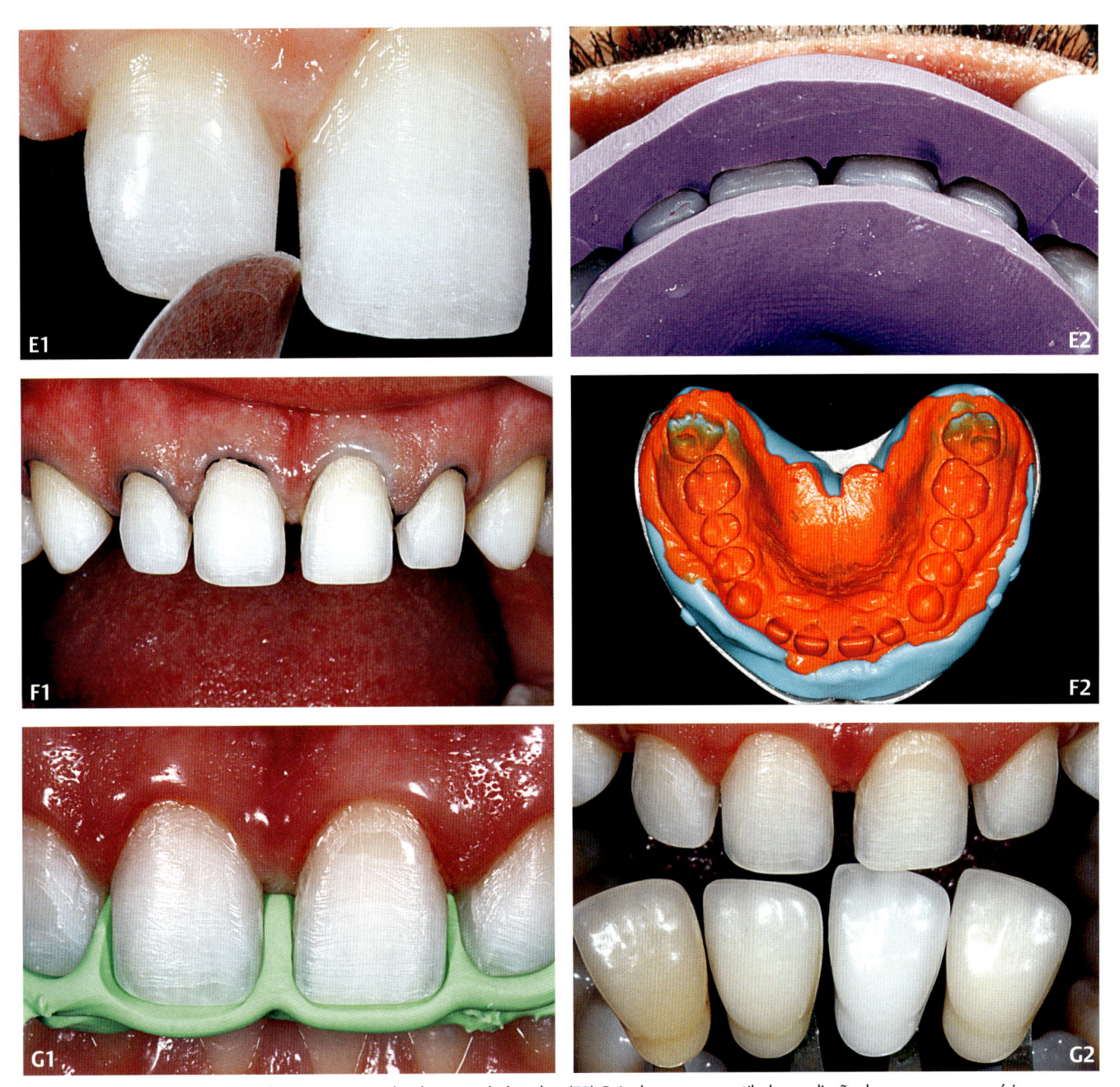

Fig. 9-5. *(Cont.)* **(E1)** Acabamento dos preparos, arredondamento de ângulos. **(E2)** Guia de preparos vestibular, avaliação da espessura necessária para as lentes. **(F1)** Preparos prontos com fio retrator intrassulcular. **(F2)** Molde dos dentes preparados em silicona de adição. **(G1)** Registro de mordida em silicona. **(G2)** Seleção de cores para cerâmica. *(Continua)*

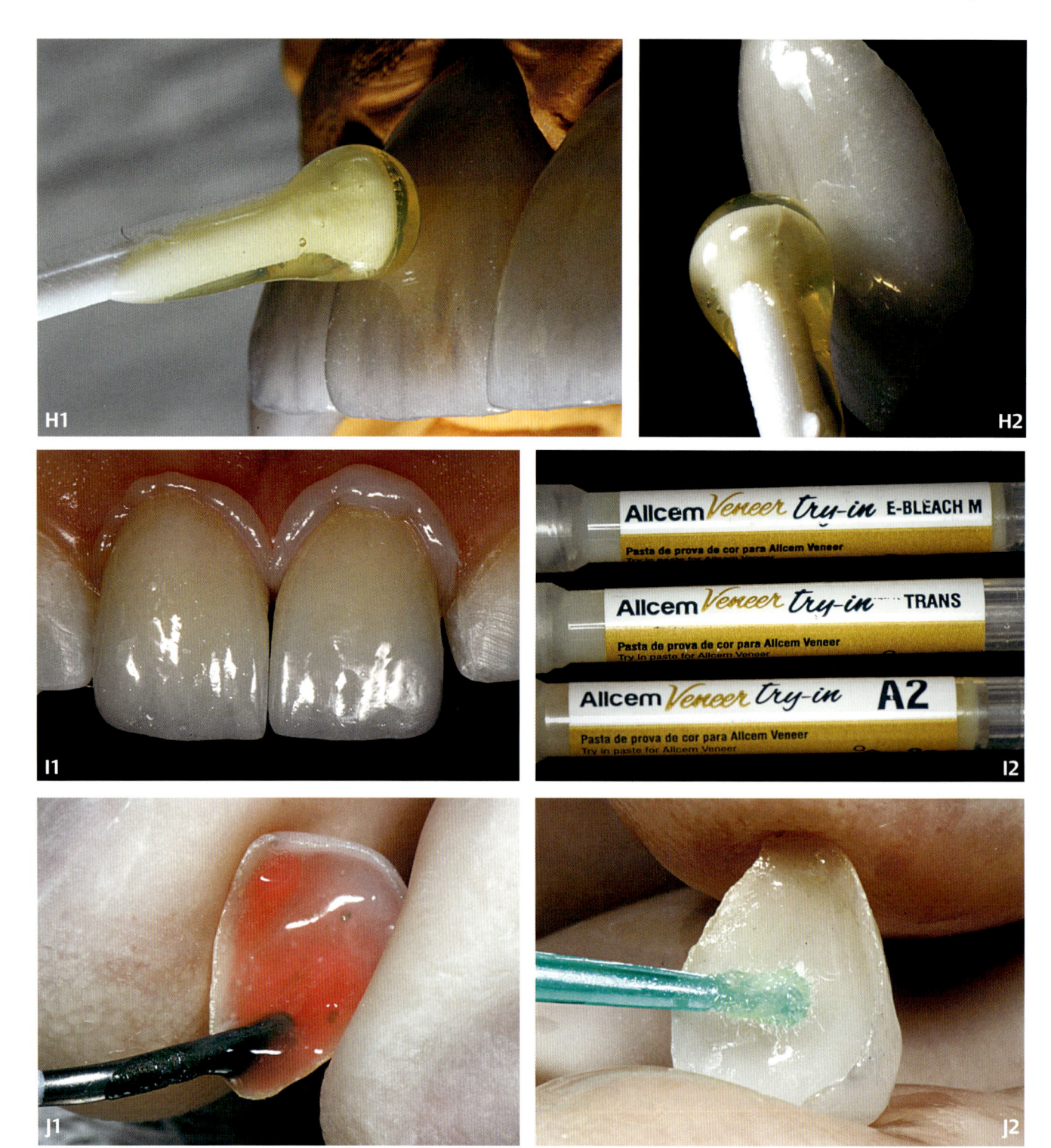

Fig. 9-5. *(Cont.)* (**H1**) Facetas do tipo lente de contato: IPS e.max Press (Ivoclar Vivadent). (**H2**) Lente de contato (ceramista TPD Júnior Estevam). (**I1**) Prova em boca com *try-in*. (**I2**) Pastas de prova *try-in* – Allcem Veneer/FGM. (**J1**) Condicionamento da cerâmica com ácido fluorídrico (20 s) seguido de lavagem e secagem. (**J2**) Aplicação de silano + secagem + adesivo. *(Continua)*

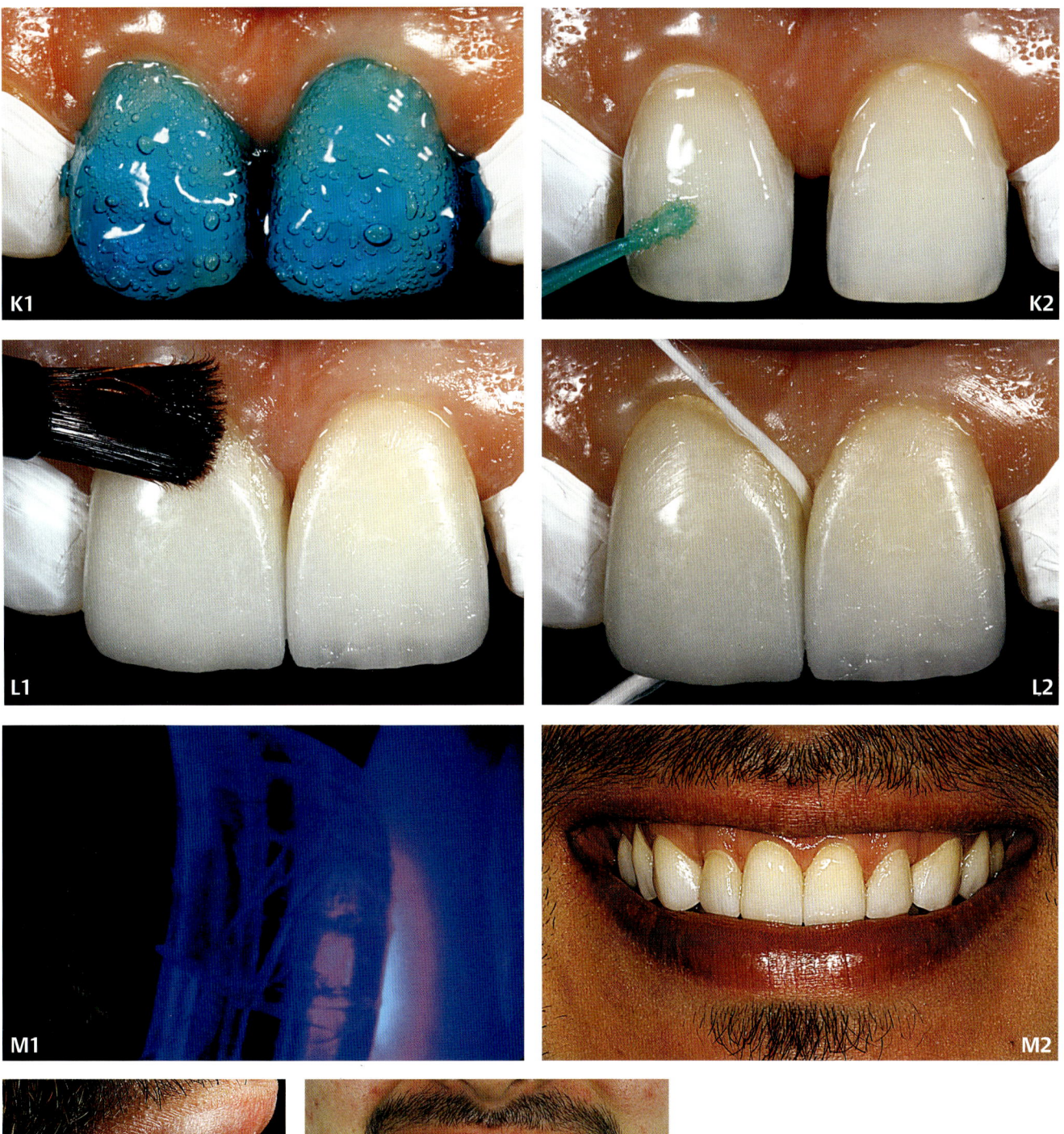

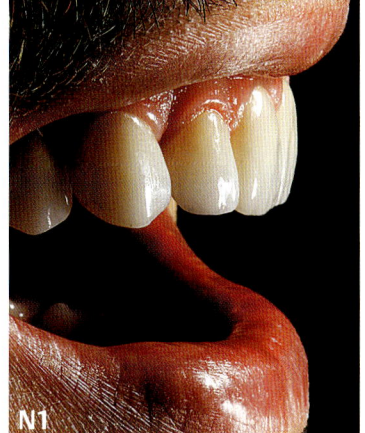

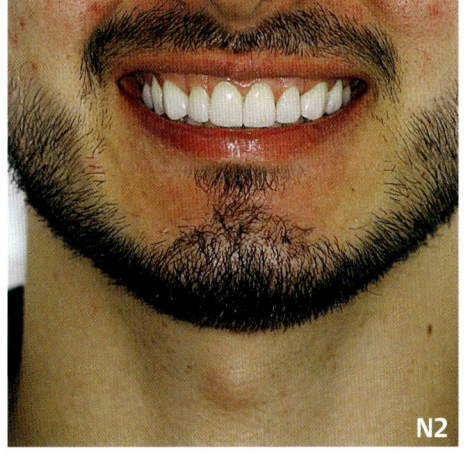

Fig. 9-5. *(Cont.)* (**K1**) Condicionamento dental com ácido fosfórico + lavagem + secagem. (**K2**) Aplicação do sistema adesivo. (**L1**) Cimentação das lentes dos incisivos centrais juntas e remoção dos excessos de cimento resinoso. (**L2**) Remoção dos excessos proximais de cimento com fio dental. (**M1**) Fotopolimerização do cimento por todas as faces. (**M2**) Lentes de contato de 13-23 cimentadas: sorriso final. (**N1**) Sorriso final de perfil. (**N2**) Sorriso final em harmonia com a face. Caso realizado com participação da C.D. Ana Rosa Costa Cunha Lorenz (CPO/PE), doutoranda Tereza Costa Dias (UFPE) e acad. Beatriz Pinheiro Percínio Silva (UFPE).

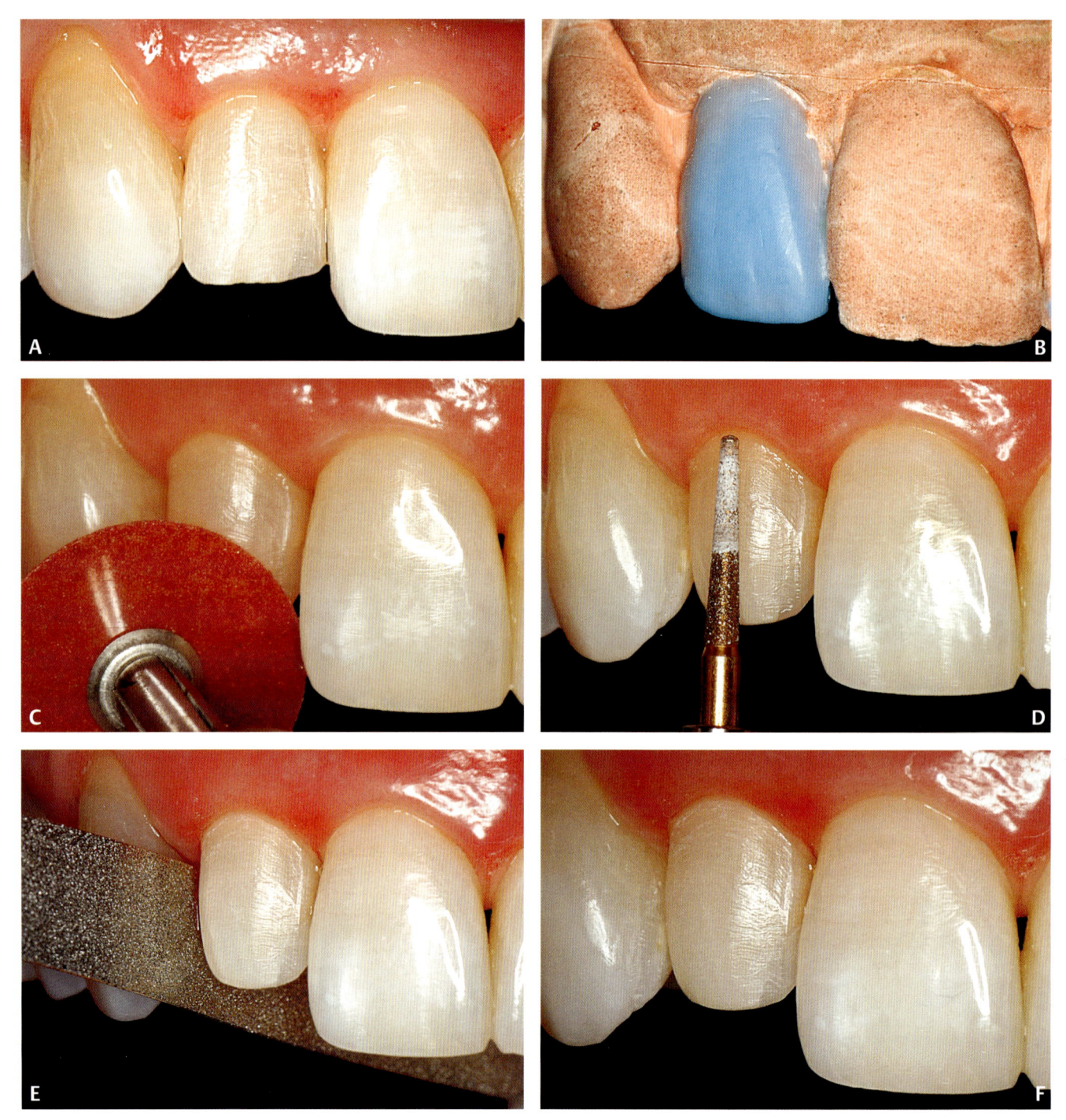

Fig. 9-6. Lente de contato dental. (**A**) Inicial: incisivo lateral desgastado e com alteração de forma. (**B**) Enceramento diagnóstico. (**C**) Preparo dental conservativo: disco de lixa Sof-Lex® (3M ESPE) regularizando a superfície e arredondando ângulos incisais. (**D**) Ponta diamantada 2135F conformando leve término cervical. (**E**) Tira de lixa proximal aliviando pressão do contato. (**F**) Preparo dental concluído. Observe: leve término cervical, superfície lisa e ângulos arredondados. *(Continua)*

Lentes de Contato Dentais

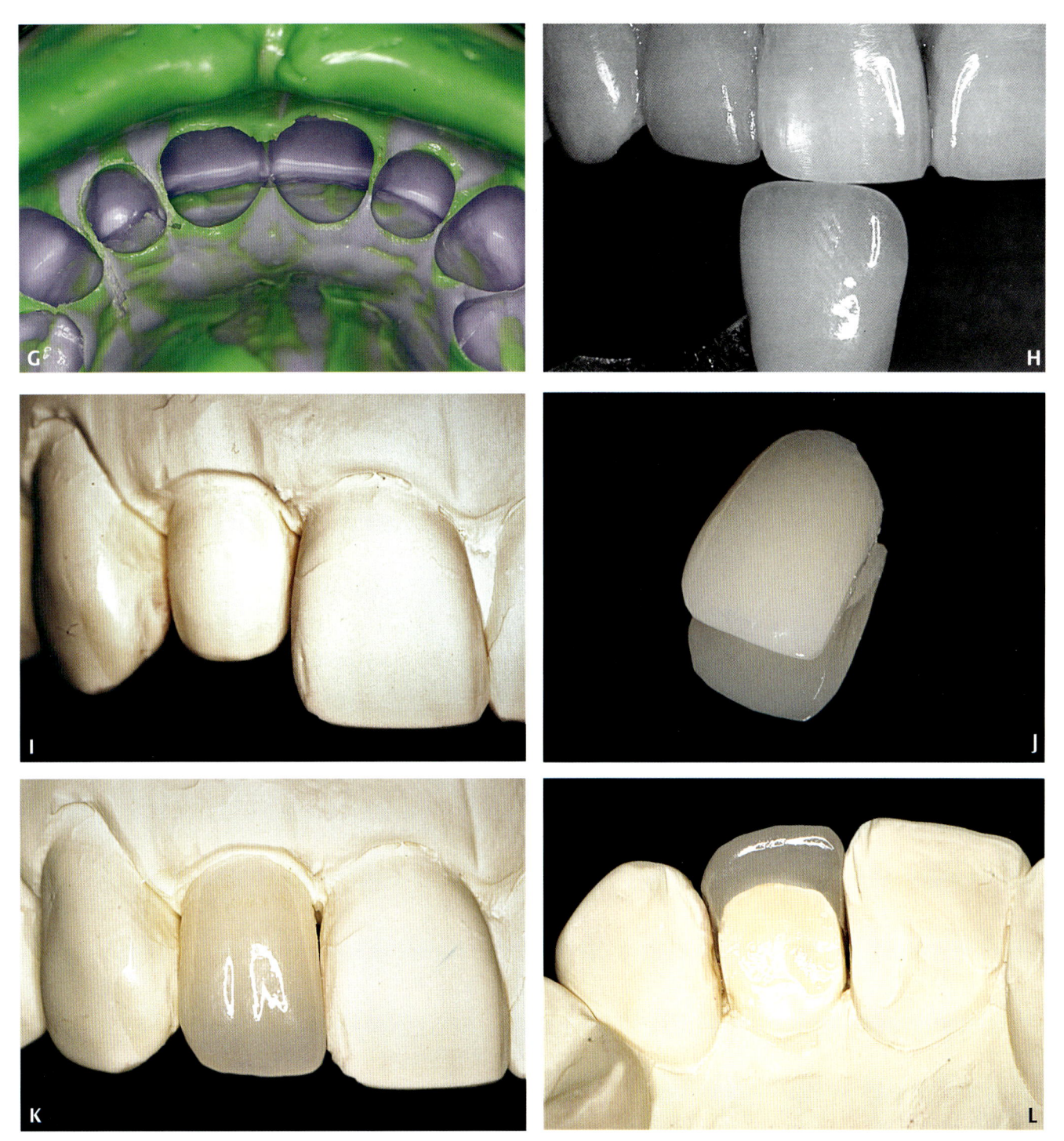

Fig. 9-6. *(Cont.)* **(G)** Molde em silicona de adição (Variotime, Kulzer). **(H)** Confecção de provisório + seleção de cor (fotografia em preto e branco para visualizar o "valor" da cor). **(I)** Modelo rígido de trabalho. **(J)** Lente de contato cerâmica. **(K)** Lente de contato no modelo – visão vestibular (IPS e.max® Press, Ivoclar Vivadent). **(L)** Lente de contato no modelo – visão palatina (ceramista Dra. Camila Brandalise). *(Continua)*

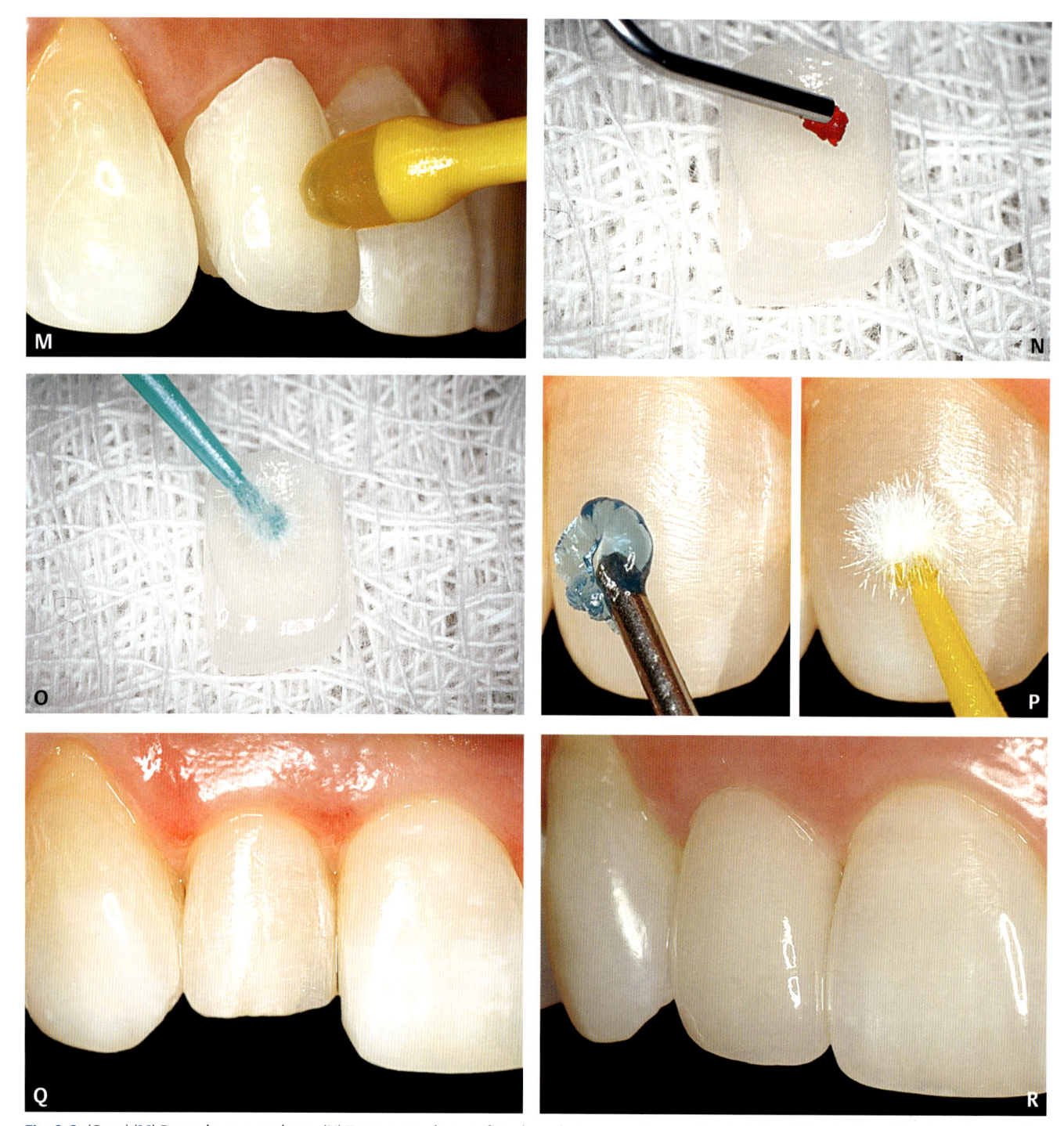

Fig. 9-6. *(Cont.)* **(M)** Prova da peça em boca. **(N)** Tratamento de superfície da cerâmica para cimentação: ácido fluorídrico 10% por 20 segundos, seguido de lavagem e secagem. **(O)** Aplicação de silano + secagem + adesivo. **(P)** Tratamento do esmalte para cimentação adesiva: ácido fosfórico 37% por 30 segundos + lavagem + secagem + adesivo (seguido da cimentação da lente com cimento resinoso fotopolimerizável Variolink® Veneer [Ivoclar Vivadent]). **(Q)** Caso inicial. **(R)** Caso finalizado: lente de contato, cerâmica cimentada (após acabamento das margens).

CONSIDERAÇÕES FINAIS

As lentes de contato dentais permitem trabalhar com estética odontológica de forma minimamente invasiva, com máxima preservação da estrutura dental. Com desgastes restritos ao esmalte ou até mesmo sem desgaste algum é possível confeccionar peças cerâmicas de 0,3-0,5 mm.

Salientamos a importância da seleção do caso para a indicação e sucesso da técnica de lentes de contato. Ainda, o conhecimento do sistema cerâmico selecionado, suas cores e técnicas, e a parceria entre cirurgião-dentista e ceramista são fundamentais para otimizar os resultados. Da mesma forma, a necessidade de a cerâmica ser condicionável e permitir uma cimentação adesiva com cimento resinoso fotopolimerizável é imprescindível para a confecção de lentes de contato.

REFERÊNCIAS BIBLIOGRÁFICAS

1. Andrade OS. *Reabilitação estética e funcional com restaurações cerâmicas*. São Paulo: Quintessence, 2015. p.176.
2. Beier US *et al*. Clinical performance of porcelain laminate veneers for up to 20 years. *Int J Prosthod* 2012;25(1):79-86.
3. Calixto LR *et al*. Diagnóstico e planejamento dos diastemas dentários. *Rev Dental Press Estét* 2011;8(1):106-18.
4. Calixto LR, Massing N. Restaurações cerâmicas em dentes anteriores. *Rev Dental Press Estét* 2012;9(2):20-8.
5. Calixto LR, Massing, N. Desafios estéticos: restaurações cerâmicas unitárias em dentes anteriores. *Rev Dental Press Estét* 2012;11(2):14-23.
6. Cardoso PC, Decurcio RA, Machado RG, Baratieri LN. Restaurações cerâmicas parciais- Facetas. In: Baratieri LN, Monteiro Junior S *et al*. *Odontologia Restauradora: Fundamentos e possibilidades*. 2.ed. São Paulo: Santos, 2015. p.593-638.
7. Carrote PV, Johnson A, Winstanley RB. The influence of the impression tray on the accuracy of impressions for crown and bridge work - an investigation and review. *Br Dent J* 1998;185(11-12):580-5.
8. Clavijo V, Bocabella L, Kabbash W. Restaurações cerâmicas com o mínimo preparo dental. In: Collegari A *et al*. *Especialidade em foco - beleza do sorriso*. São Paulo: Napoleão, 2013, cap.1.
9. Conceição EN *et al*. *Visão horizontal: Odontologia estética para todos*. Maringá: Dental Press, 2013.
10. Granell-Ruiz M, Fons-Font A, Labaig-Rueda C *et al*. A clinical longitudinal study 323 porcelain laminate veneers. Period of study from 3 to 11 years. *Med Oral Patol Oral Cir Bucal* 2010;15(3):e531-7.
11. Gurel G. Porcelain laminate veneers: minimal tooth preparation by design. *Dent Clin N Am* 2007;51:419-31.
12. Higashi C *et al*. Laminados cerâmicos minimamente invasivos – relato de caso. *Full dent Sci* 2012; 6(1): 1-10.
13. Johnson GH, Craig RG. Accuracy of addition silicones as a function of technique. *J Prosthet Dent* 1986;55(2):197-203.
14. Karaagaclioglu L, Yilmaz B. Influence of cement shade and water storage on the final color of leucite-reinforced ceramics. *Oper Dent* 2008;22(4):286-91.
15. Karagozoglu I *et al*. 3D qualification of clinical marginal and internal gap of porcelain laminate veneers with minimal and without tooth preparation and 2-year clinical evaluation. *Quintessence Int* 2016;47(6):461-71.
16. Magne P et al. The case of moderate "guided prep" indirect porcelain veneers in the anterior dentition. The pendulum of porcelain veneer preparations: from almost no-prep to over-prep to no-prep. *Eur J Esthet Dent* 2013;8(3):376-88.
17. Maia MPJ. Lentes de contato: uma revisão de literatura [trabalho de conclusão de curso]. Recife: Universidade Federal de Pernambuco, Curso de Odontologia; 2016.
18. Menezes MS *et al*. Reabilitação estética do sorriso com laminados cerâmicos: relato de caso clínico. *Rev Odontol Bras* 2015;24(68):37-43.
19. Nathanson D, Banasr F. Color stability of resin cements: in vitro study. *Pract Proced Aesthet Dent* 2002,14(6):449-55.
20. Radz GM. Minimum thickness anterior porcelain restorations. *Dent Clin N Amer* 2011;55:353-70.
21. Sensi L, Baratieri LN, Monteiro Júnior S. Cimentos Resinosos. In: Kina S, Brugrera A. *Invisível: Restaurações estéticas cerâmicas*. Maringá: Dental Press, 2007. p. 303-319.

Capítulo 10

Manutenção e Longevidade de Facetas Estéticas

Fábio Herrmann Coelho-de-Souza
Regina Ferraz Mendes
Carolina Berwanger
Flávio Fernando Demarco

INTRODUÇÃO 134
LONGEVIDADE DE FACETAS DE RESINA COMPOSTA 134
LONGEVIDADE DE FACETAS CERÂMICAS 134
MANUTENÇÃO E INTERVENÇÃO EM FACETAS DE RESINA COMPOSTA 136
MANUTENÇÃO E INTERVENÇÃO EM FACETAS CERÂMICAS 139
MANUTENÇÃO PERIÓDICA PREVENTIVA DOS PACIENTES 139
REFERÊNCIAS BIBLIOGRÁFICAS 140

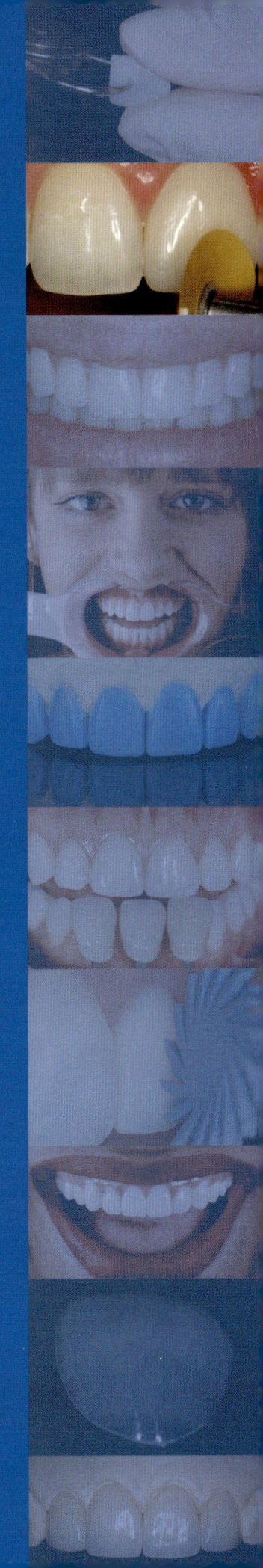

INTRODUÇÃO

Após o estudo e aprendizado de todas as técnicas de facetas estéticas abordadas neste livro (diretas e indiretas), é de fundamental importância o conhecimento sobre a sua manutenção e seus aspectos referentes à longevidade.

Todo o tratamento odontológico requer manutenção! Independente do material restaurador ou da qualidade técnica do procedimento, o paciente deve ser acompanhado ao longo do tempo para prevenir recidivas e intervir precocemente caso necessário.[12,14] Sem dúvida, as facetas diretas de resina composta necessitam de manutenção mais frequente, seja com polimento ou reparo, em comparação às facetas cerâmicas, que são mais estáveis e inertes.[5,12] Todavia, o perfil do paciente tem importante influência na longevidade dos trabalhos realizados.[21] Pacientes de baixo risco à doença, com bom controle do biofilme e sem hábitos parafuncionais, são os mais adequados para receberem procedimentos estéticos e são aqueles com menor chance de falha.[53]

Em razão de suas características estéticas, biocompatibilidade e previsibilidade em longo prazo, as facetas diretas de resina composta e os laminados cerâmicos têm-se tornado procedimentos restauradores frequentes para o tratamento estético de dentes anteriores.[8,17] Contudo, o paciente deve ser rechamado para consultas de manutenção, acompanhando esses trabalhos realizados. O intervalo entre as consultas é personalizado, ou seja, cada paciente vai ser monitorado de acordo com seu perfil. Pacientes de maior risco devem visitar mais seguido o cirurgião-dentista para renovarem motivação e autocuidados.[12,14,51]

Assim como todos os tipos de restauração, as facetas também sofrem deterioração e degradação em algum nível, seja do material em si seja da sua margem (interface), ocasionando alterações que vão desde um manchamento, descoloração marginal, ou até mesmo a perda de parte do material.[6,8] Dentre as possibilidades de intervenção para corrigir a falha, estimulamos aquelas mais simples e conservativas, valorizando a máxima preservação de estrutura dental e mínima intervenção.[6-8,30,41] A técnica de reparo destas restaurações, por exemplo, ao invés da substituição, é uma alternativa viável para corrigir pequenos defeitos ou fraturas, dentro de uma abordagem conservativa e minimamente invasiva.[6,30,41]

Assim sendo, o objetivo do presente capítulo é apresentar os aspectos de manutenção das facetas estéticas, as possibilidades de intervenção e discutir a longevidade das mesmas.

LONGEVIDADE DE FACETAS DE RESINA COMPOSTA

O sucesso clínico das facetas diretas de resina composta está relacionado com a seleção do paciente, com o planejamento do tratamento, técnicas adequadas de inserção, manipulação e acabamento, o tipo de resina composta e sistema adesivo empregados e o substrato dentário disponível.[4,12,38] Estudos clínicos longitudinais demonstram taxas de sucesso das facetas diretas que variam entre 80 a 94%. Meijering et al. (1998) relatam uma taxa de 94% de sucesso para facetas de resina composta em um período de observação de 2,5 anos.[38] Gresnigt et al. (2012) demonstraram sobrevida de 87,5% das facetas de resina composta micro-híbrida após 3,5 anos de acompanhamento.[27] Frese et al. (2013),[24] trabalhando com reanatomização e fechamento de diastemas, demonstraram sucesso em 84,6% dos casos após 5 anos de acompanhamento. Enquanto Coelho-de-Souza et al. (2015),[12] em um estudo retrospectivo, encontraram 80,1% de sobrevida de facetas diretas em uma média de 3,5 anos de observação. Estas variações na taxa de sobrevida podem ser decorrentes dos critérios analisados, do tempo de observação em si, do tipo de estudo, do perfil de paciente utilizado em cada amostra e dos materiais empregados. Cabe salientar que, dentre os estudos clínicos encontrados, carecem trabalhos de avaliação clínica com longo tempo de observação de casos de facetas diretas de resina composta.[20]

Dentre os critérios de avaliação comumente utilizados nos estudos sobre longevidade de facetas de resina composta e suas variáveis relacionadas, alguns aspectos merecem ser ressaltados:[31]

A) Aspectos funcionais:
- *Fratura e retenção:* a posição e a extensão da fratura podem comprometer a função ou a estética. Este critério consiste em uma das maiores causas de falhas nas restaurações de resina composta,[40] e é também considerado o principal tipo de falha em facetas.[12,24,38,56] A perda de retenção corresponde às falhas do tipo perda de restaurações.[31,46]
- *Adaptação marginal e desgaste:* a qualidade das margens da restauração e o desgaste não têm sido comprometidos a ponto de serem consideradas falhas definitivas nos estudos longitudinais. Em avaliações de até 5 anos, a adaptação marginal e o desgaste são considerados aceitáveis para até 95% das restaurações.[45,46]
- *Aceitação do paciente:* a maioria dos estudos relata elevado nível de satisfação do paciente com restaurações diretas de resina composta.[12,46,50]

B) Aspectos vinculados à técnica e ao material:
- *Operador:* a formação, habilidade e experiência do profissional podem influenciar positivamente nos resultados clínicos em longo prazo; contudo, este fato diverge nos estudos.[12,21,38]
- *Preparo dental:* o preparo em si e principalmente o substrato disponível para adesão têm influência na longevidade da restauração. Idealmente, o preparo deve ser o mais conservador possível, restrito ao esmalte, mantendo a margem cervical em esmalte supragengival. Dessa forma, se preserva mais estrutura sadia, a adesão é mais estável, e a manutenção e higiene são facilitadas.[37]
- *Tipo de resina composta:* o tipo de partículas de carga da resina composta não exerce influência no índice de falhas que necessitem a troca da restauração. Entretanto, facetas diretas com resinas de micropartículas apresentam um desempenho significativamente melhor quanto às propriedades estéticas, em especial brilho e manchamento, quando comparadas às resinas micro-híbridas e nano-híbridas.[12]

C) Aspectos estéticos:
- *Lisura e brilho:* a rugosidade da superfície do compósito, quando excessiva, pode gerar problemas periodontais e maior possibilidade de alteração de cor, pois aumenta a aderência de biofilme e de pigmentos, como: corantes de alimentos, fumo etc. O polimento da restauração é um aspecto a ser valorizado e que eventualmente necessita ser renovado nas consultas de manutenção periódica pre-

ventiva.[13] As resinas compostas microparticuladas são aquelas que apresentam melhor manutenção do brilho em longo prazo.[12]

- *Alteração de cor:* fatores intrínsecos envolvidos na descoloração do próprio material podem ser influenciados pelo processo de polimerização.[9] Quanto maior o grau de conversão de polimerização, menor o total de monômeros residuais disponíveis para formar produtos que promovem a degradação da cor. Por isso a importância de um aparelho fotopolimerizador adequado, calibrado e aferido, além do respeito ao ciclo de polimerização dos materiais.[15] Já os fatores extrínsecos incluem o manchamento pela absorção de corantes de fontes exógenas, que também podem comprometer esteticamente a restauração.[31,46]

D) Aspectos biológicos:
- *Biocompatibilidade com os tecidos periodontais:* quando o espaço biológico periodontal é respeitado, o acabamento da margem gengival é cuidadosamente realizado, o polimento de superfície é bem executado, e são ressaltadas as orientações de higiene para o paciente, as facetas de resina composta garantem resultados satisfatórios nas avaliações periodontais.[18]
- *Biocompatibilidade com os tecidos pulpares:* considerando preparos para facetas conservadores, preferencialmente em esmalte, a reação pulpar é mínima ou inexistente. As taxas de sensibilidade pós-operatória registradas são baixas.[12,18]
- *Doença cárie:* apesar de a cárie ser apontada como um dos principais motivos para falhas em restaurações convencionais de resina composta,[54] são poucos os relatos de falhas em decorrência da presença de lesões de cárie em facetas.[12] A baixa prevalência de cárie nesse tipo de restauração estética pode ser atribuída a um acesso facilitado para controle do biofilme e para diagnóstico precoce (por causa da localização), além do perfil do paciente e pelo fato de a faceta, na maioria dos casos, não ter sido indicada por cárie (sem história pregressa).[21]

E) Aspectos inerentes ao substrato:
- *Dentes vitais e não vitais:* dentes com tratamento endodôntico apresentam um risco três vezes maior de falha, em comparação aos dentes vitais.[12] Em especial, falhas relacionadas com o critério fratura/retenção e correspondência de cor.[12,38] Isto pode estar relacionado com o fato de que as facetas em dentes tratados endodonticamente podem estar sendo indicadas para situações de remanescente dental escurecido, gerando maior dificuldade restauradora e necessitando de maior desgaste de estrutura dentária.[12,38]
- *Restaurações preexistentes:* embora poucos estudos avaliem a confecção de facetas sobre restaurações preexistentes, Gresnigt *et al.* (2012) relatam não haver influência dessas restaurações sobre a *performance* clínica de facetas diretas realizadas com compósitos micro-híbridos.[27] Todavia, cabe salientar a importância da avaliação da qualidade dessa restauração preexistente, sua extensão e a realização de um correto tratamento de superfície para a adesividade.

LONGEVIDADE DE FACETAS CERÂMICAS

As facetas indiretas confeccionadas em cerâmica, em linhas gerais, são mais estáveis, inertes, resistentes, duráveis e requerem menor manutenção e intervenção do que as facetas de resina composta.[5,12,26] Se por um lado existem diversos estudos sobre laminados cerâmicos tradicionais,[5,26] carecem ainda de pesquisas longitudinais sobre os microlaminados (lentes de contato).[32]

O sucesso dos laminados cerâmicos depende de diversos aspectos que passam pelo perfil do paciente, preparo dental, substrato dentário envolvido, pela carga oclusal, pelo tipo de cerâmica empregada e pela técnica de cimentação utilizada.[21,36,47,53] A resistência de união da peça cimentada é um fator primordial para a durabilidade da mesma. Assim, salientamos a importância de um correto protocolo de cimentação e do emprego de materiais adequados para isso, valorizando a ligação formada entre a superfície do dente, o agente cimentante e a cerâmica.[11,17,55]

Estudos clínicos longitudinais de 1,5 a 20 anos mostram elevados índices de sucesso para laminados cerâmicos, sendo descritas taxas acima de 90% aos 7 anos e aos 11 anos de observação.[17,26] De acordo com o estudo de Beier *et al.* (2012),[5] a sobrevida foi estimada em 94,4% após 5 anos, 93,5% em 10 anos, e 82,93% em 20 anos. Em períodos menores de observação a taxa de sucesso chega a 100%.[28]

Estudos longitudinais concordam sobre o elevado grau de satisfação dos pacientes com facetas de porcelana após diferentes períodos de observação, sendo maior do que a obtida com facetas de resina composta.[26,39] Este fato pode ser atribuído a uma das vantagens ressaltadas em estudos longitudinais, a estabilidade de cor e brilho.[26]

Além da estabilidade de cor, a resistência à fratura e ao desgaste das facetas de porcelana é maior do que a das facetas de resina composta.[28,44] Com a evolução dos sistemas cerâmicos para estes tipos de restaurações, em especial as cerâmicas reforçadas por leucita e dissilicato de lítio, observa-se uma tendência de diminuição nas falhas por fratura ou desgaste do material.[2]

Dentre as falhas possíveis, a falha adesiva e a fratura da cerâmica são as mais comuns,[16,26] seguidas por falhas na integridade marginal (interface), que resultam em infiltração e manchamento.[5,10] A ocorrência de manchamento marginal é maior em pacientes fumantes.[5] Há relatos também de um aumento considerável nas falhas por fratura ou adesividade em pacientes com bruxismo,[2,26] e em dentes não vitais.[5]

A retenção de biofilme em restaurações de porcelana é menor que em outros materiais restauradores, o que influencia positivamente no menor índice de problemas gengivais. Além disso, observa-se menor frequência de reincidência de cárie quando comparado a outros materiais,[22] o que também está relacionado com o perfil de paciente que recebe esses tratamentos estéticos.[21]

Quanto ao preparo dental para receber laminados cerâmicos, os estudos clínicos verificam melhor desempenho em preparos com margem em esmalte.[29,43] Além de o preparo em esmalte propiciar melhores condições para uma união adesiva eficaz, a margem em esmalte favorece a adaptação marginal, respeita o periodonto e contribui para a maior preservação de tecido dental.[35,36,47]

Apesar de não haver consenso sobre a necessidade de incluir a borda incisal no preparo dental para laminados, sugere-se a sua manutenção sempre que isto for possível, buscando-se a preservação dos tecidos dentários.[1,16,52]

Quanto à cimentação de facetas, os cimentos resinosos apresentam boa retenção, adequada resistência, cor e consistência de manipulação. Entretanto, a técnica adesiva é bastante sensível e sujeita a falhas, se o protocolo não for respeitado. Apesar de a cimentação também poder ser realizada com resina composta aquecida ou resina *flow*, estimulamos o emprego de cimentos resinosos fotoativados que possuam pastas de prova (*try-in*), associados preferencialmente aos sistemas adesivos *total-etch* de três passos.[3,47]

MANUTENÇÃO E INTERVENÇÃO EM FACETAS DE RESINA COMPOSTA

Quando examinamos uma faceta, todos os critérios de avaliação de restaurações devem ser verificados, para que possamos definir se ela apresenta características consideradas clinicamente aceitáveis. Os principais critérios são: integridade marginal e adaptação, presença de infiltração e manchamento marginal, presença de fratura do dente ou do material restaurador, presença de desgaste acentuado, alterações estéticas de cor ou forma, reincidência de cárie, manchamento superficial e manutenção/perda de brilho (polimento).[12,31]

Após o exame clínico detalhado, se houver alguma alteração relacionada com o procedimento restaurador, podemos lançar mão de uma das seguintes opções de intervenção: polimento; acabamento/polimento; selamento de superfície; reparo (conserto); ou substituição da faceta. Nem todos os defeitos necessitam que a restauração seja substituída. Dentre as opções mencionadas anteriormente, sempre que possível, daremos preferência pela opção mais simples e conservativa, desde que seja capaz de solucionar o defeito presente.

O polimento será a técnica de escolha para renovar o brilho perdido ou para remover leves manchamentos extrínsecos (Fig. 10-1). A técnica de acabamento seguido do polimento será empregada em facetas de resina composta que apresentarem algum defeito superficial ou manchamento mais resistente que necessite de uma ponta diamantada de granulação fina e/ou ponta de borracha abrasiva mais granulosa. O selamento de superfície e/ou selamento marginal será utilizado em casos de pequenas trincas, poros ou pequena degradação marginal, pela aplicação de um selador de superfície resinoso (p. ex., Fortify – Bisco; Biscover LV – Bisco).

O reconhecimento de um ou mais defeitos limitados em uma restauração não significa que ela tenha sofrido danos irreversíveis e requeira substituição. A maioria dos defeitos nas restaurações, que não são causados por fraturas, se desenvolve gradualmente durante um longo período de tempo, dando ao clínico a oportunidade de atribuir uma causa ao problema e tomar as devidas providências, objetivando sempre uma opção minimamente invasiva de tratamento para a correção das falhas, aumentando, assim, a longevidade destas restaurações.[7]

O reparo ou conserto de uma restauração é uma abordagem pouco invasiva que implica na remoção da parte da restauração que apresenta o defeito,[7,30] seguida da inserção de um material restaurador novo à restauração antiga,[6,30] preservando a porção da restauração que não apresenta evidência clínica ou radiográfica de falha,[8] limitando a perda desnecessária de tecido dental e trauma pulpar.[7] O reparo de uma restauração é indicado principalmente em casos de defeitos localizados,[6,30] podendo ser considerado como uma medida definitiva.[8]

As indicações para o reparo de uma restauração incluem defeitos marginais,[7,8] como amplo *gap* marginal na interface dente-restauração (> 250 μm),[30,31] manchamento marginal severo e esteticamente inaceitável,[30] cáries secundárias sem muita profundidade,[8,30] fratura marginal do material restaurador,[30] pequenas lascas ou fraturas parciais do material restaurador,[7,8,30] fratura do esmalte marginal,[30] perda de estrutura dental por erosão/abrasão na margem da restauração,[7,30] desgaste da restauração,[30] restauração de acesso endodôntico após a conclusão do tratamento,[30] correção superficial de cor e fraturas incisais.[7,34] Salientamos que, para a indicação de um reparo, o defeito deve ser localizado e de pequena extensão, e o remanescente da faceta deve estar em condições adequadas.

As principais vantagens de se reparar uma restauração em vez de substituí-la envolvem a preservação de tecido dental sadio, a redução de efeitos danosos à polpa, redução do tempo de tratamento, menor custo, boa aceitação do paciente e o fato de ser um procedimento tecnicamente mais simples. Assim, se pode aumentar a longevidade da restauração e reduzir o ciclo restaurador repetitivo.[6,7,30,34]

Tecnicamente, os procedimentos clínicos para o reparo de uma faceta direta de resina composta são: anestesia, seleção de cores, isolamento do campo operatório, remoção da parte defeituosa da restauração com ponta diamantada ou broca, jateamento da resina remanescente com óxido de alumínio visando à retenção micromecânica,[6] condicionamento com ácido fosfórico a 37% por 30 segundos para fazer a limpeza dos detritos da superfície, seguido de lavagem e secagem com jatos de ar, aplicação do sistema adesivo seguido de fotopolimerização, inserção da nova resina composta de forma estratificada, fotopolimerizando cada incremento até finalizar o reparo. Então realizamos o acabamento, ajuste oclusal (se envolver a incisal) e polimento do reparo (Quadro 10-1 e Fig. 10-2).[6] O uso de silano previamente ao sistema adesivo em reparos de resina composta pode ser empregado como um passo opcional. Na impossibilidade de realizar o jateamento da superfície, uma asperização com ponta diamantada deve remover a camada superficial e deixar a resina antiga rugosa, aumentando a área e a energia de superfície.

Já a substituição de uma faceta de resina composta é a completa remoção do material restaurador seguida da confecção de uma nova faceta, geralmente combinada com maior perda tecidual.[6,30] A substituição está indicada frente a falhas maiores, mais severas e generalizadas, e ainda quando as técnicas de polimento, acabamento, selamento e reparo não são mais viáveis.[30]

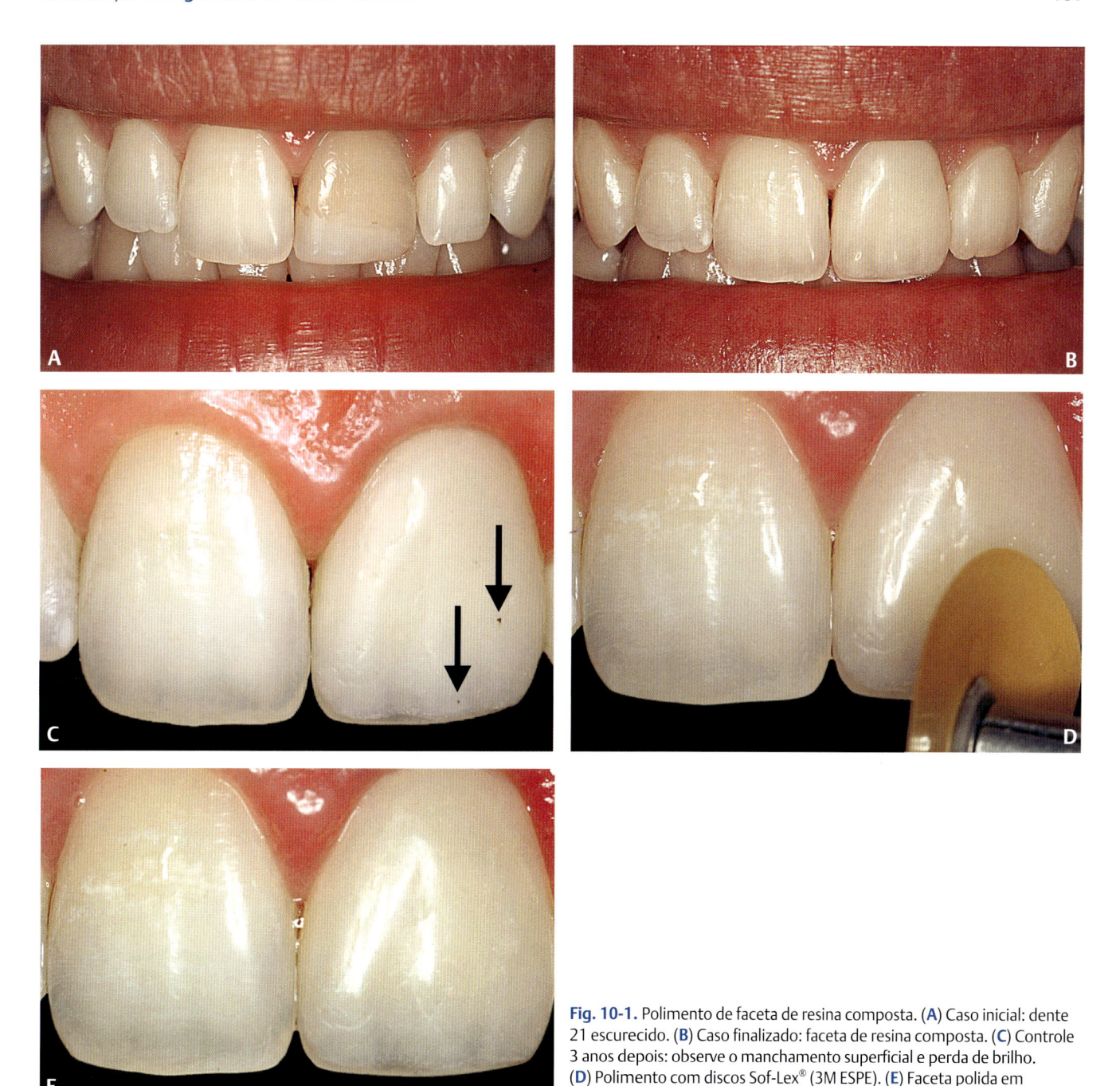

Manutenção e Longevidade de Facetas Estéticas

Fig. 10-1. Polimento de faceta de resina composta. (**A**) Caso inicial: dente 21 escurecido. (**B**) Caso finalizado: faceta de resina composta. (**C**) Controle 3 anos depois: observe o manchamento superficial e perda de brilho. (**D**) Polimento com discos Sof-Lex® (3M ESPE). (**E**) Faceta polida em condições aceitáveis de manutenção.

Quadro 10-1. Protocolo Técnico para Reparo de Faceta de Resina Composta

Reparo em faceta de resina composta

- Seleção de cores das resinas compostas
- Isolamento do campo operatório
- Desgaste/remoção do defeito da faceta
- Tratamento de superfície (jateamento com óxido de alumínio)
- Condicionamento com ácido fosfórico 37% por 30 segundos
- Lavagem e secagem
- Aplicação de sistema adesivo e fotopolimerização
- Inserção da nova resina composta e fotopolimerização
- Acabamento
- Ajuste oclusal
- Polimento

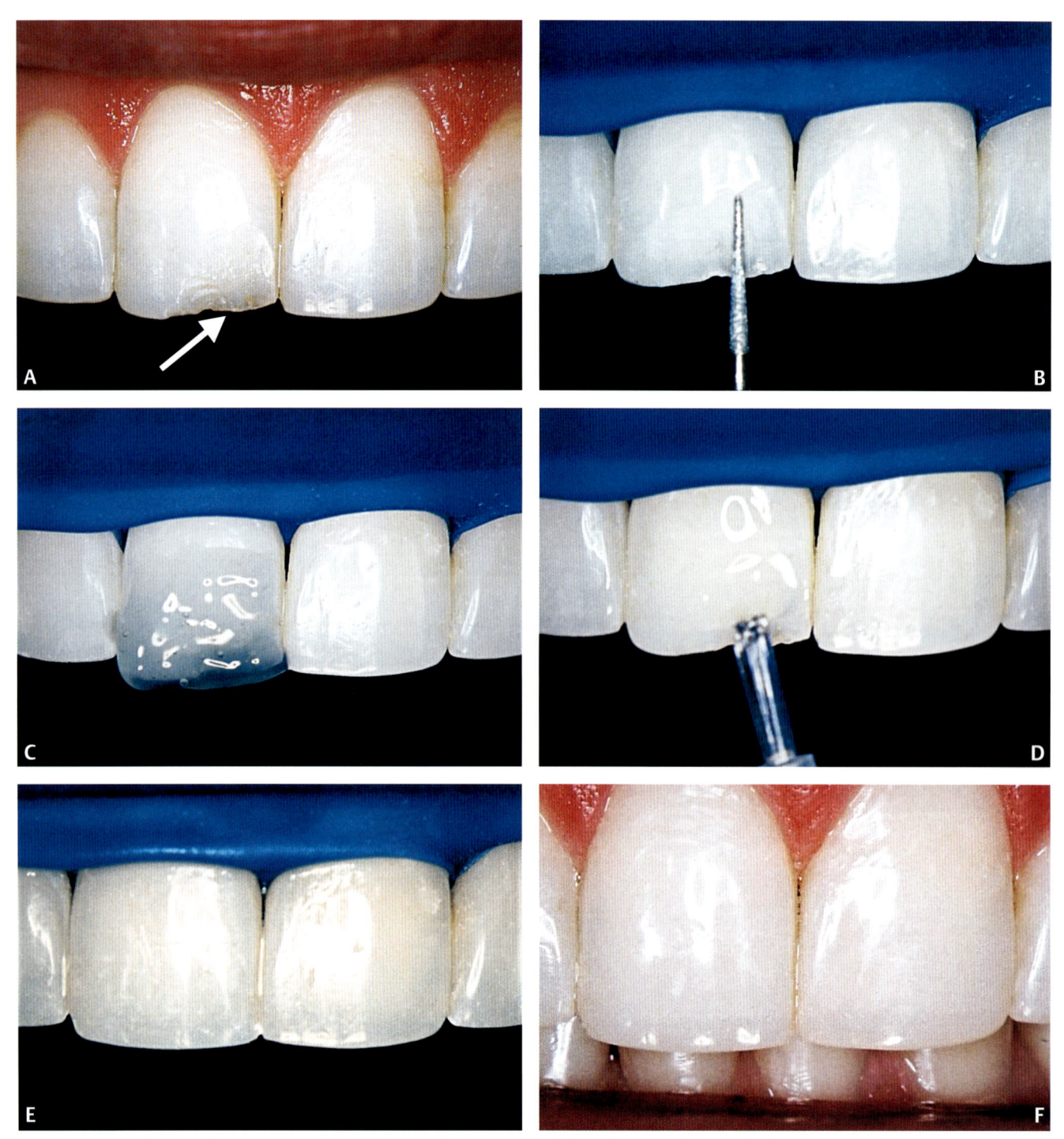

Fig. 10-2. Reparo de faceta de resina composta. (**A**) Faceta no dente 11 fraturada (lascada). (**B**) Isolamento absoluto e asperização. (**C**) Condicionamento ácido (ácido fosfórico 37% por 30 segundos para limpeza). (**D**) Aplicação de sistema adesivo seguido de fotopolimerização. (**E**) Inserção da resina composta para realização do reparo. (**F**) Faceta com reparo concluído após acabamento e polimento.

MANUTENÇÃO E INTERVENÇÃO EM FACETAS CERÂMICAS

Apesar de as facetas cerâmicas manterem suas propriedades ópticas em longo prazo,[5] sendo mais estáveis do que as resinas compostas, elas também são sujeitas a falhas, seja por motivos estéticos, trauma, cárie, fratura ou perda de retenção.[5,15,17]

Frente às falhas das facetas cerâmicas, ainda podemos intervir de forma minimamente invasiva antes de pensarmos na substituição do laminado. Técnicas de acabamento/polimento, selamento de margens e reparo com resina composta são alternativas viáveis mesmo para cerâmica.[42]

Em pequenas lascas de cerâmica (fratura superficial), há a possibilidade de se fazer apenas um acabamento e polimento da cerâmica, pelo emprego de pontas diamantadas de granulação fina para regularização seguido de pontas de borracha abrasiva específicas para cerâmica para conferir lisura e brilho.[30] Em manchamentos superficiais na linha de cimento, o polimento também pode ser resolutivo em áreas acessíveis aos instrumentos rotatórios.[19]

A correção de porosidades e pequenos *gaps* na interface (linha de cimentação) pode ser realizada pelo selamento de margens, com o emprego de um selador de superfície resinoso (p. ex., Fortify – Bisco; Biscover LV, Bisco).[30]

Defeitos localizados podem ser reparados com resina composta, incluindo-se pequenas falhas marginais, pequenas fraturas e desgaste localizado.[25,30,42] As resinas compostas, embora sejam um material diferente da cerâmica, são comumente utilizadas para reparar essas pequenas falhas.[25,42] São o material de escolha por sua aparência estética, adesividade e facilidade de manipulação,[42] restabelecendo a harmonia e função de uma maneira rápida e de baixo custo.[49]

O sucesso clínico do reparo de uma restauração de cerâmica é dependente da qualidade da adesão entre a cerâmica e a resina composta,[33,42] que é conseguida por união químico-mecânica.[42] Para a realização do reparo, há a necessidade de realizarmos o tratamento de superfície da cerâmica (silanização), com intuito de promover a adesão entre os materiais. Para melhorar a retenção micromecânica, a superfície da cerâmica deve receber jateamento com óxido de alumínio, seguido do condicionamento com ácido fluorídrico (hidrofluorídrico 5-12%), sendo o tempo de condicionamento dependente do tipo de cerâmica (feldspática 60-120 segundos; reforçada por leucita 60 segundos; dissilicato de lítio, 20 segundos). Após, para otimizar a ligação química entre a parte inorgânica (cerâmica) e orgânica (adesivo), realizamos a aplicação de silano, seguido do sistema adesivo (Quadro 10-2). Então, após fotopolimerização do adesivo, realizamos a inserção da resina composta na área do reparo, seguida de acabamento e polimento.[30,42]

O ácido fluorídrico interage com a parte vítrea da cerâmica, alterando sua topografia de superfície e criando microrretenções. O silano é um composto bifuncional, que promove a ligação química entre parte orgânica (monômeros metacrílicos: adesivo [BISGMA, por exemplo]) e parte inorgânica (fase vítrea da cerâmica, silicatos), aumentando a molhabilidade da superfície para o adesivo. O silano aplicado deve permanecer por 60 segundos na superfície da cerâmica antes da aplicação do adesivo (p. ex., Silano Prosil, FGM, solução etanólica de 3-metacriloxipropiltrimetoxisilano hidrolisado). Cabe salientar que as cerâmicas mencionadas aqui são aquelas utilizadas para laminados, cerâmicas de cobertura, que são cerâmicas condicionáveis (ácido-sensíveis). Já as cerâmicas de infraestrutura (acidor-resistentes, como a zircônia e alumina) não são sujeitas ao condicionamento do ácido fluorídrico. Para elas, deveríamos realizar a silicatização (jato de sílica) ou emprego de *primers* cerâmicos. Na ausência do jateamento com óxido de alumínio, uma asperização com pontas diamantadas pode aumentar a área de superfície e a retenção mecânica; todavia, todo cuidado deve ser tomado para evitar propagação de trincas na cerâmica.

A utilização de técnicas conservativas apropriadas de reparo e acabamento/polimento dos laminados aumenta a sobrevida da restauração afetada, enquanto limita a extensão de qualquer intervenção operatória e seus efeitos adversos.[7,49] Contudo, o profissional deve avaliar e ponderar se o acabamento ou reparo são compatíveis com estética e função, sendo muitas vezes um procedimento paliativo, aguardando a substituição da cerâmica.

Quadro 10-2. Protocolo Técnico para Reparo de Faceta de Cerâmica

Reparo em faceta de cerâmica
■ Seleção de cores das resinas compostas
■ Isolamento do campo operatório
■ Desgaste/remoção do defeito da faceta
■ Jateamento com óxido de alumínio
■ Condicionamento com ácido fluorídrico 5-12%
• Dissilicato de Lítio (IPS Empress II; e.max® Press): 20 segundos
• Cerâmicas reforçadas por Leucita: 60 segundos
• Feldspáticas: 60-120 segundos
■ Lavagem e secagem
■ Aplicação do agente silano (duas camadas) por 60 segundos
■ Secagem (jatos de ar)
■ Aplicação do sistema adesivo (adesivo) + fotopolimerização
■ Inserção da nova resina composta e fotopolimerização
■ Acabamento
■ Ajuste oclusal
■ Polimento

MANUTENÇÃO PERIÓDICA PREVENTIVA DOS PACIENTES

A reabilitação estética e funcional de pacientes pelas técnicas de facetas deve também estar inserida num modelo de atendimento odontológico que vise à promoção da saúde e à integralidade do paciente. Dessa forma, todo o paciente que recebe facetas deve ser inserido num programa de manutenção periódica preventiva que objetive a estabilidade do seu estado de saúde ao longo do tempo. Para isso, consultas de revisão e controle deverão ser agendadas regularmente para que o profissional possa supervisionar a evolução do paciente e os seus autocuidados necessários para que se mantenha em saúde e com as facetas adequadas.[13,14]

O paciente deve ser informado da necessidade de manutenção. Ao receber uma restauração, o paciente deve estar ciente de que materiais dentários e interfaces adesivas são suscetíveis aos desafios do ambiente oral, como forças mastigatórias, mudanças de temperatura, saliva, microrganismos e mudanças de pH,[49] e que, portanto, essa restauração necessita de cuidados e eventualmente de alguma intervenção profissional.

Nenhum material restaurador é isento de falhas ou dura para sempre sem sofrer alterações (Figs. 10-3 e 10-4). As resi-

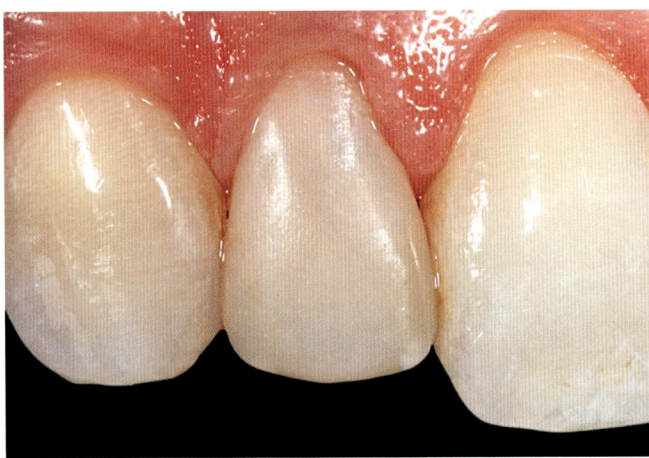

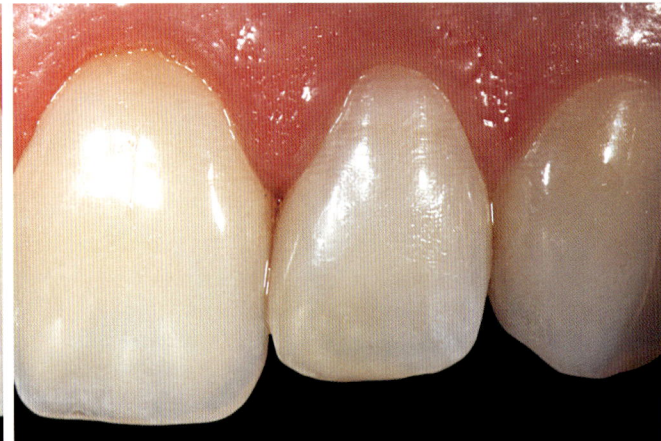

Fig. 10-3. Facetas diretas de resina composta nos dentes 12 e 22 (re-anatomização) com 14 anos de acompanhamento (Durafill VS – Heraeus Kulzer), em condições satisfatórias de manutenção.

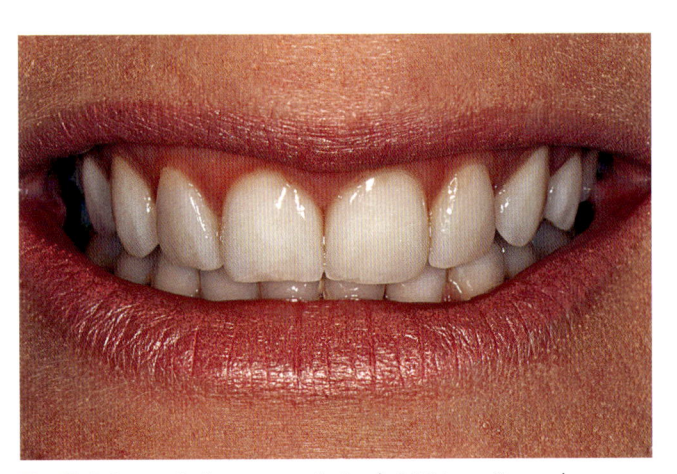

Fig. 10-4. Facetas indiretas em cerâmica de 14-24 com 6 anos de acompanhamento (IPS e.max® Press – Ivoclar Vivadent), em condições satisfatórias de manutenção (fotografia Profa. Juliana N. Rolla).

nas compostas geralmente requerem manutenção mais frequente, seja com polimento seja reparo.[12,27] As cerâmicas, por sua vez, têm suas características de cor e brilho mais estáveis e mantidas por mais tempo,[5,17] sendo a interface o seu aspecto mais sensível.

O perfil do paciente em relação à dieta, controle de biofilme, aspectos salivares, hábitos parafuncionais, risco à doença, além do tipo de reabilitação presente, deve ser considerado pelo profissional para definir a periodicidade das consultas de manutenção.[13,14,21,53]

Um protocolo de manutenção dos pacientes deve incluir a análise cuidadosa das restaurações, com exames clínico e radiográfico (quando necessário), orientação de higiene bucal e exame oclusal. A intenção é prevenir recidivas de doença e falhas nas restaurações, que, quando detectadas, podem ser tratadas e corrigidas precocemente, por procedimentos mais simples e menos invasivos.[19] Para pacientes que receberam facetas e estão iniciando no programa de manutenção, sugerimos intervalos de tempo mais curtos entre as consultas, de 3 a 6 meses, podendo esses serem readequados e espaçados posteriormente conforme perfil do paciente.[48,51] A documentação periódica do caso por fotografias também pode ser feita nas consultas de manutenção.[47]

Procedimentos alternativos à substituição da faceta citados anteriormente, como acabamento/polimento ou reparo da faceta, são possibilidades interessantes para serem realizadas na fase de manutenção, solucionando pequenas falhas de maneira simplificada. Opdam *et al.* (2012) demonstraram uma taxa de sobrevivência de 61% de restaurações posteriores reparadas após 4,8 anos.[41] E, em acordo com Fernandez *et al.* (2011),[23] o emprego de técnicas de acabamento ou reparo pode aumentar a sobrevida das restaurações.

REFERÊNCIAS BIBLIOGRÁFICAS

1. Albanese RB *et al.* Incisal coverage or not in ceramic laminate veneers: a systematic review and meta-analysis. *J Dent* 2016;52: 1-7.
2. Alhekeir DF, Al-Sarhan RA, Al Mashaan AF. Porcelain laminate veneers: Clinical survey for evaluation of failure. *The Saudi Dent J* 2014;26(2):63-7.
3. Aykor A, Ozel E. Five-year Clinical Evaluation of Teeth Restored with Porcelain Laminate Veneers using total-etch and a modified self-etch adhesive system. *Oper Dent* 2009;34(5):516-23.
4. Bagis B, Aydoðan E, Bagis YH. Direct Restorative Treatment of Missing Maxillary Laterals with Composite Laminate Veneer: A Case Report. *Open Dent J* 2008;2:93-5.
5. Beier US *et al.* Clinical performance of porcelain laminate veneers for up to 20 years. *Int J Prosthod* 2012;25(1):79-86.
6. Blum IR, Lynch CD, Wilson NH. Factors influencing repair of dental restorations with resin composite. *Clin Cosmet Investing Dent* 2014;17(6):81-7.
7. Blum IR, Lynch CD, Wilson NH. Teaching of direct composite restoration repair in undergraduate dental schools in the United Kingdom and Ireland. *Eur J Dent Educ* 2012;16(1):e53-8.
8. Blum IR, Schriever A, Heidemann D, Mjör IA, Wilson NH. The repair of direct composite restorations: an international survey of the teaching of operative techniques and materials. *Eur J Dent Educ* 2003;7(1):41-8.
9. Bührer AP, Pereira SK, Delgado LC, Borges CP. Color stability evaluation of aesthetic restorative materials. *Braz Oral Res* 2008;22(3):205-10.

10. Burke FJ. Survival rates for porcelain laminate veneers with special reference to the effect of preparation in dentin: a literature review. *Esthet Restor Dent* 2012;24(4):257-65.
11. Calamia JR, Calamia CS. Porcelain laminate veneers: reasons for 25 years of success. *Dent Clin North Am* 2007;51(2):399–17.
12. Coelho-de-Souza FH, Gonçalves DS, Sales MP et al. Direct anterior composite veneers in vital and non-vital teeth: a retrospective clinical evaluation. *J Dent* 2015;43(11):1330-6.
13. Coelho-de-Souza FH. Manutenção periódica preventiva em Odontologia. In: Coelho-de-Souza FH et al. *Fundamentos de clínica integral em Odontologia*. São Paulo: Santos, 2009. cap.10.
14. Coelho-de-Souza FH, Piva F, Klein-Jr CA. Atuação em clínica integrada. In: Coelho-de-Souza FH et al. *Tratamentos clínicos integrados em Odontologia*. Rio de Janeiro: Revinter, 2012. cap.1.
15. Conceição EN et al. *Dentística- Saúde e estética*. 2ed. Porto Alegre: Artmed, 2007.
16. Cötert HS, Dündar M, Özturk B. The effect of various preparations designs on the survival of porcelain laminate veneers. *J Adhes Dent* 2009;11(5):405-11.
17. D'Arcangelo C, De Angelis F, Vadini M, D'Amario M. Clinical evaluation on porcelain laminate veneers bonded with light-cured composite: results up to 7 years. *Clin Oral Investing* 2012;16(4):1071-9.
18. D'Souza DSJ, Kumar LCM. Esthetics and Biocompatibility of Composite Dental Laminates. *Med J Armed Forces India* 2010;66(3):239–43.
19. De Andrade OS, Lobo M. Lentes de contato e laminados cerâmicos- abordagem ultraconservadora em restaurações cerâmicas. In: Callegari A, Chadiek W. *Beleza do sorriso- especialidade em foco*. Nova Odessa: Napoleão, 2014. p.60-91.
20. Demarco FF, Collares K, Coelho-de-Souza FH et al. Anterior composite restorations: a systematic review on long-term survival and reasons for failure. *Dent Mater* 2015;31(10):1214-24.
21. Demarco FF, Corrêa MB, Cenci MS et al. Longevity of posterior composite restorations: not only a matter of materials. *Dent Mater* 2012;28:87-101.
22. Dumfahrt H, Schäffer H. Porcelain laminate veneers. A retrospective evaluation after 1 to 10 years of service: Part II: Clinical results. *Int J Prosthodont* 2000;13:9-18.
23. Fernández EM, Martin JA, Angel PA et al. Survival rate of sealed, refurbished and repaired defective restorations: 4-year follow-up. *Braz Dent J* 2011;22(2):134-9.
24. Frese C, Schiller P, Staehle HJ, Wolff D. Recontouring teeth and closing diastemas with direct composite buildups: a 5-year follow-up. *J Dent* 2013;41(11):979-85.
25. Galiatsatos AA. An indirect repair technique for fractured metal-ceramic restorations: a clinical report. *J Prosthet Dent* 2005;93(4):321-3.
26. Granell-Ruiz M, Fons-Font A, Labaig-Rueda C et al. A clinical longitudinal study 323 porcelain laminate veneers. Period of study from 3 to 11 years. *Med Oral Patol Oral Cir Bucal* 2010;15(3):e531-7.
27. Gresnigt MM, Kalk W, Ozcan M. Randomized controlled split-mouth clinical trial of direct laminate veneers with two micro-hybrid resin composites. *J Dent* 2012;40(9):766-75.
28. Gresnigt MM, Kalk W, Ozcan, M. Randomized Clinical Trial of Indirect Resin Composite and Ceramic Veneers: Up to 3-year Follow-up. *J Adhes Dent* 2013;15(2):181-90.
29. Gurel G, Sesma N, Calamita MA et al. Influence of enamel preservation on failure rates of porcelain laminate veneers. *Int J Periodontics Restorative Dent* 2013;33(1):31-9.
30. Hickel R, Brüshaver K, Ilie N. Repair of restorations-criteria for decision making and clinical recommendations. *Dent Mater* 2013 Jan;29(1):28-50.
31. Hickel R, Peschke A, Tyas M et al. FDI World Dental Federation - clinical criteria for the evaluation of direct and indirect restorations. Update and clinical examples. *J Adhes Dent* 2010;12:259-72.
32. Karagozoglu I et al. 3D qualification of clinical marginal and internal gap of porcelain laminate veneers with minimal and without tooth preparation and 2-year clinical evaluation. *Quintessence Int* 2016;47(6):461-71.
33. Kupiec KA, Wuertz KM, Barkmeier WW, Wilwerding TM. Evaluation of porcelain surface treatments and agents for composite-to-porcelain repair. *J Prosthet Dent* 1996;76(2):119-24.
34. Lynch CD, Blum IR, Frazier KB et al. Repair or replacement of defective direct resin-based composite restorations: contemporary teaching in US and Canadian dental schools. *J Am Dent Assoc* 2012;143(2):157-63.
35. Magne P, Douglas WH. Design optimization and evolution of bonded ceramics for the anterior dentition: a finite-element analysis. *Quintessence Int* 1999;30(10):661–72.
36. Magne P et al. The case of moderate "guided prep" indirect porcelain veneers in the anterior dentition. The pendulum of porcelain veneers preparation: from almost no-prep to over-prep to no-prep. *Eur J Esthet Dent* 2013;8(3):376-88.
37. Mangani F, Cerutti A, Putignano A et al. Clinical Approach to anterior adhesive restorations using resin composite veneers. *Eur J Esth* 2007;2:188-209.
38. Meijering AC, Creugers NHJ, Roeters FJM, Mulder J. Survival of three types of veneer restorations in a clinical trial: a 2.5-year interim evaluation. *J Dent* 1998;26:563-8.
39. Meijering AC, Roeters FJ, Mulder J, Creuger NH. Patients' satisfaction with different types of veneer restorations. J Dent 1997;25:493-97.
40. Mendes RF, Prado Jr R, Dutra TTB. Substituição de restaurações. In: Lima MDM, Moura LFAD, Moura MS. (Org.). *Protocolos Clínicos em Odontologia*. Teresina: EDUFPI, 2015. p.103-114.
41. Opdam NJ, Bronkhorst EM, Loomans BA, Huysmans MC. Longevity of repaired restorations: a practice based study. *J Dent* 2012 Oct;40(10):829-35
42. Ozcan M. Evaluation of alternative intra-oral repair techniques for fractured ceramic-fused-to-metal restorations. *J Oral Rehabil* 2003 Feb;30(2):194-203.
43. Oztürk E, Bolay S. Survival of porcelain laminate veneers with different degrees of dentin exposure: 2-year clinical results. *J Adhes Dent* 2014;16(5):481-9.
44. Peumans M, Van Meerbeek, Lambrechts P, Vanherle G. Porcelain veneers: a review of the literature. *J Dent* 2000; 28:163–77.
45. Peumans M, Van Meerbeek B, Lambrechts P et al. The 5-year clinical performance of direct composite additions to correct tooth form and position II. Marginal qualities. *Clin Oral Investing* 1997;1:19.
46. Poyser NJ, Briggs PFA, Chana HS et al. The evaluation of direct composite restorations for the worn mandibular anterior dentition – clinical performance and patient satisfaction. *J Oral Rehabil* 2007;34:361–76.
47. Radz GM. Minimum thickness anterior porcelain restorations. *Dent Clin North Am* 2011;55(2):353-70.
48. Ramfjord SP, Morrison EC, Burgett FG et al. Oral hygiene and maintenance of periodontal support. *J Periodontol* 1982;53(1):26-30.
49. Raposo LH, Neiva NA, da Silva GR et al. Ceramic restoration repair: report of two cases. *J Appl Oral Sci* 2009;17(2):140-4.

50. Redman CDJ, Hemming KW, Good JA. The survival and clinical performance of resin-based composite restorations used to treat localized anterior tooth wear. *Br Dent J* 2003;194:566-72.
51. Rosén B, Olavi G, Badersten A *et al*. Effect of different frequencies of preventive maintenance treatment on periodontal conditions. 5-Year observations in general dentistry patients. J Clin Periodontol 1999;26(4):225-33.
52. Smales R, Etemadi S. Long-term survival of porcelain laminate veneers using two preparation designs: a retrospective study. *Int J Prosthodont* 2004;17:323-6.
53. Van de Sande FH, Collares K, Correa MB *et al*. Restoration Survival: Revisiting Patients' Risk Factors Through a Systematic Literature Review. *Oper Dent* 016; 41(S7):S7-S26.
54. Van Dijken JWV. A clinical evaluation of anterior conventional, microfiller and hybrid composite resin fillings. *Acta Odontol Scand* 1986;44:357-67.
55. Vanlýoðlu BA, Kulak-Özkan Y. Minimally invasive veneers: current state of the art. *Clin Cosmet Investing Dent* 2014;6:101-7.
56. Walls AW, Murray JJ, McCabe JF. Composite laminate veneers: a clinical study. *J Oral Rehabil* 1988;15:439-54.

Índice Remissivo

Entradas acompanhadas por um *f, t* ou *q* em itálico indicam figuras, tabelas e quadros, respectivamente.

A

Acabamento
  das facetas, 78, 79*f*
    de resina composta, 78
Ajuste
  oclusal, 78
Ajustes
  em boca, 77
    das facetas, 77
      de resina composta, 77
Altura
  do sorriso, 2, 3*f*
    classificação de, 3*f*
  dos dentes, 6*q*
    anterossuperiores, 6*q*
    primeiro pré-molar, 6*q*
    versus largura, 7*f*
    relação entre, 7*f*
Ameia(s), 8
Amplitude
  do sorriso, 4
Análise Estética
  do sorriso, 1-11
    altura, 2, 3*f*
      classificação, 3*f*
    amplitude, 4
    corredor bucal, 4
    dentária, 5
      ameias, 8
      borda incisal, 8
      cor, 8
      embrasuras, 8
      forma anatômica, 7
      inclinação axial, 8
        proporção, 5, 6
          dourada, 5, 6*f*
          estética coronária, 6
      textura de superfície, 8
    do periodonto, 9
      biótipo gengival, 9
      contorno gengival, 9
      papilas interdentais, 9
      zênite gengival, 9
    avaliação estética, 2
    exposição incisal, 4
      em repouso, 4*f*
    forma, 2
    linha média, 4, 5*f*
    linhas harmônicas, 3
    perfil incisal, 4
    planejamento estético, 9
      análise fotográfica, 10
    posicionamento dentário, 5
    simetria, 4
Apinhamento
  dental, 5*f*
    severo, 5*f*
      desarmonia estética por, 5*f*

B

Biótipo
  gengival, 9
Boca
  adaptação cervical, 34*f*
    da guia;matriz, 34*f*
  prova em, 77
    das facetas, 77
      de resina composta, 77
Borda
  incisal, 8

C

Calibração
  da régua virtual, 18*f*
    nos zênites gengivais, 18*f*
Característica(s) Cromática(s)
  contraopalescência, 41
  fluorescência, 41
  opalescência, 41
Caracterização
  técnicas de, 66
    da faceta direta, 66
Cerâmica(s)
  esquema de cores, 44
  IPS e.max, 44, 45
    CAD, 45
    Press, 44
  IPS Empress CAD, 45
  Ivoclar Vivadent, 44, 45
  Vita VM7, 45
Cimentação
  das facetas, 78
    com resina composta, 78
  de lentes de contato, 122
  tratamento para, 77, 78
    da peça, 77
    do substrato dental, 78
Cirurgia
  periodontal estética, 75*f*
    de recontorno gengival, 75*f*
      com osteotomia, 75*f*
Compasso
  análise com auxílio do, 6*f*
    de ponta seca, 7*f*
    golden ruler, 6*f*
      da proporção dourada, 6*f*
Contorno
  gengival, 9
    harmônico, 9*f*
Cor (es)
  do sorriso, 8
  seleção de, 39-47, 76
    de resina composta, 76
    esquema para, 45*f*
    para facetas estéticas, 39-47
      aspectos observados, 46
      características cromáticas, 41
      cerâmicas, 44
  esquema de cores, 43, 44
    comunicação com o laboratório, 47
    dimensões, 41
    escala de cores, 42
    método, 45
    policromatismo, 40
    resinas compostas, 43
Coroa
  em liga de ouro, 2*f*
Corredor
  bucal, 4
CSD (*Custom Smile Design*), 14

D

D.I.P. (*Digital Incisal Plane*), 18
Dente(s)
  proporção estética dos, 6*f*
    coronária, 6*f*
  reposicionamento dos, 28*f*
    no molde, 28*f*

troquelizados, 29*f*
   modelo de Gheller com, 29*f*
      final, 29*f*
Desarmonia
   estética, 5*f*
      apinhamento dental, 5*f*
         severo, 5*f*
Diastema
   comprometendo, 5*f*
      a harmonia estética, 5*f*
Dimensão(ões)
   da cor, 41
      representação das, 41*f*
Documentação
   para planejamento digital, 15
      do sorriso, 15
         desenho em duas dimensões, 15
         edição das imagens, 15
         equipamentos necessários, 15
         fotográfico, 15
         importação das imagens, 15
         vídeo, 15
DSD (*Digital Smile Design*/Desenho Digital do Sorriso), 14

E

Embrasura(s), 8
Enceramento
   digital, 33*f*
      processamento do modelo e, 33*f*
Escala
   de cores, 42
      dos fabricantes, 42
         Dentsply, 42*f*
      outras, 42
         eletrônica, 43
         própria, 43
      para cerâmica, 42*f*
      para remanescente dental, 44*f*
      Vita Clássica, 42, 45, 46*f*
         descrição da, 42*q*
         emprego de, 46*f*
      Vitapan, 42
         3D *Master*, 42
         Classical, 42
Escaneamento
   intraoral, 32*f*
Esmalte
   vestibular, 8*f*
      superfície do, 8*f*
Estética, 2
   avaliação, 2
      amplitude, 4
      análise do sorriso, 2
         altura, 2, 3*f*
         forma, 2
         linhas harmônicas, 3
      corredor bucal, 4
      dentária, 5
         ameias, 8
         borda incisal, 8
         cor, 8
         embrasuras, 8
         forma anatômica, 7
         inclinação axial, 8
         proporção, 5, 6
            dourada, 5, 6*f*
            estética coronária, 6
         textura de superfície, 8
      do periodonto, 9
         biótipo gengival, 9
         contorno gengival, 9
         papilas interdentais, 9
         zênite gengival, 9
      exposição incisal, 4
         em repouso, 4*f*
      linha média, 4, 5*f*
      perfil incisal, 4
      posicionamento dentário, 5
      simetria, 4
Estudo
   de modelos, 25-37
      em gesso, 26
      impressos, 29
         impressão 3D, 31
Exposição
   incisal, 4
      em repouso, 4*f*

F

Faceta(s)
   de resina composta, 49-66, 69-81, 136, 137*f*, 140*f*
      diretas, 49-66, 140*f*
         classificação, 51
         conceito, 50
         desvantagens, 51
         ilusão de óptica, 66
         indicações, 50
         limitações técnicas, 51
         planejamento restaurador, 54
         preparo dental, 52
         protocolo técnico, 54
         seleção das resinas, 54
         técnicas de caracterização, 66
         vantagens, 51
      intervenção em, 136
      pela técnica inversa, 69-81
         conceito, 70
         confecção das, 76
         indicações, 71
         limitações, 70
         office-made, 69-81
         protocolo técnico, 71
         seleção de casos, 71
         vantagens, 70
      polimento de, 137*f*
      vestibulares, 76*f*
         confecção das, 76*f*
   estéticas, 39-47, 133-140
      longevidade de, 133-140
         cerâmicas, 135
         de resina composta, 134
      manutenção de, 133-140
         cerâmicas, 139
         de resina composta, 136
         preventiva dos pacientes, 139
      seleção de cores para, 39-47
   indiretas, 140*f*
      em cerâmica, 140*f*
   intervenção em, 136, 139
      cerâmicas, 139
      de resina composta, 136
   porção interna da, 77
      caracterização da, 77
   pré-fabricadas, 83-91
      caso clínico, 88
         descrição do, 88
      conceito, 84
      indicações, 85
      limitações, 85
      preparo dental, 87
      protocolo clínico, 87
         acabamento, 88
         ajustes das, 88
         anestesia, 87
         cimentação, 88
         dimensões, 87
         isolamento do campo operatório, 87
         polimento das margens, 88
         preparos, 87, 88
            dentais, 87
            dos substratos, 88
         prova das, 88
         seleção, 87, 88
            da cor, 87
            da forma, 87
            da resina para união das facetas, 88
      reabilitação do sorriso com, 89*f*, 90*f*
         seleção de casos, 86
      sistema de, 86
         Brilliant NG Componeer® – Coltène, 86
         Lumineers® – DenMat, 86
         Veneer® Direct System – Edelweiss, 86
      vantagens, 84
      prova das, 77
         em boca, 77
         isolamento para, 77
            do campo operatório, 77
   reparo de, 137*q*, 139*q*
      protocolo técnico, 137*q*, 139*q*
         de cerâmica, 139*q*
         de resina composta, 137*q*
Fluorescência, 41
   dos dentes, 41*f*
Fluxograma(s)
   com as etapas de execução, 81*q*
      da técnica restauradora, 81*q*
      de resina inversa, 81*q*
Forma
   anatômica, 7
      do incisivo central, 7*f*
         modelos básicos de, 7*f*

Índice Remissivo

do sorriso, 2
Fotografia(s)
    da face, 72*f*
        protocolo de, 72*f*
    de controle, 80*f*
    do sorriso, 10
        de perfil, 10
    frontal, 10
        de bateria labial superior, 10
            com afastador de lábios, 10
        em repouso, 10
    intraorais, 73*f*
        iniciais, 73*f*
            para planejamento, 73*f*
    para planejamento digital, 16*f*
        do sorriso, 16*f*

G

Gheller
    modelo de, 27*f*-29*f*
        final, 28*f*, 29*f*
            com dentes troquelizados, 29*f*
Guia(s)
    de preparo dental, 32*f*, 120*f*
        em silicona, 32*f*
    de silicona, 34*f*
        recorte cervical da, 3,4*f*

H

Harmonia
    estética, 5*f*
        diastema comprometendo a, 5*f*

I

Ilusão
    de óptica, 66
        da faceta direta, 66
Impressão
    3D, 29*q*, 31, 33*f*
        de modelo, 31, 33*f*
            final, 33*f*
        tecnológicas de, 29*q*
            com aplicação odontológica, 29*q*
Inclinação
    axial, 8
Inserção
    de *templates*, 18
        pré-traçados, 18*f*
Isolamento
    do campo operatório, 77
        para prova das facetas, 77
            relativo, 77*f*
                combinado, 77*f*

L

Laminado(s)
    cerâmicos, 31*f*, 93-115
        cimentação dos, 101
        conceito, 94
        contraindicações, 95
        desvantagens, 94
        indicações, 94
        moldagem, 100
            scanner intraoral, 100
        preparo dental, 97
        protocolo técnico, 103
            acabamento das margens, 105
            ajuste oclusal, 105
            cimentação dos laminados. 105
            diagnóstico, 103
            etapas iniciais, 103
            exame clínico, 103
            fotografia, 103
            isolamento do campo operatório, 105
            mock-up, 103
            moldagem, 103, 104
            orientações ao paciente, 105
            planejamento, 103
            pré-hibridização, 104
            preparo dental, 103
            prova da cerâmica, 105
            reavaliação, 105
            seleção de cor, 103
            temporização, 104
        reabilitação com, 106*f*-115*f*
            do sorriso, 106*f*-109*f*
            estética, 110*f*-115*f*
        restaurações provisórias, 101
            temporização, 101
            resinas, 101
                bisacrílica, 101
                compostas, 101
        seleção de casos, 95
        sistemas cerâmicos para, 96
            cerâmicas vítreas, 96
                reforçadas por partículas, 96
        vantagens, 94
        wax-up para, 31*f*
    preparos de, 36*f*
        canaletas de orientação para, 36*f*
            sobre *mock-up*, 36*f*
    restaurações de, 36*f*
        provisórias, 36*f*
            em resina bisacrílica, 36*f*
Largura
    altura *versus*, 7*f*
        relação entre, 7*f*
    dos dentes, 6*q*
        anterossuperiores, 6*q*
        primeiro pré-molar, 6*q*
Lente(s) de Contato
    dentais, 117-131
        cimentação das, 122
        conceito, 118
        indicações, 118, 119*f*
        limitações, 118
        moldagem, 121
        preparo conservativo para, 121*f*
            características do, 121*f*
        preparo dental, 119
        protocolo técnico, 123
        restaurações provisórias, 122
        seleção de casos, 119
        sistemas cerâmicos para, 121
        temporização, 122
        vantagens, 118
        reabilitação com, 124*f*-127*f*
            do sorriso, 124*f*-127*f*
Lesão
    cariosa, 2*f*
Linha(s)
    do sorriso, 3, 4, 5*f*
        harmônicas, 3
        média, 4, 5*f*
    traçar, 17
        no planejamento do sorriso, 17
            horizontal, 17*f*, 18*f*
                inferior, 18*f*
                superior, 17*f*
            interpupilar, 17*f*
            média, 17*f*

M

Mapa
    cromático, 47*f*
        exemplo de, 47*f*
Matriz
    vestibular, 62, 65
        personalizada, 65
            acrílica, 65
            técnica da, 62
            pré-fabricada, 62
Medição(ões)
    para planejamento digital, 15
        do sorriso, 15
            reais, 17
            virtuais, 18
Método(s)
    de seleção de cor, 45
        conceito esmalte-valor, 46
        escala Vita Clássica, 45
Mock-up (Ensaio Restaurador), 25-37, 74
    confecção de guia para, 33*f*
        moldagem do *wax-up* para, 33*f*
    em resina bisacrílica, 35*f*, 74*f*
        confecção de, 35*f*
    matriz para, 35*f*
        inserção de resina na, 35*f*
            bisacrílica, 35*f*
    preparos de laminados sobre, 36*f*
        canaletas de orientação para, 36*f*
Modelo(s)
    3D, 31, 33*f*
        impressão de, 31, 33*f*
    de estudo, 25-37
        em gesso, 26
        inicial, 27*f*
    de gesso, 34*f*, 73*f*, 74*f*
        encerado, 34*f*
            adaptação cervical da guia matriz no, 34*f*
        para planejamento, 73*f*
        troquelados, 74*f*
        e encerados, 74*f*

de Gheller, 27*f*-29*f*
  final, 28*f*, 29*f*
    com dentes troquelizados, 29*f*
  impressos, 29
    odontológicos, 30*f*
  preparo do, 74
    e encarceramento, 74
  prototipados, 32
    wax-up digital, 32
Moldagem
  de lentes de contato, 121
    dentais, 121
Molde
  inicial, 27*f*
  reposicionamento no, 28*f*
    dos dentes, 28*f*

O

Opalescência, 41
  do bordo incisal, 41*f*
Osteotomia
  cirurgia periodontal com, 75*f*
    de recontorno gengival, 75*f*
      estética, 75*f*
Ouro
  liga de, 2*f*
    coroa em, 2*f*

P

P.O.V. (Plano Oclusal Virtual), 18
Papila(s)
  interdentais, 9
Perfil
  incisal, 4
    análise do, 4*f*
Periodonto
  análise do, 9
    biótipo gengival, 9
    contorno gengival, 9
    papilas interdentais, 9
    zênite gengival, 9
  Planejamento
    digital, 13-22, 54, 73*f*
      do sorriso, 13-22
        aplicação clínica do, 19
        contribuição do, 19
        fotografias para, 16*f*
        fotos extraorais para, 19*f*-22*f*
        histórico, 14
        protocolo, 14
        traçado do, 19*f*
      e tratamento restaurador, 73*f*
    estético, 9
      análise fotográfica, 10
      fotografias iniciais para, 73*f*
        intraorais, 73*f*
      modelos de gesso para, 73*f*
Policromatismo, 40
  dental, 41*f*
Polimento
  das facetas, 78, 79*f*
    de resina composta, 78

Posicionamento
  dentário, 5
Preparo
  dental, 52
Processo
  de seleção de cores, 46
    aspectos observados no, 46
Proporção
  dos dentes, 6*q*
    anterossuperiores, 6*q*
    primeiro pré-molar, 6*q*
  dourada, 5, 6*f*
    identificação da, 6*f*
  estética, 6
    coronária, 6
      dos dentes, 6*f*
Protocolo Técnico
  da faceta de resina composta, 54, 71, 137*f*
    direta, 54
      técnica, 54
  da matriz vestibular, 62
  técnica estratificada, 54
    técnica inversa, 71
      acabamento, 78
      ajuste em boca, 77
      ajuste oclusão, 78
      caracterização da porção interna, 77
      cimentação, 78
      confecção, 76
      diagnóstico, 71
      encarceramento, 74
      etapa inicial, 71
      mock-up, 74
      polimento, 78
      preparo do modelo, 74
      prova das facetas, 77
      seleção de cor, 76
      texturização, 78
      tratamento para cimentação, 77
  do substrato dental, 78
  da lente de contato, 123
    dental, 123
  para reparo, 137*q*, 139*q*
    de faceta, 137*q*, 139*q*
      cerâmica, 139*q*
      de resina composta, 137*q*
Prova
  em boca, 77
    das facetas, 77
    de resina composta, 77
PSD (*Photoshop Smile Design*), 14

R

Reabilitação
  com laminados cerâmicos, 106*f*-115*f*
    do sorriso, 106*f*-109*f*
      estética, 110*f*-115*f*
  com lentes de contato, 124*f*-127*f*
    do sorriso, 124*f*-127*f*

Reparo
  de faceta, 137*q*, 139*q*
    protocolo técnico para, 137*q*, 139*q*
      de cerâmica, 139*q*
      de resina composta, 137*q*
Resina(s)
  bisacrílica, 35*f*, 36, 75*f*
    confecção em, 35*f*, 74*f*
      de *mock-up*, 35*f*, 74*f*
    inserção de, 35*f*
      na matriz para *mock-up*, 35*f*
    remoção do excesso de, 35*f*
    restaurações provisórias em, 36*f*
      de laminados, 36*f*
  composta, 37*f*, 43, 49-66, 69-81
    Aelite Aesthetic Enamel, 44
    Amelogen Plus, 43
    Bisco, 44
    Cosmedent, 44
    Dentsply, 43
    Durafill VS, 43
    esquema de cores, 43
    Estelite Ômega, 44
    Esthet-X HD, 43
    facetas diretas de, 49-66
      classificação, 51
      conceito, 50
      desvantagens, 51
      ilusão de óptica, 66
      indicações, 50
      limitações técnicas, 51
      planejamento restaurador, 54
      preparo dental, 52
      protocolo técnico, 54
      seleção das resinas, 54
      técnicas de caracterização, 66
      vantagens, 51
    facetas pela técnica inversa, 69-81
      conceito, 70
      indicações, 71
      limitações, 70
      office-made, 69-81
      protocolo técnico, 71
      seleção de casos, 71
      vantagens, 70
    FGM, 43, 44
    Filtek, 43
      supreme – 3M ESPE, 43
      Z350 XT, 43
    Heraeus-Kulzer, 43
    IPS Empress Direct, 43
    Ivoclar Vivadent, 43
    Opallis, 43
    Palfique LX5, 44
    provisórios em, 37*f*
    Renamel Microfill, 44
    Tokuyama, 44
    Ultradent, 43
    Vit-L-escence, 43
    Vittra, 44
Restauração(ões)
  provisórias, 122
    temporização, 122

S

Seleção
   das resinas compostas, 54
Simetria, 4
Sistema(s)
   cerâmicos, 121
      para lentes de contato, 121
Sorriso
   análise estética do, 1-11
      altura, 2, 3*f*
         classificação, 3*f*
      amplitude, 4
      corredor bucal, 4
      dentária, 5
         ameias, 8
         borda incisal, 8
         cor, 8
         embrasuras, 8
         forma anatômica, 7
         inclinação axial, 8
         proporção, 5, 6
            dourada, 5, 6*f*
            estética coronária, 6
         textura de superfície, 8
      do periodonto, 9
         biótipo gengival, 9
         contorno gengival, 9
         papilas interdentais, 9
         zênite gengival, 9
      avaliação estética, 2
      exposição incisal, 4
         em repouso, 4*f*
      forma, 2
      linha média, 4, 5*f*
      linhas harmônicas, 3
      perfil incisal, 4
      planejamento estético, 9
         análise fotográfica, 10
      posicionamento dentário, 5
      simetria, 4
   após tratamento, 80*f*
      com facetas, 80*f*
         de resina composta, 80*f*
   coroa, 2*f*
      em liga de ouro, 2*f*
   fotografia do, 10
   natural harmônico, 2*f*
   planejamento digital do, 13-22
      aplicação clínica do, 19
      contribuição do, 19
      histórico, 14
      protocolo, 14
         documentação, 15
         inserção de templates, 18
         medições, 17, 18
            reais, 17
            virtuais, 18
         traçar linhas, 17
      reabilitação do, 106*f*-109*f*, 124*f*-127*f*
         com laminados cerâmicos, 106*f*-109*f*
         com lentes de contato, 124*f*-127*f*
      tensão visual, 2*f*
Substrato
   dental, 78
      tratamento do, 78
         para cimentação, 78
Superfície
   do esmalte, 8*f*
      vestibular, 8*f*
   textura de, 8

T

Template(s)
   inserção de, 18
      pré-traçados, 18*f*
   personalização do, 18*f*
   posição do, 18*f*
Tensão
   visual, 2*f*
Textura
   de superfície, 8
Texturização
   das facetas, 78
      de resina composta, 78
Troquel(is)
   individualizados, 76*f*

W

Wax-up (Enceramento Diagnóstico), 25-37
   digital, 32
      modelos prototipados, 32
   modelo, 33*f*
      processamento do, 33*f*
   moldagem do, 33*f*
      para confecção de guia, 33*f*
         para *mock-up*, 33*f*
   para laminados cerâmicos, 31*f*

Z

Zênite(s)
   gengival(is), 9, 18*f*
      calibração nos, 18*f*
         da régua virtual, 18*f*